スキーマ療法入門
― 理論と事例で学ぶスキーマ療法の基礎と応用 ―

編著
伊藤絵美

著
津髙京子　大泉久子　森本雅理

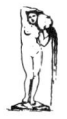

星 和 書 店

Seiwa Shoten Publishers

2-5 Kamitakaido 1-Chome
Suginamiku Tokyo 168-0074, Japan

A Guidebook of Schema Therapy

Learning the basics and applications of schema therapy
through theory and case study

by
Emi Ito, Ph.D.
Kyoko Tsudaka
Hisako Oizumi
Mari Morimoto

Copyright © 2013 by Seiwa Shoten Publishers, Tokyo

はじめに

　スキーマ療法（schema therapy）とは，米国の臨床心理学者であるジェフリー・ヤングが1990年代に提唱した認知行動療法（cognitive behavior therapy：以下CBT）の一種の発展型です。アーロン・ベックのもとでCBTのトレーニングをみっちりと受けたヤングは，主に境界性パーソナリティ障害（borderline personality disorder：以下BPD）を対象に，認知の中でもより深いレベルにあるスキーマ（認知構造）に焦点を当て，CBTを中心に，力動的アプローチ，構成主義，ゲシュタルト療法，感情焦点化療法などを加味した非常に統合的な心理療法を構築し，それにスキーマ療法と命名しました。ヤングはその後も精力的にスキーマ療法の発展と普及に努め，2003年にはヤング自身が「スキーマ療法のバイブル」と呼ぶような大がかりなテキストが出版されるに至りました。このテキストは世界各国で翻訳され，これが起爆剤となり，世界的にスキーマ療法が知られることになりました。

　私（伊藤）は，縁あってそのテキストの翻訳に携わることで，スキーマ療法に出会いました。翻訳しながらスキーマ療法について徹底的に学び，現場で実践するようになり，その過程を通じてスキーマ療法の魅力と効果を強く実感するようになりました。翻訳書の出版にこぎつけた後は，とにかくスキーマ療法を日本で広めたい一心で，仲間と共に勉強会を行ったり，学会で事例を発表したりシンポジウムを開いたり，ワークショップを実施したりするようになりました。2011年の認知療法学会第11回大会にはヤング先生が来日を果たし，スキーマ療法について直接ご指導を受ける機会もいただきました。2012年には仲間と共に「スキーマ療法プロジェクト」を発足し，現在も様々な形でスキーマ療法を学んだり，実践したり，研究したりしています。このようにスキーマ療

法に出会い，実践するようになって数年が経過し，自分自身の言葉でスキーマ療法についてまとめてみたい，語りたい，という思いがむくむくと頭をもたげてきました。また，私たち自身が実践した事例を多くの方と共有したいという気持ちにもなってきました。そういうわけでこのたび本書『スキーマ療法入門』を上梓することになりました。

　本書は二部構成になっています。前半の「第Ⅰ部：スキーマ療法入門」は，私（伊藤）がまとめたスキーマ療法の入門テキストです。第1章「筆者とスキーマ療法との出会いとその後」では，その章題の通り，私自身がどのようにスキーマ療法に出会い，その出会いがどのように展開したのか，ということを具体的に紹介したものです。読者の方々には，認知療法がCBTに発展し，その適用範囲が広がっていく流れの中で，スキーマ療法が登場したというといわば必然的な流れを感じ取っていただけたらと思います。第2章「スキーマ療法の理論とモデル」では，ヤングの2003年のテキストにのっとり，スキーマ療法の理論とモデルの概略を示しました。本書で初めてスキーマ療法に触れる方は，ぜひこの第2章をお読みになったうえで，さらにヤング自身のテキストに進んでいただくと，スムーズに理解できるのではないかと思います。第3章「スキーマ療法の進め方」も，2003年のテキストをベースに，臨床現場で実際にスキーマ療法をどのように実践するか，ということを具体的に紹介していますが，本章ではかなり私個人の見解や方法をあえて積極的に示しています。スキーマ療法を実際にやってみて，ヤングの見解や進め方と若干異なる部分が私の中に生じてきています。CBTは「ベックがこう言っているから」とか「ヤングがああ言っているから」という心理療法ではありません。先達の主張を実証的かつ批判的に検討しながら，よりよいアプローチを展開させていくのがCBTの特徴です。したがって第3章ではあえて，私自身がスキーマ療法を進めるにあたってどのような工夫をしているのか，それがヤングとどのように異なるのか，ということについて提示してみることにしました。第4章「スキーマ療

法のセラピストになるには」は，さらに私独自の見解が多く含まれています。特に日本でスキーマ療法を習得し，クライアントの治療や援助に使いたい，という方に向けて書きました。第5章「スキーマ療法のエビデンスと今後の展開」では，現時点で公表されているスキーマ療法のエビデンスを概観し，今後のスキーマ療法についての展望を，現在のスキーマ療法をめぐる動向に基づいて述べました。

第Ⅰ部で述べるとおり，スキーマ療法は比較的新しいアプローチですし，スキーマ療法自体が今でも変化し続けています。私自身も「スキーマ療法を完全に自分のものにした」ということではなく，日々学び，実践しながら，新たな気づきを得続けているという状況です。したがって第Ⅰ部で私が書いたことは，特に私自身の見解については，現時点でスキーマ療法についてわかったこと，考えていることにすぎず，今後，何らかの変化があったり新たに何かが加わったりする可能性が十分にあるということを，読者の皆様にもご了承いただければと思います。

後半の「第Ⅱ部：事例で学ぶスキーマ療法」は，私を含む4名の執筆者から成るスキーマ療法の事例集です。事例集の趣旨と概要は第Ⅱ部の冒頭に書きましたので，そちらをご参照ください（p.132-134）。執筆者は全て，筆者が運営するCBTを専門とするカウンセリング機関に勤務する臨床心理士です。うち3名は，その機関で実施したスキーマ療法の事例を基に，事例報告を行いました。ただしどの事例も，スキーマ療法としてのエッセンスは失わないようにしながらも，かなりの改変を行い，当事者が特定されないよう最大限の配慮をしました。具体的には，第6章「事例1：境界性パーソナリティ障害を持つクライアントと行ったスキーマ療法」（報告者：伊藤絵美），第7章「事例2：社会適応は良好だが生きづらさを抱えるクライアントとのスキーマ療法」（報告者：津髙京子），第8章「事例3：発達障害傾向のある女性とのスキーマ療法」（報告者：大泉久子）という構成です。読者の方々には，これらの事例報告を通じて，スキーマ療法を適用した事例に具体的に触れていた

だくと同時に，スキーマ療法がいかに柔軟で個別性の高いアプローチであるか，ということを実感していただければと思います。最後の第9章「陪席者から見たスキーマ療法」（報告者：森本雅理）は，スキーマ療法の事例に，受付スタッフ兼陪席者として関わった者による，ちょっと変わった角度からの報告です。事例を担当するセラピストではなく，事例に斜めから関わるスタッフの報告は，私自身も新鮮で学ぶことが多くありました。読者の方々にもきっとそのような学びがあるだろうと考え，掲載することにした次第です。

　当初私は，コンパクトでとっつきやすいスキーマ療法の入門書を作りたいと思っていたのですが，書けば書くほど書きたいことが湧いてきたのと，どの事例報告もかなりのボリュームになってしまったことが相まって，コンパクトどころではない，かなりボリュームのある入門書になってしまいました。読み通すのはなかなか大変かもしれませんが，本書を通じてぜひ多くの方々にスキーマ療法に触れていただき，スキーマ療法を共に学び，実践する仲間になっていただければと願っております。そしてスキーマ療法によって長年の生きづらさが解消されたり，少しでも生きていくのが楽になる当事者が増えていくことを祈っております。

　最後になりますが，スキーマ療法の事例検討ワークショップの実施と本書の執筆にあたって，多大なバックアップをしてくださった星和書店の近藤達哉氏，そして常に私たちを応援してくださっている星和書店の石澤雄司社長に御礼を申し上げたいと思います。ありがとうございました。

2013年7月吉日
伊藤絵美

目　次

はじめに …………………………………………………………… iii

第Ⅰ部　スキーマ療法入門

第1章　筆者とスキーマ療法との出会いとその後 …………… 3
　1-1　スキーマ療法とは　3
　1-2　筆者とスキーマ療法との出会い　4
　1-3　ジュディス・ベックのアプローチ　5
　1-4　ふたたび，筆者とスキーマ療法との出会い　7
　1-5　『スキーマ療法』の翻訳　9
　1-6　セルフスキーマ療法の実践　10
　1-7　臨床現場でのスキーマ療法の実践　15
　1-8　その後の展開と現在の状況　18

第2章　スキーマ療法の理論とモデル …………………… 21
　2-1　認知行動療法からスキーマ療法へ：「スキーマ」とは何か　21
　2-2　統合的アプローチとしてのスキーマ療法　28
　2-3　早期不適応的スキーマ　29
　　　早期不適応的スキーマとは　29
　　　早期不適応的スキーマの起源　30
　　　5つのスキーマ領域　33

　　　　　　　18 の早期不適応的スキーマ　　34
　2-4　スキーマの作用：持続と修復　　39
　2-5　コーピングスタイルとコーピング反応　　41
　　　　　　　スキーマへの服従　　42
　　　　　　　スキーマの回避　　42
　　　　　　　スキーマへの過剰補償　　43
　2-6　スキーマモード：スキーマ療法の新たなアプローチ　　44
　2-7　スキーマ療法における4つの治療戦略　　49
　2-8　治療関係：共感的直面化と治療的再養育法　　51
　2-9　標準的なCBTとの共通点と相違点　　53

第3章　スキーマ療法の進め方 ……………………………………… 59
　3-1　スキーマ療法をいつ導入するか：スキーマ療法のお膳立て　　60
　3-2　スキーマ療法の心理教育と導入　　65
　3-3　スキーマ分析：ヒアリングとスキーマの徹底理解　　73
　　　　　　　過去の体験のヒアリング：スキーマおよびその起源の探索　　74
　　　　　　　質問紙を使ってスキーマに当たりをつける　　78
　　　　　　　フォーミュレーション：スキーマの全体像を描く　　80
　　　　　　　スキーマのモニタリングと自我違和化　　82
　　　　　　　感情抑制スキーマや遮断・防衛モードへの対処　　84
　　　　　　　「スキーマ分析」での注意点，配慮すべき点　　87
　3-4　スキーマワーク：多種多様な介入と新たなスキーマの創出　　90
　3-5　モードアプローチ：モードワークの使い方　　97
　3-6　終結とフォローアップ　　103

3-7 スキーマ療法のさまざまな適用のあり方　104
　　　心理教育的にスキーマ療法を紹介する　104
　　　スキーマ分析だけ実施して，あとは様子をみる　105
　　　「スキーマ療法」の紹介だけして，あとはクライアントに
　　　　任せる　105
　　　モードアプローチのみ活用する　105

第4章　スキーマ療法のセラピストになるには ………………… 109
　4-1　標準的な認知行動療法を習得する　110
　4-2　ヤングのテキストを熟読する　114
　4-3　治療者・援助者自身がスキーマ療法を体験する　115
　4-4　勉強会や研修会を開く　117
　4-5　ワークショップや研修会に参加する　117
　4-6　クライアントと共に学ぶ　118
　4-7　スーパービジョンを受ける　119
　4-8　おわりに　119

第5章　スキーマ療法のエビデンスと今後の展開 ………………… 121
　5-1　スキーマ療法のエビデンス　121
　5-2　スキーマ療法の現状と今後の展開　126

第Ⅱ部　事例で学ぶスキーマ療法

第6章　事例1：境界性パーソナリティ障害を持つクライアントと行ったスキーマ療法 …… 135

- 6-1　事例の概要　135
  - インテーク面接で聴取された情報　135
  - BクリニックC医師からの紹介状（診療情報提供書）の概要　138
  - インテーク面接に対する本人の感想　138
  - インテーク面接を経ての合意事項　138
  - インテーク面接での本人の様子　139
  - インテーカーの所見　140
  - 心理テストの結果の概要　141
  - 心理テストの結果の解説　142
  - その後の事例の経過　143
- 6-2　スキーマ療法の導入に至るまで：スキーマ療法のお膳立て　145
  - 関係づくりと構造化　145
  - 数々の応急処置　149
  - きめ細かくケアしながらのヒアリングの実施　157
  - 気分の波に対するアセスメントとコーピング　163
  - ヒアリングとアセスメントを通して見えてきたスキーマの問題　170
  - スキーマ療法の紹介と開始するか否かの話し合い　172
- 6-3　スキーマ分析のためのヒアリング　173
- 6-4　スキーマ分析のための尺度の実施　186

6-5 スキーマ分析のとりまとめ：徹底的な外在化と
　　モニタリング　189
6-6 早期不適応的スキーマに対する統合的認知再構成法　196
6-7 治療関係の活用／体験的技法／モードワーク／行動パターンの
　　変容　224
　　治療関係の活用　224
　　体験的技法　225
　　モードワーク　225
　　行動パターンの変容　229
　　心理テストの結果の概要　231
　　心理テストの結果の解説　232
6-8 クライアントの回復の過程　233
6-9 おわりに　237

第7章 事例2：社会適応は良好だが生きづらさを抱える
　　　クライアントとのスキーマ療法 ……………………… 241
7-1 クライアントと事例概要　241
7-2 インテーク面接とテスト結果の概要　243
　　インテーカーの所見　247
　　心理テスト結果の概要　247
7-3 第1段階：CBT　249
　　アセスメント（#2〜#9）　249
　　問題の同定と目標設定（#10〜#11）　260
　　認知再構成法（#12）　263

7-4　第2段階：スキーマ療法　264
　　　スキーマ療法導入までの経緯　264
　　　スキーマ分析・スキーマワーク（#13〜#34）　266
　　　スキーマ分析途中での認知的ワーク適用についての話し合い　272
　　　終結セッション（#35）　289
7-5　フォローアップ　293
7-6　本事例のスキーマ療法のプロセスを振り返って　293

第8章　事例3：発達障害傾向のある女性とのスキーマ療法 … 299

8-1　クライアントと事例の経過概要　299
8-2　インテイク面接と初回心理テスト　301
　　　インテーカーの所見，感想　304
　　　インテーク時心理テスト　304
8-3　CBTにおけるアセスメント（#1〜#15）　305
8-4　CBTにおける問題同定・目標設定・技法選定
　　　（#16〜#20）　311
8-5　CBTにおける技法実践およびスキーマ療法実施の合意
　　　（#21〜#29）　314
8-6　スキーマ療法におけるスキーマ分析（#30〜#44）　317
8-7　スキーマ療法における新スキーマの実践（#45〜#62）　327
　　　新スキーマの認知的ワーク　328
　　　新スキーマの行動的ワーク　335
　　　終結時心理テスト　340
8-8　本ケースの考察　341

　　　　　　クライアント-セラピスト間のコミュニケーション　342
　　　　　　発達障害傾向のあるクライアントとのスキーマ療法　344
　　　　　　本ケースにおいてモードワークを用いなかった点　346

第9章　陪席者から見たスキーマ療法 ……………………………… 349
　9-1　スキーマ・スキーマ療法そのものについて　350
　　　　　　スキーマの厄介なところ　350
　　　　　　スキーマ療法導入前にCBTを行う意味　351
　　　　　　スキーマ療法の導入　355
　　　　　　スキーマ療法と時間　356
　　　　　　スキーマとの距離　357
　9-2　セラピストについて　359
　　　　　　セラピストに必要なものとその役割　359
　　　　　　共感的直面化と治療的再養育法　364
　9-3　クライアントの変化について　367
　　　　　　セッション外（受付）での様子の変化　368
　　　　　　セッション内の様子の変化　369

あとがき ………………………………………………………………… 373
索　引 …………………………………………………………………… 377
著者略歴 ………………………………………………………………… 382

第Ⅰ部

スキーマ療法入門

第1章
筆者とスキーマ療法との出会いとその後

1-1 スキーマ療法とは

　スキーマ療法（schema therapy）とは，米国の心理学者であるジェフリー・ヤングが構築した，認知行動療法（cognitive behavior therapy：以下 CBT）を中心とした心理療法である（Young, 1990, 1999; Young, Klosko, & Weishaar, 2003）。

　ヤングは認知療法の創設者アーロン・ベックに指導を受け，認知療法・CBT を専門とする心理療法家として活動していたが，当時の CBT が対象としていたうつや不安といった諸症状を超えた次元の問題をかかえるクライアントに遭遇することが多く〔特に境界性パーソナリティ障害（borderline personality disorder：以下 BPD）などパーソナリティ障害を抱えるクライアント〕，そこでスキーマに焦点を当てたアプローチを編み出し，それを後に「スキーマ療法」と呼ぶようになった（「スキーマ」については次章で述べる）。

　スキーマ療法は CBT の発展型であり，CBT に加えて，精神分析（特に対象関係論），アタッチメント理論，ゲシュタルト療法，構成主義など，他のアプローチが理論的にも実践的にも組み込まれており，その意味で，極めて統合的なアプローチである。

　上述の通り本来 BPD を対象に構築されたスキーマ療法だが，現在で

は，BPD 以外のパーソナリティ障害や，特にパーソナリティ障害の診断はつかなくても，パーソナリティや性格といったその人の特性に関わる諸問題に対するアプローチとして，また難治性あるいは再発を繰り返す精神障害に対するアプローチとして活用されるようになっている。さらに，メンタルヘルスの問題が特になくても，たとえば「人とうまく関われない」「何か生きづらい」といった漠然とした心理社会的問題を抱える当事者に対する有力なアプローチとしても注目されるようになっている。ヤングは当初，個人を対象とする心理療法としてスキーマ療法を構築したが，現在では，グループにスキーマ療法を適用する「グループスキーマ療法」が開発され，実践されるようになっている。

1-2 筆者とスキーマ療法との出会い

筆者（伊藤）は，1990 年代以降，パーソナリティ障害に対する CBT に関する論文や書籍を読むと，必ずといってよいほどヤングの 1990 年の文献（Young, 1990）が引用されているのを目にし，ヤングがスキーマに焦点を当てた CBT の新たなアプローチを提唱しているらしい，ということに気づいてはいた。これは全くの言い訳になるが，筆者は認知心理学におけるスキーマの概念を CBT の問題解決アプローチに応用することに関心があり，ヤングの「スキーマ」という概念の使い方が認知心理学のそれと異なることに若干違和感を抱いていたのと，筆者自身の問題としてパーソナリティ障害どころかうつ病や不安障害に対する CBT を学ぶことに精いっぱいだったということもあり，1990 年の文献については，気にしながらもついぞ読むことはなかった。その間，ヤングとその共同研究者たちは，確実にスキーマ療法を発展させ，2003 年に，その集大成として，ギルフォード社から『Schema Therapy: A Practitioner's Guide』という 436 ページもの大著を出版した。その後，東京大学の丹野義彦先生に翻訳者として筆者をご推薦いただき，翻訳に

ついて某出版社と初めて打ち合わせをしたのが 2006 年 4 月のことだった。

1-3　ジュディス・ベックのアプローチ

　個人的な話が続き恐縮だが，筆者は 2004 年に洗足ストレスコーピング・サポートオフィスという CBT を専門とするカウンセリング機関を開設し，日々，仲間の臨床心理士と共に，オフィスに訪れるクライアントと CBT を実践する日々を送っていたが，当機関に紹介されるクライアントが，パーソナリティ障害や発達障害を併存していたり，相当に経過の長い難治性の精神障害だったりすることが多く，彼ら／彼女らは標準的な CBT では間に合わない，あるいは標準的な CBT をかなり柔軟にアレンジして使う必要があった。こうした事例は，次章で示す CBT のモデルで言えば，自動思考レベルではなく，スキーマや信念のレベルにがっちりと焦点を当てる必要があり，もちろんオリジナルの CBT でもスキーマや信念に対するアプローチは示されていたが（たとえば Beck, J.S., 1995），それだけではやはり間に合わない，という実感があった。そこで筆者もオフィスの同僚も 2004 年に神戸で開かれた WCBCT（世界行動療法認知療法会議）などでチャンスがあれば，BPD などパーソナリティ障害に対する CBT のワークショップに参加し，何とか自分のスキルを広げようと試みていた。もちろん，BPD の自傷行為や自殺関連行動にエビデンスが示されていた弁証法的行動療法（dialectical behavior therapy: DBT）についても機会を見つけて学んでいたが，認知心理学やストレス理論から CBT の世界に入った筆者としては，行動分析的な DBT の理論に今ひとつなじめないのと，あまりにもパッケージ化された DBT のありように，自分たちの臨床現場では使うのが難しいと感じ，取り入れることができないでいた。

　ところで筆者は 2005 年から，ジュディス・ベックが著した『Cognitive

Therapy For Challenging Problems: What To Do When The Basics Don't Work』という，意訳すると，「標準的なアプローチでは対応が難しいチャレンジングな問題に対する認知療法」という，これもまた 324 ページもする大作の翻訳に取り組んでいた。ジュディス・ベックとは，2002 年に筆者がフィラデルフィアのベック研究所に短期研修に出かけた時に初めてお目にかかり，その縁もあって，彼女が 1995 年に出版した，今では CBT の標準的なテキストとして世界中で読まれている『認知療法実践ガイド 基礎から応用まで』(Beck, J.S., 1995) の翻訳に携わらせてもらった。上記のとおり，1995 年刊の本書でも，自動思考の背景にあるスキーマレベルの信念（媒介信念，中核信念）に焦点を当てたアプローチに多くのページが割かれ，詳しい説明が記載されていたのだが，そのベック自身が，それでも間に合わない困難な事例に焦点を当てた CBT の新たなアプローチが必要だと考え，事実，その 10 年後に新たなテキストを執筆したということになる。

　ちなみに筆者が研修に参加している最中，ジュディス・ベックご自身の講義を何度か受ける機会があったが，そのうちの 1 つの講義のタイトルがまさに「Challenging Problems」だった。筆者はその時「Challenging」の具体的な意味がよくわからなかったので，そのままずばり「Challenging ってどういう意味ですか？」と質問をしたら，即座に「それはパーソナリティ障害，特に BPD のことよ」との回答が彼女から返ってきて，「ああ，なるほど」と思ったのをよく覚えている。日本語だとどうしても「難しい事例」「対応困難な事例」といったネガティブな表現になりがちで，それゆえに英語の「Challenging」の持つ前向きでポジティブなニュアンスに感心した。実際，「Challenging Problems」の講義では，重症の BPD の少女の事例が取り上げられ，信念レベルに焦点を当てたアプローチについて，そして BPD を持つ人と CBT を進めるうえでの工夫について，実践的な解説がなされた。

　2005 年に出版されたジュディス・ベックの新著の翻訳作業を，筆者

は出版直後から開始した。本書では，パーソナリティ障害を持つ人は，自動思考レベルだけでなく，スキーマ（媒介信念，中核信念）レベルにおける認知が非機能的であり，そのスキーマの成り立ちと非機能性を理解し，新たな機能的なスキーマを形成する必要があること，非機能的スキーマを持つ人との治療関係の形成においては特別な配慮を要すること，その際，セラピスト自身のスキーマもしっかりと自覚しモニターする必要があることなどが強調されており，実際に「Challenging Problems」を対象とするCBTを実施することが多い筆者としては，翻訳作業を行いながら大いに学ばせてもらい，自分たちの臨床に還元させてもらった（最終的に本書は『認知療法実践ガイド 困難事例編』として2007年に日本で出版された）。

1-4　ふたたび，筆者とスキーマ療法との出会い

　さて，ここで話をヤングのスキーマ療法に戻す。2003年の集大成的テキストの翻訳を2006年にもちかけられた筆者は，原書の序文および第1章にざっと目を通して，とにかく驚いた。その時の筆者の自動思考は，「CBTもここまで来たのか！」「CBTに到達点があるとしたら，それはまぎれもなく，このスキーマ療法だ！」というものだった。スキーマ療法は，筆者も感じていたCBTの限界を，CBTを土台にしつつも他のアプローチを有機的に統合することで乗り越えようとするものだった。序文と第1章を通じて，ヤングは，パーソナリティ障害を持つ人など，スキーマレベルで深く傷ついている当事者に対して標準的なCBTを適用することの難しさと，そこでなぜスキーマ療法が必要であるのかということについて，理論的にも実践的にも見事に整理して語ってくれている。とりわけ筆者が序文と第1章を読んで感銘を受けたのが，スキーマ療法がパッケージモデルではなく，個々のクライアント，個々の事例のケースフォーミュレーションに基づく徹底したカスタマイズモデ

ルだったことである。

　ヤングは次のように述べている。「スキーマ療法は認知行動療法を拡張した体系的アプローチであり，多様な学派の技法を統合的に用いる。スキーマ療法は個々の患者に合わせて，短期的にも中期的にも長期的にも適用可能である」（翻訳書，19ページ）。スキーマ療法の基になっているCBTは，現在多様化しながら発展し，その流れは大きく2つに分けられる。それが先ほど挙げた「パッケージCBT」と「カスタマイズCBT」である。パッケージCBTでは，各疾患や症状ごとに治療マニュアルや治療プロトコルが決められ，それらのマニュアルやプロトコルに沿って治療が進められる。カスタマイズCBTは，患者や患者の抱える疾患や問題の個別性を重視し，個々の患者の抱える個々の疾患や問題に関するケースフォーミュレーションを丁寧に行ったうえで，対処法や介入を選択し，組み合わせていこうとするやり方である。双方とも一長一短であり，どちらが優れているかということではない。しかし，パッケージCBTは治療者のトレーニングやエビデンスを出すための臨床研究〔たとえばランダム化比較試験（randomized controlled trial: RCT）など〕では重要だが，通常の臨床現場で決められたパッケージをそのまま使うのは現実的ではないと筆者は考える。なぜなら言うまでもなく，臨床現場に現れるクライアントはそれぞれ，1回きりの人生を生きている1人の生身の人間であり，抱えている問題や困り事も，その人ならではの個別性を持っているはずで，その個別性の高い問題や困り事のありようを，まずは詳細に理解しない限り，それらの問題や困り事を乗り越えていくことは不可能なのではないだろうか，と思われるからである。たとえ何らかの治療パッケージや治療プロトコルを臨床現場で使うとしても，クライアントの個別性に合わせて，結局はその時点でカスタマイズが必要になるのではないだろうか。筆者はこのように考えているので，自分の臨床スタイルとしてはやはりカスタマイズCBTを志向しており，その意味でも，BPDの自傷行為や自殺関連行動にエビデンスが

示されていた DBT を採り入れることができないでいた。DBT はパッケージ CBT だからである。したがって BPD などパーソナリティの問題に真っ向から向き合い，しかもカスタマイズ CBT であり柔軟に使ってほしいと，冒頭でヤングが高らかに宣言しているこのスキーマ療法に，筆者はすっかり魅入られてしまった。

　もちろん筆者がスキーマ療法に魅入られたのはそれだけでない。ヤングの構築したスキーマ療法のモデルや概念や技法がわかりやすいのと同時にそれらの整合性がとれていることも大きな魅力である。これらのモデルや概念を使うと，現象レベルだけでなく構造レベルで人のありようが理解できるように思われたし，またこれらの技法を有機的に組み合わせて使うことが，パーソナリティのレベルに問題を抱えている人の真の回復を促進するように思われた。スキーマ療法の理論，モデル，概念，技法については次節を参照のうえ，できればぜひ Young ら（2003）をご参照いただきたい。また筆者は心理療法の効果に関わるエビデンスだけでなく，治療理論やモデルそれ自体の実証的裏づけを重視する立場を取るが，スキーマ療法の理論やモデルはその課題も優にクリアしているように思われた。

1-5　『スキーマ療法』の翻訳

　以上の理由から，436 ページもの『Schema Therapy: A Practitioner's Guide』の翻訳に着手することに決め，洗足ストレスコーピング・サポートオフィスのスタッフの有志で下訳作業を行い，筆者が監訳者としてとりまとめをすることにした。

　筆者はこれまでに何冊もの本の翻訳に関わったことがあるが，この時の翻訳作業ほど苦しかったことはない。版権の問題で最初からタイトなスケジュールだったうえに，スキーマ療法独自の数々の用語の日本語訳に苦しんだ。標準的な CBT の翻訳なら，すでに標準的な日本語訳があ

るので，一から訳す必要はない。しかしスキーマ療法に関わる翻訳書は1冊もなかったので，何もかも自分で決める必要があった。しかも翻訳作業をしながら，スキーマ療法が心理療法として非常に素晴らしいものであり，ぜひ日本でも広めたい，広まってほしいという思いがどんどん強まり，だからこそその出発点となるこのテキストにおける数々の用語の日本語訳もそれに相応しいものにしたいという思いが強く，それゆえに1つの用語の日本語訳をどうするかについて，何日も悶々と悩んだりした（ちなみに一番悩んだのは，次節でも紹介する「limited reparenting」という語の訳語だった。さんざん悩んだ挙句の果て，「治療的再養育法」という半ば"意訳"を採用することにしたが，今でもそれでよかったどうか確信が持てずにいる）。まあ筆者の苦労話はさておき，日々，睡眠時間を削りながら翻訳作業に取り組み，「パーソナリティの問題に対する統合的認知行動療法アプローチ」という副題（これは原書の副題ではなく，筆者が勝手に考えた副題である）を添えた『スキーマ療法』という490ページもの翻訳書が完成し，2008年に刊行されることになった。

1-6　セルフスキーマ療法の実践

　2年あまりの翻訳作業中，筆者はスキーマ療法について徐々に学び，まずは自分自身を対象にスキーマ療法を行った。つまりセルフスキーマ療法である。これは（筆者の考える）従来のCBTの理念に則って行われたものである。

　CBTは本来，うつ病や不安障害の治療法として発展したが，その理念は「セルフヘルプ」である。ストレスの問題について自分を上手に助けられるようになることがCBTの大目標であり，そうだとすると，何も病気の治療や再発予防だけでなく，健康な人や社会適応が良好な人のセルフケアやセルフストレスマネジメントのためにもCBTは有効なは

ずである。つまりCBTは病気や何らかの問題を抱えている人だけでなく，そうでない人が自分のストレスと上手につき合ったり上手に自分を助けたりすることで，セルフストレスマネジメントを行い，うつ病などのメンタルヘルスの問題が生じるのを予防し，QOLをさらに向上させることができる心理学的アプローチということになる。

　CBTが全ての人に有効なアプローチであれば，CBTのセラピスト（治療者や援助者）は，それをクライアントに提供する前に，まずは自分のために身につけ，自分のために使いこなせるようになっておく必要がある。セラピストが自分自身のセルフストレスマネジメントのためにCBTを使いこなせるようになり，その効果や使用感を実感し，自らの体験として話ができるようになって初めて，そのセラピストはクライアントに対してCBTを提供することができる。

　これは，自動車教習所の教官が自ら上手に車を運転できなければ，生徒に教えることができないというのと，全く同じ論理である。あるいはこれは筆者がよく用いるたとえ話だが，筆者が「美容アドバイザー」と名乗る女性からある基礎化粧品（たとえば化粧水）を勧められたとする。その場合，筆者はまずはじめに何を見るかというと，間違いなくその女性の肌である。彼女の肌が，きめこまかく，艶や張りがあって，すべすべで，本当に美しく，どうやったらそのような肌になれるのだろう，なるほどその化粧水を使っているからこういう肌になれるのだ，ということであれば，「その化粧水を使ってみたい」という筆者のモチベーションはうなぎ登りに上昇するだろう。彼女に勧められなくても，自発的に「私も使ってみたい」「どうやって使うの？」「値段はいくら？」と，もう買う気と使う気まんまんで彼女に迫るだろう。

　ところが女性の肌を見て，残念ながら，その肌はボロボロ，しみだらけ，しわだらけだとすると，「え？　この化粧水を使ってもこの程度？」「この化粧水を使うとこんなことになるかもしれないの？」と思えば，もちろん使ってみたいという気は一切起きないだろう。さらにその女性

が，化粧水を私に勧めておきながら，「実は私自身は使ってないのよ」と言い出したらどうだろうか。「使ってもいないものを私に勧めるのか？」という不信感が私の中に広がり，化粧水を使うことに対するモチベーションどころか，その女性との関わりすら積極的に持ちたいとは思わなくなるだろう。

　CBTも全く同じ論理だと筆者は考える。CBTを誰かに提供するのであれば，まずは自分のために使いこなせるようになっておくこと，理論だけでなく体験的にもCBTを習得し，それらを丸ごとクライアントに提供できるようになっておくこと，それによってクライアントのCBTに対するモチベーションは向上し，クライアントは「自分のためにやってみよう」という気になる。またセラピストに対する信頼性も増す。筆者はこの件は本当に重要だと強く感じており，CBTの初級ワークショップを行う際には，しつこいぐらいにこのことを強調する。そして数々のワークも，まずはご自身のストレス体験を用いて実践してもらうようにしている。

　さてスキーマ療法が標準的なCBTを統合的に拡張したものだとすれば，スキーマ療法にも同様の論理が適用されるはずである。つまりスキーマ療法をクライアントなど他者に提供するのであれば，その前に，セラピスト自身が，自分自身のためにスキーマ療法を実践せよ，と。また筆者は『スキーマ療法』を翻訳している最中，セラピスト自身のスキーマに気づくことの重要性が何度も強調されていることを目にした。次章で述べるが，スキーマ療法では従来のCBTよりもさらに，治療関係が重視されている。たとえばその治療関係の中で，クライアントのスキーマがセラピストのスキーマを活性化し，それに気づかずに両者のスキーマが互いに活性化しあう中で従来の治療目標を見失ったり，関係が悪化したりすることの危険性についてヤングは何度も述べている。そのためにもスキーマ療法のセラピストは，自らのスキーマについてよくよく知っておく必要がある。

そういうわけで筆者は，ある時期集中的に，スキーマ療法を自らに適用する「セルフスキーマ療法」を実践することにした。結論から言うと，これはめっぽうつらくてしんどい作業だった。が，一方で本当に助けになった体験でもあった。ちょうど40歳という不惑の年を超えた時点で，これまでの人生の棚卸しをしたような体験であり，自らの心身の有り様を構造的に理解するだけでなく，自分がこれまでどのように生きてきて，そして今後どのように生きていくのか，自分の生き方そのものを深く考える体験になった。ただし，そのためには，特にアセスメント（スキーマ分析）の段階で，とにかく自分の幼少期や思春期の体験，その後の「トラウマ」とまでは言わないまでも傷ついた体験などを，それに伴う感情を回避することなく，ありありとそのままの形でイメージする作業は，やはり本当にきつくてしんどいものであり，涙ながらにそのような作業をしたことも少なくなかった。それでも一通りやってみての実感は，「大変だけれども，やってみて本当に良かった！」というものだった。自分のことがこれまでとは異なるレベルでよく理解でき，今後の生き方がクリアに見通せるようになってきた。スキーマ療法に内在するしんどさと効果の両方が体感できたのである。

またやってみてあらためて深く実感したことがある。スキーマ療法はCBTと同様，あらゆる作業を外在化していく。後述する通り，体験的技法や治療関係的な要素など言語化して外在化しきれないものもあるが，それでも自らのこれまでの体験や，自らの持つ諸々のスキーマや，それを乗り越えるための数々のブレインストーミングや，新たに作り出したスキーマなどは，どんどん紙に書き出していく。特に徹底的にスキーマ分析を行って外在化された1枚のツールには，「そこに自分自身，そして自分自身の人生の全てがある！」と実感されるもので，自分にとってとても大切な1枚なのだが，一方，それはできれば誰にも見られたくない1枚でもある。

筆者はそのような「自分が詰まった1枚」と，他にも外在化しまくっ

たさまざまなツールを1冊のファイルにまとめていたのだが，そのファイルには自分の全てが入っているのでとにかく誰にも見られたくない，との気持ちでいっぱいで，ファイルは肌身離さず持ち歩いていた。一通り作業が終わった後は，自宅の自室の机の鍵のかかる引き出しに入れて，厳重に管理している。できれば死ぬまで，いや死んだ後も誰にも見られたくない。それは信頼している家族を含めて筆者はそう強く思っている。筆者はそういう自分の強い思いを感じるにつれて，筆者と共にCBTに取り組んでくれるクライアントが，どれだけ勇気をもって自らの思いや感情を筆者に開示してくれているのか，その重みをそれまでよりもさらにずしりと感じるようになった。その頃には何人かのクライアントとスキーマ療法を実施していたが，その方々が筆者を信じて自らのスキーマにまつわるさまざまな体験や思いを開示してくれることの，その重さの計り知れなさに，ほとんど呆然とするぐらいであった。それだけクライアントの方々はスキーマをめぐる傷つきがあって，何とかそういう自分を助けたいと必死であるということでもあるし，そのためのパートナーとして筆者を信じるということに賭けてくれている，ということが深く実感された。

　他にもセルフスキーマ療法から筆者は多くのことを学んだ。筆者自身は，幼少期に大きな外傷体験を受けたことはないし，ヤングの言うところの「早期不適応的スキーマ」の多くを持ち合わせているわけではない。私のような人間のスキーマの構造を考えるうえでは，不適応的スキーマとは対照的な「適応的スキーマ」とか「ハッピースキーマ」とかいったポジティブなスキーマを想定してみると，より全体像が明確になるように思うようになった。これについては第3章でもう少し詳しく述べてみたい。またスキーマ療法は，一度始めたら終わりがない，ということについてもよくわかった。自らをスキーマという概念からとらえられるようになると，日々の自己観察も単にその時々の自動思考や感情を追うのではなく，スキーマとの関連性までいちいち気づくようになり，

そうなると日々，新たな記憶がよみがえったり，スキーマに関する新たな気づきが生じたりして，最終的には「これにはきりがないのだ」との思いに至った。筆者のスキーマ療法は筆者のペースで一生続いていくことになるのだろう。さらに次第にセルフの限界も感じるようになった。あらゆる手段を使えばセルフでも相当深いレベルまでスキーマ療法を行うことは可能だと思うが，それでもやはり信頼できるセラピストと共に実施するスキーマ療法には絶対にかなわないと確信するに至った。できれば今後，どなたかセラピストを見つけて，セラピストとの協同作業によるスキーマ療法を体験してみたいと考えている。

1-7　臨床現場でのスキーマ療法の実践

翻訳をしながらスキーマ療法を学びつつ，セルフのスキーマ療法がある程度進んだ段階で，筆者は自らの臨床現場で少しずつスキーマ療法の実践を始めた。筆者とのCBTが相応に進んでおり，スキーマ療法ならずともあとに残っているのはスキーマの問題であるということが共有されているケースで，「この人とだったら，スキーマ療法に十分に習熟していない自分でも，一緒に進めていけるだろう」とあたりをつけたクライアントに，「実は今，認知行動療法が進化した"スキーマ療法"というアプローチに興味があり，翻訳をしたり，自分で試したりしながら学んでいる最中である」と率直に伝え，スキーマ療法について紹介し，筆者がそのような初心者レベルにあるということを承知のうえで一緒に取り組んでみたいか，ということをもちかけてみると，ほとんどのクライアントがその提案を承諾するどころか，「食らいつく」という表現がぴったりくるほどの強い興味を示したのには，筆者も驚いてしまった。とにかく皆さん「食いつき」がよいのである。そういうわけで，少しずつスキーマ療法を適用する事例が増えていくことになった。また筆者がスーパービジョンをしながら，当機関の他の臨床心理士がスキーマ療法

を実施するケースも少しずつ増えていった。

　まだ少数ケースでの実践であるし，筆者たちがスキーマ療法についてはまだまだ未熟であるので一般化はできないが，上記のとおりクライアントの「食いつき」と，実際に行ってみての効果は驚くべきものであった。従来の CBT は，パーソナリティといった全般的で特性的なものではなく，うつや不安などのさまざまな精神症状や，クライアントが実生活上で抱えている現実的な困り事を解消するために構築されたものである。クライアントと共に CBT をしっかりと実践することで，確かにそれらの問題（症状，困り事）は解消する。しかし前述したとおり，筆者の運営する機関に紹介されるのが，それ以上に深くて広い問題を抱えているケースが圧倒的に多く，筆者はそのようなケースに対応する術を十分に持ち合わせていなかったのだが，スキーマ療法に出会うことによって，「これだ！」「これだったら，どんなに難しいケースにも何とか対応できる！」との手応えを得た。次章で紹介する数々の「スキーマ用語」を手に入れた筆者は，それらをクライアントと共有し，スキーマ用語でクライアントの抱える問題や生きづらさを丸ごと理解することに挑戦できるようになった。従来の CBT では十分に対応できなかったパーソナリティや生き方の問題にも，CBT の延長線ということではなく，「スキーマ療法」という系統だった1つのアプローチのまま，扱うことができるようになった。このような表現は妥当ではないかもしれないし，ひょっとしたら実際にも望ましくないかもしれないが，「伝家の宝刀」としてスキーマ療法を使うようになったのである。

　筆者が監訳したヤングの『スキーマ療法』は 2008 年に出版されることとなった。上述のとおりその前から少しずつスキーマ療法に取り組むケースが増え始め，実際に翻訳書が出版されると，さらにそのようなケースが増えていった。なかには BPD を持つ方が『スキーマ療法』をお読みになり，「この本には私の全てが書かれている。ぜひともスキーマ療法を受けたい」と直接筆者のところまでおみえになることもあった

（とはいえ，そのような方にいきなりスキーマ療法を適用することは絶対にない。その理由については第2章，第3章をお読みいただければおわかりいただけると思う）。筆者自身のセルフスキーマ療法もかなり進行し，スキーマ療法の経過について前よりももっと実感を持って語れるようになった。そしてスキーマ療法を実施する事例が蓄積されるにつれ，「スキーマ療法とは何か」ということについてより多くのことがわかってきた。効果と同じぐらいその難しさについても実感できるようになった。学べば学ぶほど，スキーマ療法の深さと効果に筆者は魅了されるようになった。

さらに筆者にとって大いに勉強になったのは，筆者のもとにスーパービジョンを受けに来るスーパーバイジー（多くは臨床心理士）がスキーマ療法に興味を抱き，「自分がクライアントとなってスキーマ療法を受けてみたい」「クライアントにスキーマ療法を提供する前に，まずは自分がスキーマ療法のクライアント体験をしたい」との要望から，スーパービジョンの枠の中で，スキーマ療法を受けるということを選択する人が続出したことである。それによってさらにスキーマ療法を適用するケースが増えただけでなく，スーパーバイジーとスキーマ療法についてあれこれと語り合う機会を得て，スキーマ療法に関わる新たな経験と気づきが加わった。スーパーバイジーの方々は筆者と同様，その人なりの不適応スキーマを抱えつつ，それなりに社会適応している人たちなので，そうなるとスキーマ分析というアセスメント作業をする中で，「早期不適応的スキーマ」だけでなく先述した「適応的スキーマ」とか「ハッピースキーマ」もやはり併せて見ていくことが，よりその人の全体像に迫ることになる，ということについての確証を得ることもできた。

以上のように筆者は少しずつ臨床現場でのスキーマ療法の実践を行い，現在，臨床経験を蓄積している段階である。1つ大きな問題があるとすれば，筆者自身がスキーマ療法の本格的な研修やスーパービジョン

を受けていない，ということである。今後，機会を見つけてヤング先生やその他のエキスパートのもとで，さらに本格的なトレーニングを受けてみたいと考えている。

1-8　その後の展開と現在の状況

　いささか手前味噌的ではあるが，わが国のスキーマ療法は，やはり我々が翻訳した『スキーマ療法』の出版からその歴史が始まったと言ってよいと思う。それが2008年のことで，まだ最近事ではあるが，その後の展開と現況について簡単に報告して本章のしめくくりとしたい。スキーマ療法にかなりの手応えを感じるようになった筆者や同僚は，2010年から学会にて専門家向けに，スキーマ療法について事例レベルで紹介することを始めた（伊藤，2010；伊藤ほか，2010）。翻訳書が出たばかりの新たなアプローチなので，専門家の方々にどれだけ注目していただけるか心もとなかったが，蓋を開けてみると，どの学会も会場が満席となり，多くの専門家がスキーマ療法に関心を示してくれたという事実を嬉しく，そして心強く感じた。

　2011年の日本認知療法学会第11回大会には，本家本元のジェフリー・ヤング先生が来日された。「感情調節困難のための認知行動療法の日本での可能性：境界性パーソナリティ障害に焦点をあてて」という学会企画シンポジウムで，筆者はスキーマ療法について話題提供を行ったが，ヤング先生に指定討論を頂戴するという得難い体験をした（遊佐ほか，2012）。さらに同大会ではヤング先生がスキーマ療法の新たな展開について講演を行い（ヤング，2012），また最終日には6時間にもわたる入門ワークショップを行い，どちらにも多くの専門家がつめかけた。

　筆者は2012年初頭，有志を集めて「スキーマ療法プロジェクト」を発足させた。プロジェクトでは，我々自身，スキーマ療法をもっと深く

学ぶと共に，スキーマ療法を日本に広める活動をし，さらにスキーマ療法のエビデンスを蓄積していくことを目的としている。本書の執筆もその一環である。また 2013 年 3 月には，スキーマ療法の入門ワークショップを実施し，その後も定期的にワークショップを行い，専門家の育成を行いたいと考えている。さらに日本語のセルフヘルプ用のワークブックを作成し，出版すること，またそのワークブックを用いたスキーマ療法の効果研究を行うことを計画中である。

　筆者にとってスキーマ療法との出会いはまさに僥倖であり，CBT の実践家としての幅を大きく広げてくれたものとして，そして筆者自身の生き方を深いところから支えてくれるものとして，スキーマ療法およびジェフリー・ヤング先生に心から感謝している。そして筆者自身のスキーマ療法を探究し続け，さらに多くの方にスキーマ療法を届けたいと強く思っている。

　以上，本章では，筆者のスキーマ療法との出会いとその展開を具体的に述べてみた。筆者の個人的体験に興味のない方には，大変申し訳ないと思いつつ（本来このような文章は「章」ではなく「はじめに」といった箇所に含めるべきである，ということは承知している），本書を執筆するにあたって，このようにしかスキーマ療法について記述することができず，あえてこのような文章を「1 章」として示すことにしてみた。どこかで読者の方々のご感想を頂戴できると幸いである。次章は筆者の個人的体験を離れて，ヤング先生オリジナルのスキーマ療法の概要を解説する。

●文　献

Beck, J.S.: Cognitive Therapy: Basics and Beyond. Guilford Press, New York, 1995.［伊藤絵美，神村栄一，藤沢大介（訳）：認知療法実践ガイド基礎から応用まで：ジュディス・ベックの認知療法テキスト．星和書店，2004．］

Beck, J.S.: Cognitive Therapy For Challenging Problems: What To Do When The Basics Don't Work. Guilford Press, New York, 2005.［伊藤絵美，佐藤美奈子（訳）：認知療法実践ガイド困難事例編：続ジュディス・ベックの認知療法テキスト．星和書店，2007．］

伊藤絵美：回避性パーソナリティ障害を有するクライアントと実施した認知行動療法──スキーマ療法を中心として──．日本心理臨床学会第29回大会発表論文集，p122, 2010.

伊藤絵美，大泉久子，津髙京子ほか：スキーマ療法の実際と可能性．第10回日本認知療法学会第23回日本サイコオンコロジー学会合同大会プログラム・抄録集，p93-94, 2010.

Young, J.E.: Cognitive therapy for personality Disorders. Professional Resources Press, Sarasota, FL, 1990.

Young, J.E., Klosko, J.S., & Weishaar, M.E.: Schema Therapy: A practitioner's guide. Guilford Press., New York, 2003.［伊藤絵美（監訳）：スキーマ療法：パーソナリティ障害に対する統合的認知行動療法アプローチ．金剛出版，2008．］

ジェフリー・E・ヤング：パーソナリティ障害に対するスキーマ療法の進歩．東斉彰［編著］：統合的方法としての認知療法．岩崎学術出版社，2012.

遊佐安一郎，熊野宏昭，坂野雄二ほか：感情調節困難のための認知行動療法の日本での可能性：境界性パーソナリティ障害に焦点をあてて．認知療法研究，5（1）：1-10, 2012.

第2章
スキーマ療法の理論とモデル

　本章ではジェフリー・ヤング（Young et al., 2003）が構築したスキーマ療法の理論とモデルについて概説する。詳細については Young ら（2003）の原書か，筆者が監訳した翻訳書（ヤングほか，2008）を参照されたい。なおスキーマ療法の具体的な進め方については第3章で述べる。

2-1　認知行動療法からスキーマ療法へ：「スキーマ」とは何か

　アーロン・ベックの提唱する認知療法は，当初うつ病を対象に構築されたものである（1960〜70年代）。ベックの認知モデルはその後不安障害の行動療法に大きな影響を及ぼし，主に英国にて不安障害の認知行動療法が発展した（1970〜80年代）。1990年代には，うつ病や不安障害などのメンタルヘルスの問題に認知療法や認知行動療法が効果的であるとのエビデンスが集積し，これらのアプローチを総称して「認知行動療法（cognitive behavior therapy：以下 CBT）」と広く呼ばれるようになった。
　米国のジェフリー・ヤングはベックのもとで認知療法のトレーニングを受けたが，ヤングの主な臨床実践の場であるニューヨークのクリニックには，当初から，シンプルなうつ病や不安障害のクライアントが少な

く，単に症状があるだけでなく，パーソナリティのレベルで深く傷つき，そのような深いレベルでのケアや治療が必要なクライアントが多かった。そこでヤングは認知療法についてはベックのスーパービジョンを受けつつ，一方で，パーソナリティに焦点を当てた独自のアプローチを開発することにし，その際，「スキーマ」という概念を中心に置くことにした[注1]。

スキーマ（schema）とは，本来，発達心理学や認知心理学における「認知構造」を表す概念である。こんな場面を想像していただきたい。あなたは今，友人との待ち合わせの場に向けて徒歩で移動している。あと少しで到着するのだが，もう時間がギリギリである。その友人はこれまで一度も待ち合わせに遅れたことはなく，むしろいつも早く到着するような人である。あなたは，信号のある大きな交差点（スクランブル交差点）に差しかかった。この交差点を斜めに渡って，もう少しだけ歩くと待ち合わせの場所に着く。歩行者用信号を見ると，さっきまで青だった信号が点滅し始めた。止まっていた多くの自動車が今にも動き出しそうである。交差点を渡っている歩行者は皆，走り始めた。ここで信号待ちとなると，待ち合わせの時間には確実に遅れるだろう。さて，あなたはどうするだろうか。

・Aさんの選択：「渡らないと遅れちゃう。急げ！」と思い，焦って走り始める。
・Bさんの選択：「今から渡るんじゃ危ないから，しょうがない，ここは待とう」とあきらめ，立ち止まる。
・Cさんの選択：「ちょっとぐらい遅れたっていいだろう」と思い，立ち止まる。
・Dさんの選択：「信号待ちはかったるいから嫌だ」と思い，慌てて

注1）2011年にヤング先生が来日した際，雑談などで直接うかがった話である。

走り始める。
・Eさんの選択：「信号待ちの間に，遅れそうだということを伝えておこう」と思い，立ち止まり，その間に相手に電話をして少しだけ遅れる旨を伝える。

　ざっと思いつきで挙げてみたが，こんなシンプルな場面でも，さまざまな反応が想定できる。上に挙げたAさんからEさんの反応のうち，「　」内の文言は，それぞれの人の自動思考（automatic thought）である。自動思考とはアーロン・ベックが定式化した概念で，我々の頭の中に自動的に浮かんでは消え，浮かんでは消えていく，まさに「自動的」な思考やイメージのことである。ベックが発見したのは，うつ病の患者さんの自動思考がことごとく否定的で，それが抑うつ感情と関連し合っているという現象であった（例：「今日も何もできなかった。私なんか生きていても何の価値もない」という自動思考が生ずると，気分が落ち込み，抑うつ感情が強まる）。

　スキーマとは，そのような自動思考の背景にある，その人なりの認知構造であり，言いかえるとその人なりの「物の見方」「価値観」「信念」「思いこみ」のことである。スキーマは自動思考としていちいち頭をよぎることはないが，実はその人のスキーマが，その状況に対する自動思考を生み出していると考えることができる。

　たとえば上記のAさんの例を見てみよう。「渡らないと遅れちゃう。急げ！」というのがまさにこの時Aさんの頭をよぎった自動思考である。この時のAさんの体験をCBTの基本モデルで示すと図2.1のようになる。ではBさんの体験はどうだろう（図2.2を参照）。さらにCさんはどうだろう（図2.3を参照）。

　このように見てみると，「待ち合わせに遅れそう。歩行者用青信号が点滅」というごくシンプルな状況でも，それに対して頭に浮かぶ自動思考が異なることによって，その後の気分・感情，身体反応，行動が異

24　第Ⅰ部　スキーマ療法入門

状　況　　　　　　　　　　　　　反　応

気分・感情
あせる
慌てる

認知（自動思考）　　　　　　　　　行動
待ち合わせに遅れそう　　「渡らないと遅れ　　　　いきなり走って
歩行者用青信号が点滅　　ちゃう。急げ！」　　　交差点を渡る

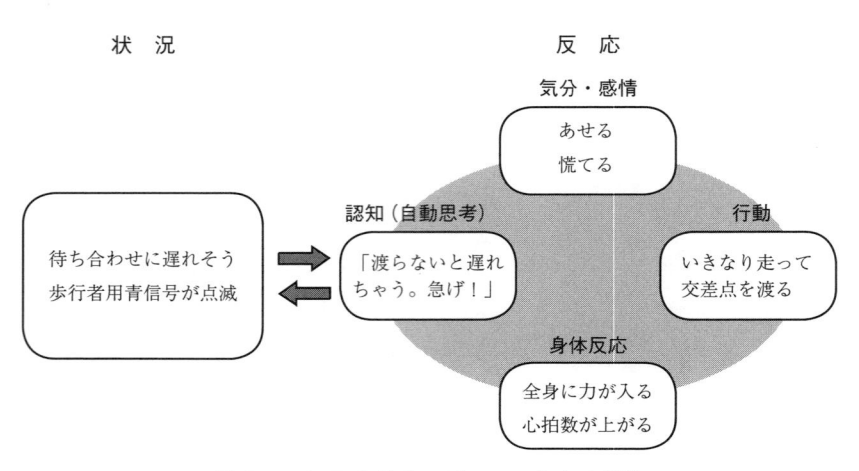

身体反応
全身に力が入る
心拍数が上がる

図 2.1　CBT の基本モデル：A さんの体験

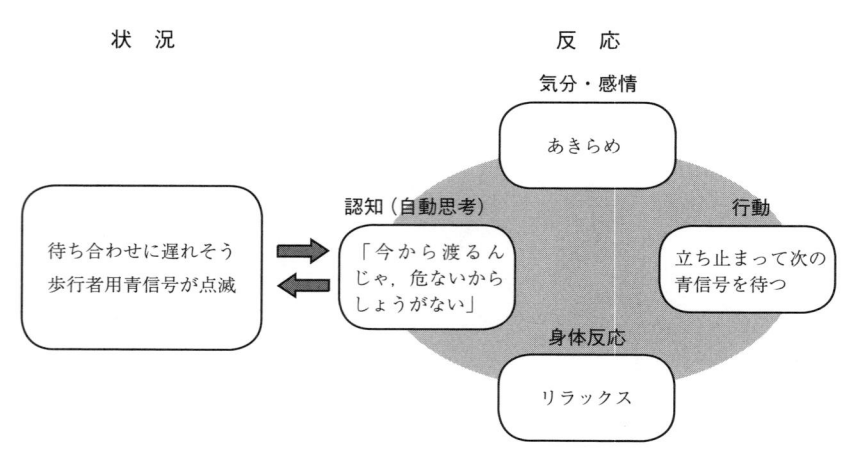

状　況　　　　　　　　　　　　　反　応

気分・感情
あきらめ

認知（自動思考）　　　　　　　　　行動
待ち合わせに遅れそう　　「今から渡るん　　　　立ち止まって次の
歩行者用青信号が点滅　　じゃ，危ないから　　　青信号を待つ
　　　　　　　　　　　　しょうがない」

身体反応
リラックス

図 2.2　CBT の基本モデル：B さんの体験

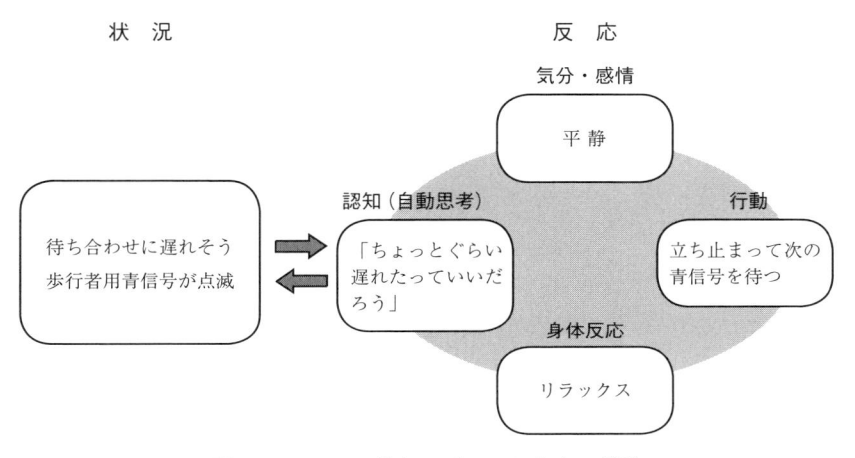

第2章　スキーマ療法の理論とモデル　25

```
       状　況                    反　応
                              気分・感情
                              ┌──────┐
                              │ 平 静 │
                              └──────┘
                    認知（自動思考）        行動
┌────────────┐    ┌──────────┐    ┌──────────┐
│待ち合わせに遅れそう│ ⇨ │「ちょっとぐらい│    │立ち止まって次の│
│歩行者用青信号が点滅│    │遅れたっていいだ│    │青信号を待つ　│
│            │ ⇦ │ろう」      │    │          │
└────────────┘    └──────────┘    └──────────┘
                              身体反応
                              ┌──────┐
                              │リラックス│
                              └──────┘
```

図2.3　CBTの基本モデル：Cさんの体験

　なってくることが理解できる。ではその自動思考の個人差はどこから来るのか。それを説明するのがスキーマである。
　スキーマは上記のとおり，いちいち自動思考として現れない（現れる時もあるが）その人の認知構造，すなわち「物の見方」「価値観」「信念」「思いこみ」であるが，今の話題に関連するのは，その人なりの「待ち合わせ」と「信号」に関するスキーマである。おそらくAさんの頭の中には，「待ち合わせには遅れてはならない」という「待ち合わせスキーマ」があるのだろう。Bさんには「歩行者用信号が点滅したら，危ないから渡らないほうがよい」という「信号スキーマ」があるのだろう。Cさんには「待ち合わせには多少遅れてもよい」というAさんとは異なる「待ち合わせスキーマ」があるのだろう。Dさんの「信号待ちはかったるいから嫌だ」という自動思考は，そのままそれがDさんの「信号スキーマ」と解釈することができる。もちろんBさんとは全く異なるスキーマである。そしてEさんの場合は，「待ち合わせには遅れてはならない」というAさんと同様のスキーマの他に，「万が一遅れるのなら，早めに連絡を取らなければならない」という別の「待ち合

わせスキーマ」があるのかもしれない。

　このように同一の状況に対する反応の個人差は，スキーマを想定すると説明がしやすくなる。それぞれがそれぞれのスキーマを持ち合わせており，そのスキーマが自動思考を生み出し，さらに他の反応（気分・感情，身体反応，行動）を生み出すのである。とはいえ，上の例では5人全員，走って渡るか立ち止まるか，どちらかの行動を選択している。「青信号が点滅している中，のろのろと歩いて渡る」という行動を取る人は1人もいない。ここには5人全員に共通するスキーマが想定できる。それはたとえば「交通法規は守らなければならない」「車には轢かれたくない」「青信号は進め，赤信号は止まれ」といったスキーマである。走って渡るにせよ，立ち止まるにせよ，その際にいちいち「車に轢かれたくない」「青信号は進め，赤信号は止まれ」といった言葉が自動思考としてその人の頭に浮かぶことはまずないだろう。しかし我々の認知の奥にはこのようなスキーマが横たわっており，その場その場の我々の反応に影響を与える。

　このようにスキーマとは，我々が生まれ，育ち，生きている間に学習し，その人にとって「当然のこと」として構造化された認知のことをいう。それはにわかに修正したり変更したりすることは非常に困難である。たとえば今日から「青信号は止まれ，赤信号は進め」に法律が変わったとして，実際に車を運転している最中に青信号を見てブレーキを踏んだり，赤信号を見てアクセルを踏んだりすることには，大きな抵抗を感じるだろう。たとえ頭では理解したとしても，身体は断固として拒否するかもしれない。これがスキーマである。

　発達心理学や認知心理学の知見によれば，我々はさまざまなスキーマを有しており，それによって情報処理の負荷を軽減しているのだという。「青信号は進め，赤信号は止まれ」ということがスキーマ化されていることで，我々は信号を見るたびに深く考え込むこともなく，ほとんど無意識に進んだり止まったりすることができる。スキーマとは，本

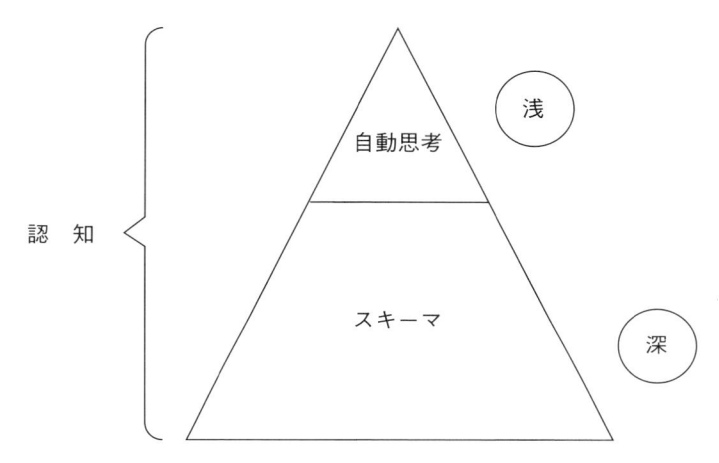

図2.4 自動思考とスキーマの関係（階層的認知モデル）

来，人が生きやすくなるために形成されるものである。

　自動思考とスキーマの以上のような関係は，図2.4のように図式化することができる。この図は筆者が実際の臨床場面で，クライアントにスキーマについて説明する際，よく描く図でもある。精神分析における意識と無意識の図と非常に似ているのが興味深い。

　図2.4は「階層的認知モデル」とも言われる。自動思考もスキーマも認知であるが，より浅いレベルにあるその場その場の認知が「自動思考」であり，より深いレベルにある特性的な認知が「スキーマ」である。上記のとおり，本来スキーマは認知的情報処理の負荷を節約するために，そしてその人の体験に一貫性をもたせるために形成されるものであり，その意味では本来適応的で機能的であるはずである。以上が発達心理学や認知心理学といった基礎心理学におけるスキーマについての解説である。

　CBTでも，特にベックはスキーマの概念に早くから注目し，うつ病や不安障害に特有のスキーマについて仮説を立て，治療や再発予防のためには自動思考のみならずスキーマにも焦点を当てる必要性があること

を主張した。ただし，あくまでもそれは症状に関わるスキーマであり，その人の生き方に関わる大きなスキーマまでは想定しなかった。一方ヤングは，上記のとおり症状だけでなく，パーソナリティのレベルで生きづらさを抱えているクライアントに対してCBTのアプローチを拡張する必要性を切実に感じており，症状に関わるスキーマだけでなく，その人の生きづらさに関わるような，より全般的なスキーマに注目し，そのようなスキーマに直接焦点を当てるためのアプローチを開発したのである。それが「スキーマ療法」である。

2-2 統合的アプローチとしてのスキーマ療法

ヤングは従来のCBTの限界を乗り越えるためにスキーマ療法を開発した。したがってスキーマ療法には，CBTの理論や技法だけでなく，他のアプローチにおける理論や技法が幅広く活用されている。CBT以外に主に活用されているのは，以下のアプローチである。

・アタッチメント（愛着）理論
・ゲシュタルト療法
・力動的心理療法，精神分析，対象関係論
・構成主義
・脳神経科学
・感情焦点化療法

以上の多様なアプローチが活用されているとはいえ，スキーマ療法は多くのアプローチを寄せ集めたつぎはぎの折衷的心理療法ではない。CBTを中心としながら，その限界を乗り越えるために上記の多くのアプローチを活用し，臨床的に統合したものである。筆者はスキーマ療法を学べば学ぶほど，CBTを中心に多くのアプローチが見事に融合さ

れていることについて，感心するどころか感動すら覚えるようになった。ただしスキーマ療法の中心はあくまでも CBT である。第 4 章で述べるが，スキーマ療法のセラピストになるのであれば，まずは標準的な CBT を習得する必要がある。上記の CBT 以外のアプローチについては Young ら（2003）の第 1 章を参照されたい。そしてさらに関心のある方は，各アプローチについての文献にあたっていただきたい。

2-3 早期不適応的スキーマ

早期不適応的スキーマとは

上記のとおり「スキーマ」という概念自体は，発達心理学や認知心理学といった基礎心理学で構築されたものであるが，ヤングは，人生の早期に形成され，形成された当初は適応的であったかもしれないが，その後のその人の人生において，むしろ不適応的な反応を引き起こすスキーマを「早期不適応的スキーマ（early maladaptive schema）」と名づけた。Young ら（2003）による，早期不適応的スキーマの定義は以下のとおりである（翻訳書 21 ページ）。

・全般的で広範な主題，もしくはパターンである。
・記憶，感情，認知，身体感覚によって構成されている。
・その人自身，およびその人とその人をとりまく他者との関係性に関わっている。
・幼少期および思春期を通じて形成され，その後精緻化されていく。
・かなりの程度で非機能的である。

ここで注目したいのは，ヤングが早期不適応的スキーマとして，認知のみならず，記憶（基礎心理学的には記憶は「認知」に含まれるが）や感情，身体感覚までをもスキーマに含めていることである。ベック

のCBTにおけるスキーマはあくまでも認知であるのに対し，ヤングのスキーマの概念はかなり拡大されている。早期不適応的スキーマは，その名のとおり人生の早期に形成されるもので，ヤングが「認知」や「感情」が分化される前の体験を重視しているので，このようにスキーマの定義が拡大したのだと思われる[注2]。

早期不適応的スキーマの起源

早期不適応的スキーマの起源として，ヤングはまず，その人の持つ感情的気質を挙げている。人間のパーソナリティが遺伝と環境の相互作用によるのであれば，個々人の生得的気質が起源として挙げられるのは当然のことだろう。さきほどの図2.4の三角形の下に，土台として気質が加わるイメージだろうか（図2.5）。

ヤングは，生得的気質と幼少期の苦痛な経験が相互作用することによって，早期不適応的スキーマが形成されると述べている。早期不適応的スキーマに限らず多くのスキーマは，生得的気質とその人が生きていく中で経験したこととが相互作用する中で形成されるのであろう。

ヤング自身は，生得的気質に関する明確なエビデンスは現時点では「ない」としつつも，さまざまな研究を総合して，生得的な感情的気質の暫定的なリストを以下のように挙げている。

不安定な（labile）←→安定した（nonreactive）
不機嫌な（dysthymic）←→上機嫌な（optimistic）
不安な（anxious）←→穏やかな（calm）

注2）筆者自身は，基礎心理学と臨床心理学の整合性を図る必要性を主張する立場にあるので，このような定義の拡大化はあまり望ましいことではないと考える。スキーマはあくまでも認知の一部であり，それと分かちがたく気分・感情や身体反応が関連する，と定式化するほうが，基礎心理学との整合性も図れるし，従来のCBTとの定義とも齟齬が生じずにすむと思う。ただしこのようなスキーマの定義の食い違いは，スキーマ療法の理解と実践に大きな障害を与えるものではないとも考える。

第2章 スキーマ療法の理論とモデル　31

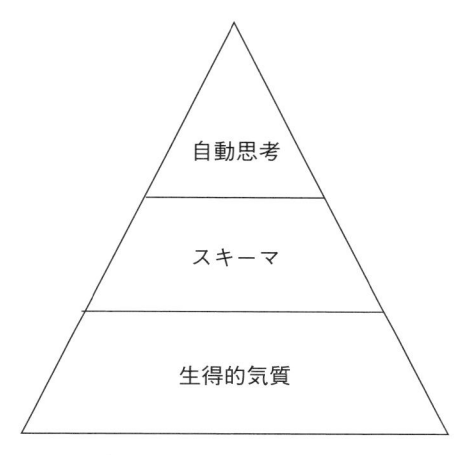

```
         /\
        /  \
       /自動思考\
      /_____\
     /          \
    /   スキーマ   \
   /_____\
  /                \
 /    生得的気質     \
/_____\
```

　　　図2.5　自動思考－スキーマ－気質の関連図

没入した（obsessive）←→注意散漫な（distractible）
受動的な（passive）←→攻撃的な（aggressive）
短気な（irritable）←→朗らかな（cheerful）
内気な（shy）←→社交的な（sociable）

したがって我々がスキーマ療法を実施し，特にスキーマ分析を行う場合は，上記のリストを参考にして，そもそものそのクライアントの持つ生得的な感情的気質について仮説を立てるとよいだろう[注3]。

注3）実は筆者は，スキーマ療法をはじめ，CBTを実践するうえで生得的気質を加味するとしたら，クロニンジャーのパーソナリティ理論を活用するのがよいのではないかと考えている。クロニンジャーの提唱する4つの気質（temperament）（新奇性探究，損害回避，報酬依存，固執）と3つの性格（character）（自己志向性，協調性，自己超越性）のうち，特に前者の気質は生得的であるとされている。これらの気質や性格を測定するTCI（Temperament and Character Inventory）という質問紙も開発され，その妥当性と信頼性が確認されている。クロニンジャーのパーソナリティ理論とヤングのスキーマ療法をさらに統合することで，理論的にも治療的にもさらなる展開が期待できるように思われるのである。クロニンジャーのパーソナリティ理論については木島（2010）を参照されたい。

このような生得的気質を念頭に置いたうえで，ヤングが早期不適応的スキーマの起源として最も重視するのが，「中核的感情欲求（core emotional need）」という概念である。早期不適応的スキーマは，この中核的感情欲求が幼少期に満たされなかったことによって形成された，というのがヤングの基本的見解である。ヤングは，以下の5つの中核的感情欲求を挙げている。ただしこれも上述の生得的気質のリストと同様，明確なエビデンスに基づくものではなく，2003年時点での諸理論と臨床的観察から導き出された暫定的なリストであり，今後追加や変更がありうることに注意されたい。

1. 他者との安全なアタッチメント（安全で安定した，滋養的かつ受容的な関係）
2. 自律性，有能性，自己同一性の感覚
3. 正当な要求と感情を表現する自由
4. 自発性と遊びの感覚
5. 現実的な制約と自己制御

この5つは人間にとって最も普遍的で中核的な感情欲求であるとヤングは想定し，人間の精神的健康は，生育過程においてこれらの欲求が適度に満たされることで育まれるというのがヤングの仮説である。言い換えると，スキーマ療法の対象となるのは，自身の生得的な気質と人生早期における環境との相互作用を通じて，これらの欲求が満たされることのなかった人たちであるということになる。スキーマ療法の究極の目的は，満たされなかった中核的感情欲求をクライアント自身が自ら満たすための適応的なやり方を，クライアントが習得することである。

なお上記の「人生早期における環境」の中で，ヤングが最重要視しているのは，養育者（主に両親）との関わりである。つまり生まれもった気質と，両親をはじめとする養育者との関わりが相互に影響し合うこと

によって，中核的感情欲求が満たされれば，早期不適応的スキーマが形成されることなく，その人は精神的健康を有する大人になるし，満たされなければ，種々の早期不適応的スキーマが形成され，それがその人の精神的健康や対人関係や社会適応を阻害するだろう，というのがヤングの基本的な仮説である。

5つのスキーマ領域

ヤングは，5つの「スキーマ領域（schema domains）」というのを想定している。これは，上記の5つの中核的感情欲求が満たされないことによって，その人の心や生き方のどの部分に損傷を受けるのか，ということについての仮説である。それは以下の通りである。

◇第1の領域：断絶と拒絶（Disconnection and Rejection）

第1の中核的感情欲求「他者との安全なアタッチメント（安全で安定した，滋養的かつ受容的な関係）」が満たされないことによって損傷を受けるスキーマ領域である。この領域に関わる早期不適応的スキーマを持つ人には，他者や自己に対する基本的な信頼感が形成されず，彼ら／彼女らにとっては生きること自体が非常につらいものとなってしまう。

◇第2の領域：自律性と行動の損傷（Impaired Autonomy and Performance）

第2の中核的感情欲求「自律性，有能性，自己同一性の感覚」が満たされないことによって損傷を受けるスキーマ領域である。この領域に関わる早期不適応的スキーマを持つ人には，「しっかりとした自分」「自発的に動ける自分」という感覚が形成されず，彼ら／彼女らにとっては，自信を持って能動的に生きること自体が大変に難しくなってしまう。

◇第3の領域：他者への追従（Other-Directedness）

　第3の中核的感情欲求「正当な要求と感情を表現する自由」が満たされないことによって損傷を受けるスキーマ領域である。この領域に関わる早期不適応的スキーマを持つ人には，「自分の価値や行動は他人次第」という感覚が形成され，自らの欲求や判断よりも他者のそれらを優先するような生き方になってしまう。

◇第4の領域：過剰警戒と抑制（Overvigilance and Inhibition）

　第4の中核的感情欲求「自発性と遊びの感覚」が満たされないことによって損傷を受けるスキーマ領域である。この領域に関わる早期不適応的スキーマを持つ人には，「この世は悪いことだらけ」「喜びや遊びは後回し」「感情より理性を優先」という感覚が形成され，常に気を張って悪いことが起きないように過剰に警戒するような生き方になってしまう。

◇第5の領域：制約の欠如（Impaired Limits）

　第5の中核的感情欲求「現実的な制約と自己制御」が満たされないことによって損傷を受けるスキーマ領域である。この領域に関わる早期不適応的スキーマを持つ人には，「やりたいことはやりたいようにやりたい」「嫌なことはやりたくない」という感覚が形成され，人生において自分をコントロールして人と関わったり目標達成に向けて動いたりすることができなくなってしまう。一言でいうと「我慢のできない人」になってしまう。

18の早期不適応的スキーマ

　ヤングはさらに18の早期不適応的スキーマを定式化し，それらを上記の5つのスキーマ領域に分類した。以下，18の早期不適応的スキーマの名称と解説を簡単に示す。

◇第1の領域：断絶と拒絶
 1. 見捨てられ／不安定スキーマ（Abandonment/Instability schema）
 このスキーマを持つ人は，他人との関わりは非常に不安定であり，たとえ今自分と関わっている人であっても，その人は今にでも自分を見捨て立ち去ってしまうだろうと感じている。

 2. 不信／虐待スキーマ（Mistrust/Abuse schema）
 このスキーマを持つ人は，他人は全て自分につけ込み，自分をいじめ，食い物にするような「虐待者」であり，全くもって信用することができないと感じている。

 3. 情緒的剥奪スキーマ（Emotional Deprivation schema）
 このスキーマを持つ人は，自分は誰からも愛されず，理解もされず，守ってもらえない存在であると感じている。

 4. 欠陥／恥スキーマ（Defectiveness/Shame schema）
 このスキーマを持つ人は，自分は人間として欠陥のある「ダメ人間」で，そのような自分の存在自体を恥ずかしいと感じている。

 5. 社会的孤立／疎外スキーマ（Social Isolation/Alienation schema）
 このスキーマを持つ人は，自分は人と違っており，どのようなコミュニティにも所属することのできない孤立した存在であると感じている。

◇第2の領域：自律性と行動の損傷
 6. 依存／無能スキーマ（Dependence/Incompetence schema）
 このスキーマを持つ人は，日常生活を送るにあたって自分は無能であり，他者からの助けがなくてはまともに生きていけないと感じている。

7. 損害や疾病に対する脆弱性スキーマ（Vulnerability to Harm or Illness schema）

　このスキーマを持つ人は，今にも破局的な出来事が起こり，自分はそれを防ぐこともできないし，対処することもできないと感じている。

8. 巻き込まれ／未発達の自己スキーマ（Enmeshment/Undeveloped Self schema）

　このスキーマを持つ人は，自分が他者（多くは親）に感情的に巻き込まれており，あたかも他者と一体化しているかのように感じている。「自分がない」と感じ，自らのアイデンティティを感じることができない。

9. 失敗スキーマ（Failure schema）

　このスキーマを持つ人は，「自分のしてきたことは失敗ばかりだ」「何をやっても失敗するだろう」と感じ，自分を「失敗者」だと思っている。

◇第3の領域：他者への追従

10. 服従スキーマ（Subjugation schema）

　このスキーマを持つ人は，他者に見捨てられたり報復されたりしないためには，自分の欲求や感情を犠牲にして，他者に服従するしかないと感じている。

11. 自己犠牲スキーマ（Self-Sacrifice schema）

　このスキーマを持つ人は，自分より他者を優先し，他者の欲求や感情を，自分自身が満たしたり癒したりすることに過度にとらわれている。

12. 評価と承認の希求スキーマ（Approval-Seeking/Recognition-Seeking schema）

このスキーマを持つ人は，他者から評価されたり承認されたりすることに過度にとらわれており，他者の評価によって自尊心が左右され，他者の評価を得るために自らの行動を選ぶ。

◇第4の領域：過剰警戒と抑制
13. 否定／悲観スキーマ（Negativity/Pessimism schema）

このスキーマを持つ人は，人生のネガティブな面ばかりを過大に注目し，ポジティブな面を無視する。いわゆる「マイナス思考」にとらわれており，いつも心配ばかりしている。

14. 感情抑制スキーマ（Emotional Inhibition schema）

このスキーマを持つ人は，感情を感じたり表出したりすることを恐れており，自らの感情を抑え込んだり，あたかも感情などないかのように振る舞ったりする。

15. 厳密な基準／過度の批判スキーマ（Unrelenting Standard/Hypercriticalness schema）

このスキーマを持つ人は，非常に高い基準を自分や他人に対して設定し，その基準を満たすよう，人はできるだけ努力し，行動すべきであると考えている。

16. 罰スキーマ（Punitiveness schema）

このスキーマを持つ人は，人は失敗したら厳しく罰せられるべきだという信念を抱いている。自分や他人の過失を簡単に許すことができない。

◇第5の領域：制約の欠如

17. 権利要求／尊大スキーマ（Entitlement/Grandiosity schema）

　このスキーマを持つ人は，自分は他者と違って特別な存在であり，特権と名誉が与えられて然るべきだと信じている。他者より優位に立つこと，ルールにとらわれず自分のやりたいようにすることに過大な価値を置いている。

18. 自制と自律の欠如スキーマ（Insufficient Self-Control/Self-Discipline schema）

　このスキーマを持つ人は，欲求不満耐性が非常に低く，自らの欲求や衝動を制御したり，目標に向けて計画的に自分を律したりすることができない。

　以上がヤングの想定する18の早期不適応的スキーマである。

　ヤングは，クライアントがこれらのスキーマのどれをどの程度有しているのか，当たりをつけるためにいくつかの質問紙を開発している。最もよく知られ，実施され，多くの研究がされているのが，「Youngスキーマ質問票（Young Schema Questionnaire：YSQ）」（Young & Brown, 1990）である。YSQには短縮版と完全版の2種類がある。その他に，養育者の養育態度のありようを探る「Youngペアレント養育目録（Young Parenting Inventory：YPI）」（Young, 1994），スキーマの回避を探るための「Young-Rygh回避目録（Young-Rygh Avoidance Inventory）」（Young & Rygh, 1994），スキーマへの過剰補償を探るための「Young過剰補償目録（Young Compensation Inventory）」（Young, 1995）がある。これらの尺度についての詳細は，Youngら（2003），および各文献，さらにヤングが管理しているスキーマ療法のウェブサイト（http://www.schematherapy.com/id201.htm）をご参照いただきたい。また，これらの尺度の日本語版については，福井らが監訳した『パー

ソナリティ障害の認知療法』(Young, 1999)，井沢らが翻訳した『自傷行為とつらい感情に悩む人のために』(Bell, 2003) に掲載されているので，そちらをご参照いただきたい。尺度の使い方については次章で解説する。

2-4　スキーマの作用：持続と修復

　ヤングは早期不適応的スキーマの作用として，「スキーマの持続 (schema perpetuation)」と「スキーマの修復 (schema healing)」の2つを挙げている。スキーマに関わる全ての認知，感情，身体反応，行動，対人関係，生活体験は，結果的にスキーマを持続させる（スキーマを強化したり精緻化したりする）場合もあれば，スキーマを修復する（スキーマを弱める）場合もある。

　スキーマ療法を行うか，スキーマの反証となるような大きな出来事が起きない限り，スキーマはその性質上，持続することになる。なぜなら人は，自分の体験の一貫性を保つために，スキーマに沿って物事を解釈したり体験したりする傾向を強く持つからである。ヤングが「スキーマは自己同一性感覚の中心にある」と述べているとおり (Young et al., 2003)，我々は，早期不適応的スキーマを含むさまざまなスキーマを自らの中に構築することで，多種多様な刺激に圧倒されることなく，ある程度一貫性のある自分自身を生きることができる。それがたとえ早期不適応的スキーマであっても，それが形成された時はむしろ「適応的」で，その人が生き延びるにあたっての助けになったはずである。

　たとえば虐待的な環境で養育された人が，「人は自分を虐待する存在だから信用してはならない」という「不信／虐待スキーマ」を持つことは，おそらく当時のその人にとっては，虐待的環境への適応をむしろ高めたはずである。したがってその人は生き延びるためにも，「不信／虐待スキーマ」を通じて他者と関わることをしつづける。しかしその人

が成長し，大人になり，社会に出た今となってもなお，周囲の全ての人を「不信／虐待スキーマ」を通じてとらえることは，かえってその人を不適応に陥れる可能性が高くなる。つまり，ここに来て初めて「不信／虐待スキーマ」は，真に「早期不適応的スキーマ」として機能するのである。しかしたとえそうだとしても，「不信／虐待スキーマ」を通じて人と関わってきた人が，そのスキーマを簡単に手放せるはずはない。それがその人を生き延びさせてくれたスキーマであり，その人がずっと信じてきたスキーマでもあり，ある意味，その人のアイデンティティそのものだからである。したがって上述の通り，スキーマ療法を行うか，スキーマの反証となるようなよほど大きな出来事が起きない限りは，その人の「不信／虐待スキーマ」は維持されることになるだろう。これがスキーマの作用のうち「スキーマの持続」である。

　一方，たとえば大人になって社会で出会う人が皆，ことごとくその人を大事にし，何があっても味方になってくれ，絶対に裏切らない，という体験をすれば，「不信／虐待スキーマ」が徐々に緩和され，「人は皆が皆，他者をいじめたり，虐待したりするわけでもない」「世の中には信じられる人もいる」という別のスキーマが形成されるかもしれない。それが「スキーマの修復」である。しかし，実際には，その人の早期不適応的スキーマが強固であればあるほど，その人はそのスキーマを通じてしか情報を処理できないし，他者から見ればそのスキーマの反証となるような出来事であっても，その人自身には反証とならないことがほとんどである（「不信／虐待スキーマ」を持つ人が，人に親切にされたとしたら，「これには何か裏があるに違いない」「うっかり信じたらどんな裏切りがあるかわからないから用心しよう」などと，むしろさらに警戒心を強めるだろう）。したがってよほどのことがない限り，日常生活を普通に送っているだけでは，その人の早期不適応的スキーマが自然に修復されることは，ほとんどないと言える。

　早期不適応的スキーマの自然回復がほとんど想定できないために構築

されたのが，ヤングのスキーマ療法である。スキーマ療法の目的は，「スキーマの修復」そのものである。自らの早期不適応的スキーマを理解し，満たされなかった中核的感情欲求が治療を通じてある程度満たされ，早期不適応的スキーマが緩和され，新たな適応的スキーマを手に入れる，というプロセスそのものが「スキーマの修復」である。スキーマが修復されればされるほど，そのスキーマは活性化されにくくなり，またたとえ活性化されたとしてもダメージを受けにくくなっていく。

　ただし早期不適応的スキーマは，相当に強固で，感情や身体反応を巻き込むものであるので，それが完全に修復されることはないとヤングは述べている。したがってスキーマ療法が目指すのは，自分を生きづらくさせる早期不適応的スキーマを理解したうえで，できる範囲でそれらのスキーマを緩和すると同時に，それらのスキーマとどううまくつき合っていくか，ということになる。これが現実的に達成可能な，「スキーマの修復」ということになるだろう。

2-5　コーピングスタイルとコーピング反応

　ヤングは，早期不適応的スキーマに対するその人なりのコーピング（対処反応）を，「コーピングスタイル（coping style）」と「コーピング反応（coping response）」という概念にまとめた。コーピングスタイルとは，その人が自らの早期不適応的スキーマに対処するための全般的なコーピングのパターンのことであり，コーピング反応とは，個々の場面における個別の対処反応のことである。コーピングスタイルはその人の特性（trait），コーピング反応はそのような特性を持った人のその時々の具体的な反応（state）ということになる。

　スキーマの持続につながるようなコーピングスタイルのことを「不適応的なコーピングスタイル」という。ヤングは，「スキーマへの服従（surrender）」「スキーマの回避（avoidance）」「スキーマへの過剰補償

（overcompensation）」という３種類の不適応的コーピングスタイルを定式化した。これらは有機体が脅威に対して示す基本的な３つの反応である、「闘う（fight）」「逃げる（flight）」「麻痺する（freeze）」に、「スキーマへの過剰補償」「スキーマの回避」「スキーマへの服従」がそれぞれ該当するということである。それぞれについて簡単に解説する。解説の後に具体例を挙げるが、例に挙げたそれぞれの行動が、それぞれのコーピングスタイルにおける個別のコーピング反応ということになる。

スキーマへの服従

スキーマに服従するということは、スキーマの「言いなり」になるということである。「スキーマへの服従」というコーピングスタイルを持つ人は、活性化された自らのスキーマをただそのまま鵜呑みにし、スキーマに従ったり、スキーマを確証するような行動を取ったりする。

例１：「見捨てられスキーマ」を持つある女性は、休日に恋人と会えないことに対して（恋人は上司から休日出勤を要請されていた）、「これは自分が見捨てられる兆候だ」「彼は私を見捨てようとしている」と思い込み、悲嘆にくれた。

例２：「失敗スキーマ」を持つある男性は、大学の課題を目の前にして、「どうせ自分にはできっこない」「どうせ失敗するなら、まじめに取り組んでも意味がない」と思い込み、いい加減なレポートを提出し、実際に落第した。

スキーマの回避

スキーマを回避するということは、スキーマに直面したり、スキーマが活性化されたりしないよう、常に用心するということである。コーピングスタイルとして「スキーマの回避」を用いる人は、スキーマが活性

化することも，スキーマに関わる思考や感情などを体験することも避け続け，あたかもそのスキーマが存在しないかのように振る舞い，万が一活性化されそうになったら，すばやくその状況や自らの反応を抑えこもうとする。

例3：「損害と疾病に対する脆弱性スキーマ」を持つある男性は，大地震が起きることをひどく恐れており，地震のニュースや速報がテレビで流れると，すぐにチャンネルを変えたり，テレビを切ったりする。新聞や雑誌でも地震の記事を見ると，さっと読み飛ばしてしまう。

例4：「欠陥／恥スキーマ」を持つある女性がアルバイトを始めたが，休憩時間にアルバイト同士でお茶を飲みながら雑談をする習慣があることを知り，雑談で自分のことを少しでも話したら「ダメ人間」であることがばれてしまうと思い，すぐにアルバイトを辞めてしまった。

スキーマへの過剰補償

スキーマに過剰補償するということは，スキーマと正反対のことがあたかも真実であるかのように振る舞うことを通じて，スキーマと闘おうとすることである。「スキーマへの過剰補償」というコーピングスタイルを持つ人は，自らのスキーマを意識的あるいは無意識的に厭い，そういうスキーマを持つ自分とは全く違う存在であろうとする。

例5：「社会的孤立／疎外スキーマ」を持つある男性は，インターネットで知り合った同じ趣味を持つ人たちのオフ会に参加し，あたかも自分が参加者の全てを知っているかのように振る舞い，会の中心的人物でいようとし続けた。

例6：「服従スキーマ」を持つある女性は，職場の上司がごく普通に業務上の指示を出しているにもかかわらず，それらの指示に対して，「何で私がそんなことをしなくちゃいけないんですか？」などと反発し，上司の指示をことごとく無視した。

2-6 スキーマモード：スキーマ療法の新たなアプローチ

ヤングが2003年に出版したテキストが画期的なのは，それまでの早期不適応的スキーマを中心とした治療モデルに加えて，「スキーマモード（schema mode）」という概念およびそれに基づくアプローチを新たに提案したからである。ヤングは2011年に日本認知療法学会のために来日した際，スキーマ療法における古典的な「オリジナルモデル」と新たに開発された「モードモデル」について紹介し，モードモデルに基づく臨床的アセスメントと介入がいかに効果的か，ということについて講演で熱く語っていた。

スキーマモードについてのヤングの定義は，「今現在，その人において活性化されているスキーマおよびスキーマの作用のこと。それは適応的な場合もあれば不適応的な場合もある」（Young et al., 2003）というものである。スキーマが特性（trait）だとすると，モードは状態（state）である。その時々の「今・ここ」の有り様がモードである。その時に活性化されたスキーマがどれであるか，そしてその時に選択されたコーピング反応が何であるか，によってスキーマモードは変わってくる。

図2.6にスキーマ，コーピング，およびモードの関連を示す。

ヤングによると，スキーマモードの概念は，境界性パーソナリティ障害（borderline personality disorder：以下BPD）にスキーマ療法を適用する中で構築されたものだという。というのも，BPDのクライアントは，そもそも18の早期不適応的スキーマのうち，そのほとんどを有

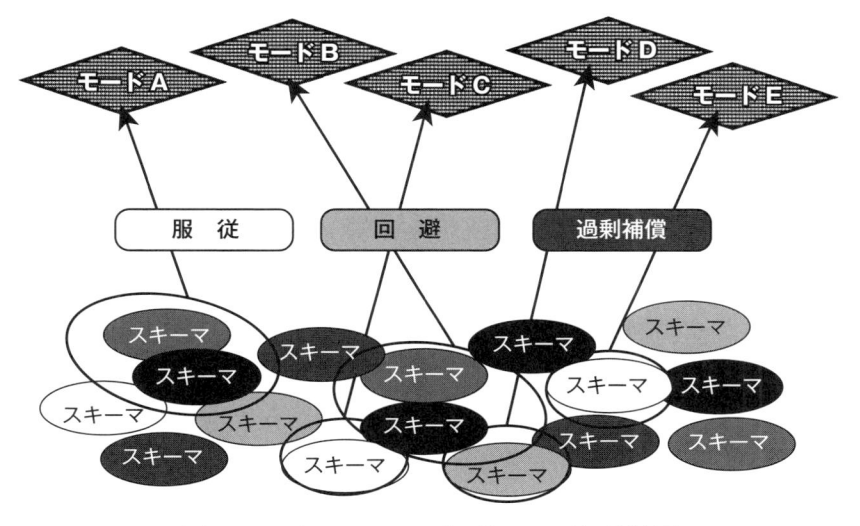

図 2.6　スキーマ，コーピング，モードの関連図

していることが多く，しかもそれらのスキーマに服従することもあれば，回避することもあるし，過剰補償することもある。つまりその時たまたま活性化されたスキーマと，その時たまたま選択されたコーピングスタイル（とコーピング反応）によって，BPDの「今・ここ」の有り様は，大きく変化する。それに対応するためにはスキーマおよびコーピングスタイルという「特性」に焦点を当てた概念だけでは間に合わず，ヤングはスキーマモードという「状態」に焦点を当てた概念を編み出した。あまりにもくるくると変化するBPDの「今・ここ」の有り様をクライアントと共に理解するために，モードという概念が必要になったのである。

　このようなスキーマ療法の展開を，筆者はとても面白いと感じている。というのも，基本的には「今・ここ」のクライアントの有り様を理解し，対処しようとする従来のCBTでは，BPDの治療には間に合わない，ということで早期不適応的スキーマという概念を中心としたスキー

マ療法が開発されたのだが，今度は，スキーマという概念だけでは，目まぐるしく変わるBPDの「今・ここ」への対応が間に合わない，ということによって，新たにスキーマモードという概念が生み出されたという流れの中に，「スキーマ」という概念をひっさげての「今・ここ」への回帰という現象が見られるからである。どのスキーマが活性化され，どのコーピングが選択されているのか，ということを念頭に置いたうえで，「今・ここ」のスキーマモードを見ていく，というこのモードアプローチは，とても分厚い「今・ここ」へのアプローチだと思う。

ヤングは10のスキーマモードを同定し，それを4つのグループに分類した。以下に各グループと，そこに含まれるスキーマモードを示す注4)。

1) チャイルドモード (child mode)
①脆弱なチャイルドモード (vulnerable child mode)
②怒れるチャイルドモード (angry child mode)
③衝動的・非自律的チャイルドモード (impulsive/undisciplined child mode)
④幸せなチャイルドモード (happy child mode)

2) 非機能的コーピングモード (dysfunctional coping mode) 注5)
⑤従順・服従モード (compliant surrenderer mode)
⑥遮断・防衛モード (detached protector mode)

注4) これらのモードもある程度暫定的らしく，2012年現在，スキーマ療法の公式ウェブサイトを見ると，さらにモードの数が増えており，今後，さらに増える可能性があると思われる。

注5) ヤングのテキストでは，第1章では「非機能的コーピングモード」とあったが，第8章では「不適応的コーピングモード (maladaptive coping mode)」とあり，用語のばらつきがみられる。ただ意味するところは同じであり，あまり気にする必要はないと思われる。

⑦過剰補償モード（overcompensator mode）

3）非機能的ペアレントモード（dysfunctional parent mode）
⑧懲罰的ペアレントモード（punitive parent mode）
⑨要求的ペアレントモード（demanding parent mode）

4）ヘルシーアダルトモード（healthy adult mode）
⑩ヘルシーアダルトモード

　第1分類の「チャイルドモード」は，まさに「内なる子ども」である。①の「脆弱なチャイルドモード」とは，見捨てられたり，虐待されたり，愛情をかけてもらえなかったり，きちんとしつけてもらえなかったりして，傷ついたり，悲しんだり，苦しんだり，淋しがったりしている子どものモードである。先述した中核的感情欲求が満たされなかったことによって，非常に傷ついている子どもの状態が，「脆弱なチャイルドモード」であると言えるだろう。②の「怒れるチャイルドモード」とは，見捨てられたり，虐待されたり，愛情をかけてもらえなかったことに対して怒っている子どものモードである。こちらは，中核的感情欲求が満たされなかったことに対して，怒りを感じている子どもの状態であると言える。③の「衝動的・非自律的チャイルドモード」とは，自己制御することなく自らの欲望や感情のままに行動する子どもの状態である。親のしつけによって自己制御できるようになる前の子どもは全て，時にはこのようなモードになる。④の「幸せなチャイルドモード」は，中核的感情欲求が満たされ，十分に満足し，楽しみや喜びに満ち溢れたハッピーな子どもの状態である。
　第2分類の「非機能的コーピングモード」の下位モードである3つのモードは，先述した3種類のコーピングスタイルとそれぞれ対応している。すなわち，その人が「スキーマへの服従」というコーピングスタイ

ルを使っていればその人は⑤の「従順・服従モード」にあり、「スキーマの回避」というコーピングスタイルを使っていれば⑥の「遮断・防衛モード」にあり、「スキーマへの過剰補償」というコーピングスタイルを使っていれば⑦の「過剰補償モード」にあるということになる。「従順・服従モード」にある人は、自らのスキーマに屈服し、受け身で無力な子どもに戻って、他者に服従する。「遮断・防衛モード」にある人は、感情的に引きこもったり、薬物を乱用したり、何らかの自己刺激を自分に与えたり、他者との関わりを避けたりするなど、さまざまな回避的手段を用いて、スキーマがもたらす心理的な苦痛をどうにかして防ごうとする。「過剰補償モード」にある人は、自らのスキーマに反撃するために、他者を不当に扱ったり、極端な振る舞いを示したりする。これら3つの非機能的なコーピングモードは全て、結果的にスキーマを持続させてしまう。

　第3分類の「非機能的ペアレントモード」における2つの下位モードは、内在化された養育者（多くは親）の状態を示している。⑧の「懲罰的ペアレントモード」にある人は、チャイルドモードにあるもう1人の自分を「悪い子」だと断じて懲罰を与える。⑨の「要求的ペアレントモード」にある人は、チャイルドモードにあるもう1人の自分に対し、過度に高い基準を押しつけ、プレッシャーをかける。

　第4分類の「ヘルシーアダルトモード」の下位モードは⑩の「ヘルシーアダルトモード」のみである。これは言葉通り、健康な大人の状態を表す。ヘルシーアダルトモードにある人は、自分自身をモニターし、その有り様を理解し、受け入れたうえで、必要であれば何らかの対処を行う。自らの中核的感情欲求を理解し、自分で自分の欲求を適切な形で満たそうとする。スキーマ療法のモードアプローチの最終目標は、クライアントの中にヘルシーアダルトモードを形成し、それを増強することである。

　以上がスキーマモードについての概説だが、ヤングも言っているとお

り，これらの専門用語をクライアントに押しつける必要は全くなく，実際の臨床現場では，スキーマモードについて心理教育した後（筆者の経験では，ほぼ全てのクライアントがモードという概念を説明すると，しごくあっさりと，しかも深い実感を持って理解してくれる），後はクライアントのその時々のモードにしっくりとくる名前を付けて，一緒に扱えるようになれればよい。ただし「ヘルシーアダルトモード」だけは，しっかりと心理教育を行い，セラピストがそのモデルを示しながら，少しずつクライアントの中にこのモードを育てていく必要があると思われる。上述したとおり，このこと自体がスキーマ療法におけるモードアプローチの最終目標だからである。モードアプローチの詳細については，Youngら（2003）の第1章，第8章を，特にBPDのクライアントに対するモードアプローチについては第9章をご参照いただきたい。また本書の第6章の筆者による事例紹介でも，モードワークの具体的な有り様のサンプルを提示する。

2-7 スキーマ療法における4つの治療戦略

スキーマ療法はCBTと全く同様に，前半にケースフォーミュレーションを行い，後半に回復のためのさまざまな介入や援助を行う。その際に活用されるのが，次の4つの治療戦略である。

①認知的技法
②体験的（感情的）技法
③行動的技法
④治療関係の活用

①の認知的技法と③の行動的技法の内容と方法は，従来のCBTとほとんど変わらない。その意味では，標準的なCBTの素地を持つセラピ

ストのみが、スキーマ療法にチャレンジできると言える（これについては第4章で述べる）。ヤングの2003年のテキストも、読者は当然CBTを習得済みであるということを前提に書かれていた。

②の体験的（感情的）技法は、ケースフォーミュレーションにあたっても、介入にあたっても、クライアントの感情を喚起するような手段を用いることが不可欠だ、ということである。特にヤングが推奨しているのは、イメージを多用すること、ゲシュタルト療法のエンプティチェア、ロールプレイなどである。ただ、注意していただきたいのは、従来のCBTにおいても、感情を伴う体験的ワークは重視されており、決して頭だけのワークにならないよう、多くのテキストやワークショップで再三にわたって強調されている、という事実である。その意味では、体験的（感情的）技法を用いる、というのはCBTにはないスキーマ療法独自の特徴、ということにはならないが、スキーマ療法の場合、特に幼少期の傷つき体験を扱うことが多いので、感情がより強く揺さぶられることが多く、またより強く揺さぶられる必要がある、ということなのだろう、と筆者は解釈している。

④の治療関係についても、従来のCBTもスキーマ療法も共に、良好な治療関係を重視し、治療関係それ自体を治療戦略として考える、という基本姿勢そのものは共通している。ただ従来のCBTの治療関係のキーワードは、「協同的実証主義（協同的問題解決）」であり、スキーマ療法のキーワードは、「共感的直面化」と「治療的再養育法」（これらについては次節参照）であることからもわかるとおり、治療関係のあり方そのものが両者では若干異なる。CBTではセラピストとクライアントが対等な立場に立ち、互いに意見や感想を出し合いながら進めていくことを重視するのに対し、スキーマ療法における「治療的再養育法」という考え方では、セラピストがクライアントの満たされなかった中核的感情欲求を「親」として満たしたり、セラピストが「ヘルシーアダルトモード」としてクライアントの「チャイルドモード」に対応したりする

など，対等な立場というよりは，養育者的立場を意図的に取ることがある，という違いがある。ただし，標準的な CBT であろうがスキーマ療法であろうが，セラピストがクライアントに積極的に問いかけをしてクライアントの考えや思いを引き出したり，それらについて一緒に話し合ったり，心理教育や外在化を通じて自分たちのやっていることを明確に目に見える形で共有したり，進め方についてクライアントと相談しながら決めたり，セラピストが積極的に自己開示をしてある程度生身の人間としてクライアントと向き合ったり……という，他のアプローチとは異なる，しかし CBT とスキーマ療法に共通する関わり方が実は重要なのではないかと筆者は考えている。

このようにスキーマ療法の治療的戦略をあらためてまとめてみると，筆者としては，やはりスキーマ療法のベースには伝統的・標準的な CBT がどっしりと存在しているとしか思えない。ヤングはアーロン・ベックの指導の下で CBT のトレーニングをみっちり受けたうえでスキーマ療法を構築したのだから，当然といえば当然のことだが，スキーマ療法のテキストでは CBT との相違点ばかりが強調され，共通点については「暗黙の了解」のような扱いになっているため，あえてここでこのように書く次第である。スキーマ療法は，あくまでも CBT の文脈にあるアプローチである，と。

2-8　治療関係：共感的直面化と治療的再養育法

前節でも述べたとおり，治療関係に関する最も基本的な考え方においては，標準的な CBT とスキーマ療法は同じ土俵に立つと筆者は考える。そのうえで，ヤングがスキーマ療法を効果的に展開するために考案した治療関係に関する2つの戦略が，「共感的直面化（empathic confrontation）」と「治療的再養育法（limited reparenting）」である。

とはいえども，この2つのうち「共感的直面化」は，「今・ここ」で

何が起きているのかということについて，十分な共感を示しつつ，治療モデルを心理教育することを通してクライアント自身に直面化し，客観視してもらう，という戦略であり，これはCBTで普通に使われている戦略でもある。スキーマ療法で「共感的直面化」とあえて言う場合，その「共感」や「直面化」の対象が，自動思考レベルではなくより深いスキーマレベルにある，ということが強いていえば両者の相違点である。

一方，もう1つの「治療的再養育法」は，スキーマ療法における治療関係についての独自の概念と治療的戦略である。「治療的再養育法」の英語表記は「limited reparenting」である。直訳すれば，「制限された再養育法」ということになろうか。実は筆者がヤングらの『スキーマ療法』を監訳した際，最も悩み，迷い続けたのが「limited reparenting」の日本語訳だった。英語的に正確に訳すとすれば「limited」は「制約のある」「制限された」などといった訳語にする必要があるだろうが，ここでいう「limited」は，「クライアントの満たされなかった中核的感情欲求を，セラピストが"疑似親"となって治療的制約の範囲内で満たそうとすること」という意味を含んでおり，筆者としては，そのような意味をどうしても訳語に反映させたかった。そこで編み出したのが「治療的再養育法」という語であるが，これでよかったのか，今でも確信が持てないでいる。

ともあれ，治療的再養育法というのは，上記のとおり，治療的制約の中で，セラピストが養育的な立場からクライアントに接し，クライアントの中核的感情欲求を満たすよう働きかける，というものであり，筆者が思うに，これはスキーマ療法における最大で最強の治療的戦略であり，標準的なCBTとの最大の相違点である。

モードアプローチで治療的再養育法を用いる場合は，セラピストがヘルシーアダルトモードの役割を担い，クライアントのチャイルドモードに対し養育的に接したり，非機能的コーピングモードや非機能的ペアレントモードと闘ったりする，ということになる。重要なのは，セラピス

トがいつまでも養育者の立場を取り続けるのではなく，クライアント自身の中にヘルシーアダルトモードが形成され，クライアント自身が自らの中核的感情欲求を感じ，認め，それらを満たしていけるようになることである。そういう意味ではスキーマ療法もやはり標準的なCBTと同様に，セルフヘルプを目指すものであると言えよう。

　筆者も自分の担当するケースでスキーマ療法を実施する場合には，常にこの治療的再養育法を意識して実践するようにしているし，モードアプローチを行う際には，クライアントに治療的再養育法やヘルシーアダルトモードについて心理教育を行い，最終的にはクライアント自身が自らの他のモードとヘルシーアダルトモードの対話ができるようになるよう，さまざまなワークを行うが，かなり手応えのある効果を実感している。さきほど"疑似親"と書いたが，実際には，「親」的な立場をとる場合もあるし，「おじ・おば」的な立場をとる場合もあり，さらに「兄・姉」的な立場をとる場合もある。いずれにせよ標準的なCBTの対等な関わりというよりは，セラピストが「先に生まれた者として，クライアントを育んだり，保護したり，ケアしたりする責任のある者」という立場から関わるのが，この治療的再養育法である。

2-9　標準的なCBTとの共通点と相違点

　以上，本章では，ヤングがCBTを発展させて構築したスキーマ療法について，その理論とモデル，および治療的戦略の概要について述べてきたが，最後に，従来の標準的なCBTとスキーマ療法の共通点と相違点についてまとめておきたい。

　ところで，ここまでお読みいただく中で，「そもそも従来の標準的なCBTとは一体何だ？」との疑問をお持ちになった方が少なくないと思う。2011年にヤングが来日して日本認知療法学会でBPDに関するシンポジウムでご一緒した際にも，このような疑問が別のシンポジストから

発せられた。そこでのヤングの回答と筆者の見解は同じで，ここで言う「従来の標準的なCBT」とは，アーロン・ベックが構築した認知モデルから発展したCBTのことである。もう少し具体的に言うと，クライアントの主訴を，「個人を取り巻く状況とその個人の反応の相互作用」「認知－気分・感情－身体反応－行動の相互作用」という視点から循環的に理解し（図2.1～2.3を参照），認知と行動のコーピングによって主訴を解消しようとするアプローチということになろうか。

以下に標準的なCBTとスキーマ療法との共通点と相違点をリスト化してみる。

共通点
・セッションや全体の流れが構造化されている
・クライアント自身のセルフヘルプを目指す
・心理教育を重視する
・セラピストが自己開示する
・ツールなどを用いてどんどん外在化する
・コミュニケーションが双方向的である
・「状況－認知－気分・感情－身体－行動」という循環モデルに基づく
・エビデンスベーストである
・ケースフォーミュレーションを行い，個々のケースに合わせてカスタマイズする
・ホームワークを出して，クライアントの日常生活での般化を目指す

相違点（スキーマ療法の特徴）
・幼少期の体験を重視する
・治療的再養育法という治療関係を形成する
・体験的・感情的・イメージ技法を多用する

・最初から長期的な治療過程を想定する
・スキーマ療法に特有の，数々の「スキーマ用語」を用いる
・そもそもCBTとは別に，「スキーマ療法」という名前がついている

　このようにあらためてCBTとスキーマ療法の共通点と相違点についてまとめてみると，スキーマ療法は，標準的なCBTのエッセンスを全て引き継いだうえで，早期不適応的スキーマに焦点を当てたさらなるアプローチを開発し，CBTを膨らませる形で展開していることがわかる。なかでも大きいのは，ヤングが自ら開発したアプローチに「スキーマ療法」という新たな名前をつけ，スキーマ療法のさまざまな概念にも，一つ一つ名前をつけたことだと思う。
　というのも，筆者自身ワークショップなどで，筆者が翻訳したジュディス・ベックの著書『認知療法実践ガイド困難事例編』（Beck, 2005）とヤングのスキーマ療法のどこが異なるか，という質問をときどき受けるのだが，ベックのアプローチとヤングのアプローチは，実質的にはそう大きくは異ならない，というのが筆者の見解である。両者ともに幼少期のさまざまな体験からどのようなネガティブな中核信念／早期不適的スキーマが形成されたのか，ということをクライアントと共に理解し，それを共に乗り越えようとするという意味では，実はほとんど変わらない（ヤング自身，実はベックのアプローチとスキーマ療法がさほど明確には違わないことを2003年の著書で述べている）。
　しかしベックのアプローチは，あくまでもCBTの文脈に留まっており，従来のCBTの中でネガティブな中核信念を扱おうとしているのに対し，ヤングは自らのアプローチに「スキーマ療法」という新たな名前をつけ，たとえば「早期不適応的スキーマ」「コーピングスタイル」「スキーマモード」といった数々の「スキーマ用語」を考案した。この，新たな名前の創出という意味は大きい。従来のCBTでは十分な効果が得られない時，改めてスキーマに取り組みたいというセラピストの意向や

提案を，「スキーマ療法」の名の下で伝えられるという意義は，決して小さなものではない。このような手続きによって，クライアントもセラピストも気を取り直して，これまでのCBTを超えた「スキーマ療法」という新たなアプローチに，新鮮な気持ちで取り組むことができる。またスキーマ療法に入った後，数々の新たなスキーマ用語を提示すると，ほとんどのクライアントが興味を持ってそれらを理解し，自分のものにしようとしてくれるのを筆者は目の当たりにしてきた。俗な言い方になるが，「スキーマ療法」という新たな名の下で，ふたたび協同作業を行うことに対して，互いに「気合いが入る」のである。これは治療に対するモチベーションやアドヒアランスという意味でも，実は大事なことのように思われる。その意味でも，CBTを発展的に拡張し，「スキーマ療法」という新たなアプローチを切り開いたヤングの功績は非常に大きいのではなかろうか。

●文　献

Beck, J.S.: Cognitive Therapy For Challenging Problems: What To Do When The Basics Don't Work. Guilford Press, New York, 2005.［伊藤絵美，佐藤美奈子（訳）：認知療法実践ガイド困難事例編：続ジュディス・ベックの認知療法テキスト．星和書店，2007.］

Bell, L.: Managing Intense Emotions and Overcoming Self-Destructive Habits. Brunner-Routledge 2003.［井沢功一朗，松岡　律（訳）：自傷行為とつらい感情に悩む人のために．誠信書房，2006.］

木島伸彦：パーソナリティ心理学を活かす．坂本真士・杉山崇・伊藤絵美（編）：臨床に活かす基礎心理学．東京大学出版会，2010.

Young, J.E.: Cognitive therapy for personality Disorders: A schema-focused approach（rev. ed.）. Sarasota, FL: Professional Resources Press, Sarasota,

FL, 1999.［福井至, 貝谷久宣, 不安・抑うつ臨床研究会（監訳）：パーソナリティ障害の認知療法：スキーマ・フォーカスト・アプローチ. 金剛出版, 2009.］［1999年版の翻訳＋5つの尺度［スキーマ, 養育, 回避, 過剰補償, モード］の日本語版が記載されている］

Young, J.E., Klosko, J.S., & Weishaar, M.E.: Schema Therapy: A practitioner's guide. Guilford Press, New York, 2003.［伊藤絵美（監訳）：スキーマ療法：パーソナリティ障害に対する統合的認知行動療法アプローチ. 金剛出版, 2008.］

第3章
スキーマ療法の進め方

　本章では，スキーマ療法の進め方について解説する。ここで最初にお断りしておきたいのは，本章および以降の章には，ヤングらのテキスト（Young et al., 2003）には書かれていない筆者独自の進め方や工夫が多く含まれる，ということである。筆者がスキーマ療法を知り，自らの臨床に取り入れるようになってかれこれ7年以上になるが，筆者は，筆者自身の従来の認知行動療法（cognitive behavior therapy：以下 CBT）の実践と整合性を保ち，さらにそれを発展させる形でスキーマ療法を行ってきた。ヤングが言うとおり，スキーマ療法はマニュアルやプロトコルではなく，各ケース，各クライアントに合わせて柔軟に適用可能な構造を持っており，そういう意味では，どこで，誰が，誰に対し，どのようにスキーマ療法を適用するかによって，スキーマ療法そのもののありようが相当に変化するということになる。実際，筆者はスキーマ療法を始めてみて，個々のケースが従来の CBT よりさらに多様な展開をたどるのを目の当たりにし，スキーマ療法に内在する柔軟性や多様性に深く感銘を受けている。したがって本章以降のスキーマ療法についてのさまざまな記述や見解は，筆者自身のスキーマ療法の学習と実践に基づくものであり，ヤングのオリジナルなスキーマ療法と異なる（ように見える）点があるかもしれないが，スキーマ療法それ自体がそもそもそういうアプローチなのだとお考えいただきたい。

なお本章をはじめ，本書では主に個人のクライアントを対象としたスキーマ療法に焦点を当てているが，世界的に，特にヨーロッパではグループでのスキーマ療法（group schema therapy: GST）の実践や研究が活発に行われており，筆者たちも関心を抱いている。GSTについて関心のある方はFarrell & Shaw（2012）を参照されたい（現在筆者のグループが翻訳中である）。

3-1 スキーマ療法をいつ導入するか：スキーマ療法のお膳立て

ヤングが述べているように，スキーマ療法は，急性期の症状や状態がある程度落ち着いたクライアントに対して，そのクライアントのパーソナリティや価値観，生き方に焦点を当てて進めていく心理療法である。つまり臨床現場に現れる初対面のクライアントに対して，スキーマ療法をいきなり適用することはありえない。スキーマ療法にはお膳立てが必要である。

筆者の運営するカウンセリング機関は，CBTを専門としている。多種多様な主訴を抱えたさまざまなクライアントが来所されるが，最初にインテーク面接を行い，クライアントの主訴を確認し，CBTの説明（心理教育）をしたうえで，クライアントとインテーカーが「CBTを始めよう」と合意したところから，まずは主訴をターゲットとした標準的なCBTが開始される。いわば「CBT第1クール」である。ケースによってセッション数は大幅に異なるが，たいていは10〜50回ほどのセッションをかけて，「アセスメントを行って主訴のメカニズムをCBTのモデルに沿って理解し，問題を同定し，目標を設定する」という「ケースフォーミュレーション」の作業と，「目標達成に向けて，そのための技法や手段を選択し，実践し，効果を検証し，再発予防の計画を立てる」という「介入」の作業を行い，「CBT第1クール」が終了する。も

もと主訴が1つだった場合は，ここで終結になることが多いが，複数の主訴が挙げられている場合は，残りの主訴についてどうするかを話し合い，「CBT第2クール」「CBT第3クール」に入る場合もあれば，CBTの考え方ややり方をひととおり身につけたので残りの主訴については自分で取り組みたいと「セルフCBT」を選択する場合もある。これらは全てセラピストとクライアントが話し合って一緒に意思決定する。

　さて，このような標準的なCBTを実施する中で，クライアントの抱える問題が，現実的な困り事や症状に留まらないことが次第に見えてくる場合が少なくない。あるいは標準的なCBTを実施して，症状が寛解したり，現実的な困り事が確かに解消したりしたとしても，クライアントの抱える生きづらさがほとんど変わらない，という場合もある。他にも，インテーク面接や初期段階ですでに，そのクライアントがパーソナリティ障害を持っており，長期的な関わりが必要だろうとあらかじめ共有されている場合もある。スキーマ療法の導入を検討するのは，これらのような場合である。

　以上をまとめると，筆者らがスキーマ療法を導入する前には，すでにいろいろなお膳立てがされていて，そのお膳立てがあってこそ，そのケースにスキーマ療法を導入するか否かを検討することができる，ということになる。言い換えるとそのようなお膳立てがない限りは，スキーマ療法の導入を検討することはない。以前，当機関のインテーク面接に片道3時間以上もかけて来所されて，「『スキーマ療法』という本を読んだ。この本に私のことがそのまま書いてあった。スキーマ療法をぜひ受けたい」とおっしゃった女性がいた。インテーク面接でうかがった情報を総合すると，その女性はおそらく境界性パーソナリティ障害（borderline personality disorder：以下BPD）を持っており，『スキーマ療法』にはBPDのことが多く書かれているため，それを何かの機会にお読みになって来所されたのだと思われた。筆者からは，彼女のそ

ようなお気持ちを十分尊重しながらも，スキーマ療法は初対面の人間同士がいきなり始められるような心理療法ではなく，通常の CBT を通して差し迫った問題がある程度解消し，互いにある程度知り合い信頼できるようになってから始めるものであるということを丁寧にお伝えし，ご了承いただいた。彼女も「言われてみればそりゃあそうですよね」と私の説明には納得してくださり，通常の CBT から始めることに合意された。

ヤング自身，優れた CBT のセラピストであり，『スキーマ療法』を執筆した他の 2 名の先生方も，同じく CBT の領域でキャリアを積んできたセラピストである。2011 年にヤングが来日した時，彼と筆者が共有したのは，「まずは標準的な CBT で現実的な問題をある程度解消できたら，必要に応じてスキーマ療法を導入する」という基本原則である（遊佐ほか，2012 を参照）。ヤングのいう「標準的な CBT」とはアーロン・ベックから端を発する認知療法・認知行動療法を指すが，他にもスキーマ療法に先立つ CBT のアプローチとして，学会の非公式な場面で話をした時にヤングが挙げていたのは弁証法的行動療法（dialectical behavior therapy: DBT）であった（Linehan, 1993）。

DBT は BPD を対象として構築された治療アプローチだが，BPD そのものの治療を目指すのではなく，BPD を持つ当事者の抱える困難，特に自殺企図を含む自殺関連行動，自傷行為，感情調節の困難などを軽減することを目的としており，エビデンスも確立している。しかしヤングによると，BPD 当事者が，DBT を通じて嵐のような状態に陥ることはなくなっても，BPD それ自体は残存し，QOL はさほど上がらず，「生きていて幸せだ」と思えるような状態にまでは至らないことが少なくなく，そのようなクライアントがスキーマ療法を受けにくるのだという。

ヤングのこのような話は，筆者にとって非常に腑に落ちるものだった。筆者自身は DBT を行うことはないので DBT とスキーマ療法について語る資格はないが，まずは標準的な CBT で現実的な困り事に対処

できるようになった後にスキーマ療法を導入するのが最適であるという筆者の実感と非常にマッチしているように思われたからである。もちろん標準的なCBTやDBT以外のアプローチ（例：薬物療法，精神科の外来ないしは入院治療，CBT以外の心理療法）で，さまざまな症状や，差し迫った問題や，現実的な困り事などが解消され，クライアントがある程度安定した状態になれば，スキーマ療法を導入することは可能であるが，その場合，構造化やホームワークやフィードバックや外在化など，CBTやDBTで必ず用いられるスキルで，しかもスキーマ療法でも不可欠なスキルも併せて導入することが不可欠である。またスキーマ療法のモデルはCBTの基本モデルを踏襲しており，そのモデル自体をクライアントに学び，馴染んでもらう必要がある。言い換えると，CBTやDBTをひととおり受けたクライアントがスキーマ療法に入る場合，それらの問題（必須スキルやCBTモデルの習得）がすでにクリアされているということになる。これが上述した「お膳立て」である。

　スキーマ療法に入る前の望ましいお膳立てには，どのようなものがあるだろうか。それを以下に挙げてみる。

- クライアントはセラピーが構造化された流れの中で段階的に進んでいくことを知っており，その構造化に協力してくれる。
- クライアントは1回のセッションも構造化されていることを知っており，その構造化に協力してくれる。
- セラピストとクライアントはチームを組み「協同的問題解決」「協同的実証主義」という理念の下でセラピーを進めていくことを知っており，チームメンバーとしてセラピーに関わろうとしてくれる。
- クライアントは各セッションでホームワークが設定され，日常生活の中で自らホームワークの課題に取り組む必要性と効果を知っており，その遂行に協力的である。
- クライアントは，ソクラテス質問法，誘導的発見法を中心とした双

方向的コミュニケーションに慣れており、セラピストと良好なやりとりができるようになっている。
・セラピストとクライアントは互いに思うこと、感じることを率直にフィードバックし合うコミュニケーションに慣れており、そのようなコミュニケーションに心地よさを感じられる。
・クライアントは、セッションの内容やクライアントの発言が外在化されることに慣れており、また外在化のさまざまな効果を実感することができている。
・クライアントは、CBTの基本モデルに沿って自らの体験をセルフモニタリングによって理解する、というスキルを習得し、スキルを使いこなせるようになっている。
・クライアントの中に、自らの体験をモニタリングし、それらの自動思考や気分・感情、身体反応をマインドフルに受け止める、というマインドフルネスの構えが形成されている。
・クライアントはセルフモニタリングによって、自らのストレス体験を理解したうえで、自分をストレスから助けるための種々のコーピングスキルを使えるようになっている。
・クライアントの急性期の症状や現実的な困り事は、CBTなどの治療や援助を通じて、ある程度解消されている。また治療や援助を通じて、症状や困り事に対するセルフケアの方法をある程度習得している。
・クライアントの中には、CBTなどの治療や援助によって自らの状態がよくなることを通じて、治療や援助そのものへの信頼感、そして治療者や援助者に対する信頼感がある程度形成されている。

繰り返しになるが、急性期の症状や現実の困り事をCBTやDBTを通じて解消するという体験をクライアントがしていれば、上記のお膳立てがほぼ済んだものと考えることができる。ただし他の治療法でも、上

記の全て，あるいは一部が達成されていることはもちろんあり，その場合は，達成されていない項目に着目しながら，スキーマ療法の導入を検討するとよいだろう。

3-2 スキーマ療法の心理教育と導入

　セラピストの中に，このクライアントにはスキーマ療法を適用することが治療や援助に役立つのではないかとの考えが浮かぶところから，スキーマ療法の導入のプロセスが始まる。まず必要なのは，セラピストの中で，この考えを十分に吟味することである。これまで実践してきたCBTにおいてもっと工夫できる点はないか，あるいは取り組みに不十分な点はないか，まずはそのことを検討したい。スキーマ療法は本格的に取り組むとなると，相当にコストのかかるアプローチである。セラピストの頭にスキーマ療法がちらついたとしても，安易にそれに飛びつくのではなく，まずはこれまでの標準的なCBTの取り組みが本当に適切で十分だったのか，精緻に振り返り，工夫や改善の余地が見つかれば，まずはそれに取り組むべきだろう。筆者がここで言いたいのは，CBTを実施しても何らかの問題が残ったり，クライアントの生きづらさが改善されなかったりした場合，その原因をクライアント自身のパーソナリティやスキーマに帰属せず，まずはセラピスト自身のCBTのありようを振り返る必要があるということである。

　セラピスト自身がこのように検討したうえでなお，「やはりこのクライアントにはスキーマ療法が役立つのではないか」という考えを，その根拠と共に確実に提示できるということであれば，次に，そのクライアントとのセッションで，セラピストの考えをクライアントにお伝えし，クライアントと一緒にスキーマ療法の導入について検討することになる。

　筆者はスキーマ療法について初めてクライアントに紹介する際，おお

よそ次のようなことをお伝えするようにしている（その場合クライアントはCBTの基本モデルを熟知しており，「スキーマ」という概念についてもある程度理解している）。

- アメリカのジェフリー・ヤング先生というCBTのエキスパートが開発した「スキーマ療法」というアプローチがある（その際，筆者らが訳した『スキーマ療法』の現物をお見せする）。
- スキーマ療法は，従来のCBTに他のさまざまなアプローチを統合した心理療法であり，BPDなどのパーソナリティ障害，慢性化したI軸障害，生きづらさの問題，その他，さまざまな長期的な問題に効果のある治療法として現在世界的に注目されている。
- スキーマ療法では，自動思考の背景にあるスキーマ（信念，価値観，深い思い）に焦点を当て，その人のスキーマの成り立ちや有り様を理解し，その人を生きづらくさせているスキーマについては，その強度を緩めたり，代わりとなる新たなスキーマを見つけたりといったワークを行う。
- ヤング先生は「早期不適応的スキーマ」という概念を提唱した。「早期不適応的スキーマ」とは，人生の早期（幼少期，学童期，思春期）に形成され，形成された当時は適応的だったが，その後，かえってその人を生きづらくさせてしまうようなスキーマのことである。スキーマ療法では主に，この早期不適応的スキーマに焦点を当てることになる。
- たとえ話をすると，これまで実践してきたCBTが「おでき」を取るための取り組みで，クライアントはすでにおできのセルフケアができるようになっているはずだが，スキーマ療法は，「おできのできやすい体質」そのものを理解し，改善しようとするものである（図3.1をクライアントの前で描いてみせる）。

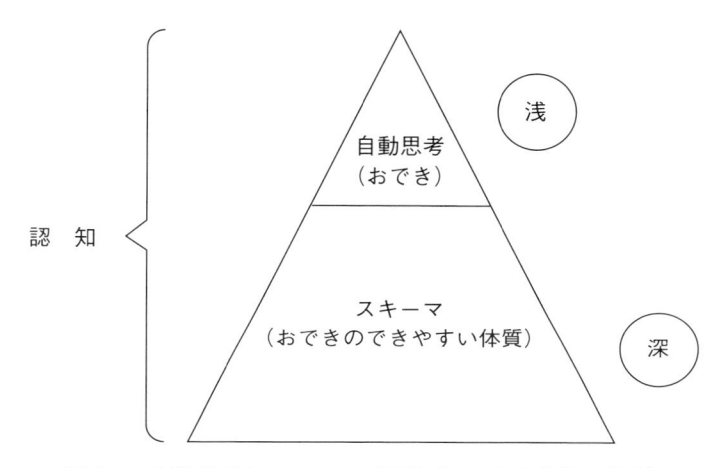

図 3.1　自動思考とスキーマの関係（おできと体質の比喩）

・体質改善を目指す場合は，やはり体質を理解することがそもそも大事。つまりスキーマ療法もこれまで取り組んできたCBTと全く同様に，まずはスキーマの理解をまずしっかりと行って（アセスメント，ケースフォーミュレーション），その後，スキーマの変容や新スキーマの形成に取りかかることになる。
・体質の理解と改善には，相当な時間とエネルギーを要する。スキーマ療法も同様に，かなりの時間とエネルギーを要する。そのことを受け入れたうえで，スキーマ療法を始める必要がある。
・早期不適応的スキーマを理解するというのは，自らの幼少期，学童期，思春期における自分に痛みを与えた体験を想起し，そこからどのようなスキーマが形成されたかについて，実感を持って理解するというプロセスである。これは相当に痛みを伴うワークになる可能性が少なくない。スキーマ療法に伴う痛みは，セラピストとしては精いっぱいクライアントと分かち合い，その痛みを手当てしながら進めていくことになるが，いずれにせよ痛みを伴わないスキーマ療法はあり得ないし，痛みを伴うからこそ効果を得られることにもな

るので,「痛みを伴う」ということをあらかじめ了解してもらいたい。
・セラピストである私自身,セルフでスキーマ療法をある時期集中的に実施し,今でも継続している。これは実際相当時間がかかり,多大な痛みを伴い,大変なワークだったが,自分を深く理解し,生き方を振り返り,今後の生き方を検討するうえで,非常に役に立った。大変だったがやってよかったと思っている。
・クライアントがスキーマ療法を開始することを決意するのであれば,セラピストとしての私は,スキーマ療法をひと通り終えるまでずっとつき合い,手助けしていく所存である。

おおよそ以上のことを1回きりではなく,また1回のセッション内だけでなく,クライアントの質問を受けながら,何回ものセッションをかけて,何度も何度も説明し,まずはスキーマ療法が何か,ということをクライアントに理解してもらう。これまでの筆者の経験では,クライアントの「食いつき」は意外なほど早くて強い。ほとんど「食らいつく」と言ってもよいぐらいである。その理由を推測すると,まずは,第2章でも述べたように,「スキーマ療法」という名前のインパクト,およびそういう名前がついたアプローチが存在するというインパクトが大きいように思われる。長期的な心理学的問題に対してエビデンスがあり,世界的に注目されているという説明も,注意を引くようである。「物心ついた時から自分はずっと生きづらかった」という自覚のあるクライアントの場合,「早期不適応的スキーマ」という概念に多大な興味を抱くようである。「おできと体質」というメタファー,およびそれを示す図(図3.1)は,クライアントにとってわかりやすく,納得できるようである。そして時間をかける必要がある,という説明については,「人生レベル」「生き方レベル」の問題なので,それは当然だろうというのが多くのクライアントの反応である。クライアントが最も「食いつ

く」のは，セラピストの自己開示である。筆者がセルフでスキーマ療法を実施したという事実，そして実施してみての実感や効果をお伝えすると，ほぼ全てのクライアントが強く興味を惹かれるようで，さまざまな質問をしてくれる。それはたとえば「先生にはどのような早期不適応的スキーマがあるのですか？」「先生は小さい時，どのような傷つき体験があったのですか？」「先生の抱える生きづらさってどういうものですか？」「スキーマ療法をやってみてどのような変化がありましたか？」「スキーマ療法をやることによる"痛み"ってどんな感じだったのですか？　そしてそれをどのように乗り越えたのですか？」といった質問である。筆者はその一つ一つに対して，率直に丁寧に自己開示するように心がけている。相当に個人的なことをクライアントに開示する場合もある。

　ちなみにヤングも，自らの生きづらさや幼少期の体験をクライアントにそのまま自己開示し，それが大きな転換点となったケースを紹介している（Young et al., 2003）。ヤングは，スキーマ療法においては，セラピストはセラピストとしてではなく，クライアントと同じ人間として，素のままでクライアントの前に存在する必要があると主張しているが，筆者も全く同感である。上のような質問を受けた時に，セラピストではなく，スキーマ療法を体験した1人の人間として率直にその体験を述べることが，スキーマ療法に対する多大な興味関心をクライアントの中に喚起するのではないかと感じている。

　ここで重要なのは，スキーマ療法の導入を試みるクライアントは初対面のクライアントではない，ということだろう。すでにセラピストである筆者とクライアントは，それなりの時間と回数をかけてCBTに取り組み，すでに何らかの問題解決に成功するという体験を共有している。「お膳立て」の節でも述べたように，すでにクライアントの中にCBTやセラピストに対する信頼感，そしてCBTに取り組めた自分への自信がある程度形成されているはずである。もちろんセラピストの中にも，

これまで一緒に協同作業をしてきたクライアントに対する敬意や信頼が育まれていることは間違いない。だからこそ筆者は上記のように，自らのスキーマ療法体験をクライアントに開示できるのだと思う。

いずれにせよ重要なのは，スキーマ療法に向けてそれを始めるのであれば腹をくくる必要がある，ということをセラピストとクライアントが共に理解し，腹をくくれるのかどうか，時間をかけて慎重かつ丁寧に話し合いを重ねる必要があるということである。筆者はこれまで，スキーマ療法についてクライアントに説明する際，筆者から熱心に勧めるといったことはほとんどしない。これがどれほど大変なことであるか，痛切に知っているからである。スキーマ療法は，ある意味，トラウマに向き合う作業にかなり似ている。標準的なCBTを通じてそれなりに落ち着いた状態にまでやっとたどりついたクライアントに，セラピストがスキーマ療法という新たな冒険に無理に誘い出す必要はない。代わりに，クライアントが望む限り，スキーマ療法についてとことん説明し，クライアントの意思決定をとことん待つことにする。意思決定を催促することもしない。急性期の治療と異なり，スキーマ療法は，クライアントの回復のペースに合わせていつ始めてもよいし，始めなくてもよい。急かされないほうが，クライアントも自分のペースでじっくりと検討することができるだろう。

その結果，スキーマ療法に取り組むことを選択するクライアントもいるし，選択しないクライアントもいる。意思決定そのものを先送りするクライアントもいる。どの選択も尊重しつつ，スキーマ療法を取り組むことに決意したクライアントとは，その後一緒にスキーマ療法の長くて遠い道のりを歩むことになる。

ところで第2章でも紹介したが，標準的なCBTとスキーマ療法のひとつの違いとして，治療関係に関わる戦略がある。前者（CBT）が最も重視するのは「協同的実証主義」というセラピストとクライアントの同じ立場でのフェアな関係だが，後者はむしろ「治療的再養育法」とい

う，セラピストが養育的立場を取って，幼少期に満たされなかったクライアントの中核的感情欲求を治療的制約の中ではあるが満たしていこう，とする関わり方を重視する。何度も触れたとおり，筆者がいきなり目の前の初対面のクライアントとスキーマ療法を始めることはなく，通常は，まずはクライアントの抱える「今・ここ」での症状や困り事に焦点を当て，標準的なCBTを実施する。したがってそこで重視する治療関係は当然のことながら「協同的実証主義」である。クライアントと問題解決チームを作り，同等の立場のチームメンバー同士としてやりとりをしながら，CBTを進めていく。ところがCBTの途中で，あるいはCBTが一通り進んだ時点で，「どうやら今後，このクライアントとはスキーマ療法を開始することになるかもしれない」と考えた場合，その時点で治療関係について，そのクライアントに対するセラピストとしての自らの関わり方を「治療的再養育法」にシフトするよう，あるいはこれまでの「協同的実証主義」に「治療的再養育法」を混ぜていくよう，かなり自覚的に変えるようにしている。

　興味深いことに，こちら（セラピスト）が何も言わなくても，あるいは，クライアントとのコミュニケーションにおいて意識的には何の変化を起こさなくても，セラピストのこのような決意や内的態度変化は微妙にクライアントに伝わるようで，たいてい「治療的再養育法」を意識しだすと，クライアントがセラピストに対してよい意味で依存したり，駄々をこねたりするようになることが少なくない。とても興味深い治療関係における力動だと思われる。筆者の個人的な感想としては，ヤングがこの「治療的再養育法」という態度と技法を生み出したのは，スキーマ療法の最大の功績と言えるのではないか，ということである。特にこれまでのCBTの「協同的実証主義」に思いきりとらわれていた筆者にとって，この「治療的再養育法」は，考え方においても実際の効果においても「目から鱗」状態であった。

以上，本節ではスキーマ療法の心理教育と導入について述べてきたが，最後に触れておきたいのは，この段階におけるセラピスト側のジレンマについてである。それは，そのクライアントとのスキーマ療法に対してセラピスト自身が，本当に腹をくくれるのか，という問題である。スキーマ療法は，定期的に，しかも長期にわたってセラピストがクライアントに関わり続ける必要がある。筆者は自らのカウンセリング機関において臨床活動を行っているので，何か重大なアクシデントが起こらない限りは，年単位でクライアントに関わることができる。一方，異動や転勤があったり，あるいは何らかの事情（たとえば出産や介護など）で休職や退職する可能性があったりするセラピストの場合，スキーマ療法を開始することにセラピスト側が腹をくくれない，ということになる。これは筆者の全くの私見だが，セラピスト側が年単位で継続的にそのクライアントに関われない，という場合，本格的なスキーマ療法の導入は控えるべきである。どんな事情があるにせよ，「治療的再養育法」を行うセラピストがクライアントとの関係から立ち去ることは，そのこと自体がクライアントの中核的感情欲求を傷つけ，早期不適応的スキーマをむしろ強化することになってしまうからである（「見捨てられスキーマ」「情緒的剥奪スキーマ」「欠陥／恥スキーマ」を持つクライアントを想定すれば，このことは一目瞭然である）。

　では，本格的に導入できないのであれば，スキーマ療法を適用することは一切不可能なのだろうか。筆者はこの問いにも「ノー」と言いたい。スキーマ療法の発想やスキルは，部分的にも臨床適用が可能であり，さまざまな工夫によってさまざまなスキーマ療法のあり様がありうる。ヤング自身，スキーマ療法の多様な臨床適用を認めている。本書の最終節に，本格的な導入以外のスキーマ療法のさまざまな適用のあり方について解説するので，そちらを参照されたい。

3-3　スキーマ分析：ヒアリングとスキーマの徹底理解

　セラピストとクライアントがスキーマ療法を開始することについて共に腹をくくったら，いよいよスキーマ療法にとりかかることになる。スキーマ療法の全体の流れは，CBTの流れと全く同様の構造で，前半がケースフォーミュレーション，後半が回復や変化に向けてのさまざまな実践，というようにざっくりと二分することができる。「スキーマ用語」としては，ヤング自身は前半を「アセスメントと教育のフェーズ（assessment and education phase）」，後半を「変化のフェーズ（change phase）」と呼んでいる。これらの呼び名が今ひとつしっくりこないので，筆者は前半を「スキーマ分析」，後半を「スキーマワーク」と端的に呼ぶことにして，そのようにしているが，どんな呼び名であろうとも，実質的な作業は変わらず，とにかく前半はクライアントの抱えるスキーマについて徹底的に理解をし，後半はクライアントを生きづらくさせるスキーマを緩めたり，新たなスキーマを発見したりすることによって，クライアントが回復していくことを目的とする。スキーマ療法を開始したら，まずは「スキーマ分析→スキーマワーク」という全体の構造を示し，標準的なCBTよりさらにゆっくりと着実にこの流れを進めていく必要があるということを，セラピストは繰り返しクライアントに伝える必要がある。

　本節ではスキーマ療法の前半部分である「スキーマ分析」について，次節では後半部分である「スキーマワーク」について，その進め方の概要を示す。さらに次の節では，スキーマ療法の終わり方，すなわち終結やフォローアップのやり方について紹介する。なお具体的な進め方については，第Ⅱ部の事例をご参照いただきたい。

過去の体験のヒアリング：スキーマおよびその起源の探索

　その人の中核にあるスキーマ，特に早期不適応的スキーマを理解するためには，まずスキーマが形成される基となる過去の体験を想起し，その体験がどのようにスキーマ形成に至ったのか，ということを理解する必要がある。そこで筆者はこの作業を「スキーマ分析のためのヒアリング」と称して，最も古い過去の記憶から，クライアントにとって重要だと思われる体験の記憶を辿り，それを外在化していく作業を行う（年表を作ることが多い）。

　その際重要なのは，頭の中だけで客観的に他人ごとのように記憶を再生するのではなく，あたかもその時のその場面に戻ったかのように，つまり再体験するような形で想起することである。そのように想起することによって，その時の自分の体験（自動思考，気分・感情，身体反応）をありありと思い出し，「こういう体験があったから，このようなスキーマが形成されたのだ」という理解につながる。

　虐待を受けるなど過去にトラウマがあるクライアントの場合，このようなヒアリングの作業自体がかなり苦痛を伴うものになる。また虐待までいかずとも「早期不適応的スキーマ」の基となる体験ということであれば，多かれ少なかれネガティブな体験を想起することになる。となると，ヒアリングの作業だけでクライアントが圧倒されてしまうおそれが生じる。それを防ぐために，ヤングは「安全な場」のイメージワークを行い，ヒアリングをする際は，まずは安全な場から始め，ヒアリングを終えた後も安全な場に戻る，というワークを提唱している。その他にも呼吸法などリラクセーションを行ったり，自分の好きな写真や絵を取り出してそれを眺めたり，というようなことも有効である。

　ところでヒアリングの際，過去のどの体験の想起が必要でどの体験の想起は不必要か，ということをどのように判断できるのだろうか。その判断はほぼ不可能だと筆者は考える。そもそもどのような体験がスキーマの形成に至ったか，それはその体験をありありと想起し，十分に検討

してみないとわからないからである。そこでヒアリングの際の教示は必然的に,「あなたにとって重要だと思われる体験を全て想起し,年表に書き込んでいきましょう」というものになる。その際筆者は,「不適応的スキーマ」の起源に限らず,その人にとって重要だと思われる体験は全て報告してもらうようにしている。そのような作業によってその人の「適応的スキーマ」「ハッピースキーマ」ともいうべき,別のポジティブなスキーマを発見することができるし,また不適応的スキーマを理解するために必要な情報の取りこぼしを防げるからである。またネガティブな体験に留まらず過去の記憶を想起してもらうことで,先述したような「ヒアリングの作業によって圧倒される」ということをある程度防ぐこともできる。こうなると,ヒアリングの作業はほとんど「人生の棚卸し」のような様相を帯びる。

結局のところ,スキーマ分析のためのヒアリングの作業は,今の自分の有り様をとことん理解するために,自分が生まれてからこの方,どのような体験をし,その体験の中で何を思い感じ,そこからどのようなスキーマ(ポジティブとかネガティブに関わらず)が形成されたか,ということを,実感をもって徹底的に理解するということなのだろう。筆者自身,セルフのスキーマ療法において,まず取り組んだのが,この「人生の棚卸し」作業であった。残念ながらセラピストがいなかったので,正確には「ヒアリング」とは言えないかもしれないが,自分の中で「ヒアリングする自分」と「ヒアリングされる自分」に分けて対話をしつつ,年表に外在化するという作業を,継続的に行った。それは非常にしんどい作業だったが,スキーマ療法のその後のプロセスを考えれば,それは不可欠なことだったと思うし,またしんどいけれども,ある時期集中して自らの人生の棚卸しをするのは,とても意味のある作業だった。

ちなみに口頭でのやりとりではなかなか過去の体験が想起しづらいという場合,幼少期や学童期や思春期の写真や日記,作文などを持参してもらうと,それをきっかけにありありと過去の体験をイメージできる

ことがある。あるいはまた，両親やきょうだいなど，近親者にインタビューしてもらうこともできる。このようなヒアリングを始めると，「無意識」が刺激されるのか，過去の体験を夢に見るようになるクライアントもいる。その場合は夢のモニタリングも有効である。

　ヒアリングにかかる期間はケースによってまちまちだが，筆者が思うに，標準的CBTと異なり，スキーマ療法におけるスキーマ分析を目的としてヒアリングをする場合，事前に特定の期間を設定することはあまり意味がないし，「できるだけ早く」と急ぐこともほとんど意味がない。クライアントの過去の体験との向き合い方は，そのクライアントならではのペースや期間がある。それはあらかじめクライアントにもセラピストにも明確に予測することはできない。筆者のこれまでの経験では，「スキーマ分析のためのヒアリング」としてヒアリングを始めた場合，ひと桁のセッション数でヒアリングが終了したことは一度もない。かなり少なく済んで10数回，通常は20セッション以上で，期間にしたら半年から1年，長い場合は2年ほどかけたケースもある。

　ちなみに最も古い記憶から始めたヒアリングを，何歳ぐらいの記憶まで辿っていくのか，いつの時点の記憶でヒアリングを終わりにするのか，という問いがある。これについても明確な答えはないが，20歳前後，ないしは25歳頃の記憶をもってしてヒアリングを終えることが多い。というのも，ヒアリングの対象は主に「早期不適応的スキーマ」であって，その「早期」という時期が終了するのが，大体その頃だからである。ある程度スキーマがスキーマとして構造化されてしまえば，そのスキーマはその後，よほど反証となる出来事が起きない限りは維持されることになる。したがって特に「早期」ということであれば，20ないし25歳ぐらいまでに形成されたスキーマを同定し，あとはそれがいかに維持されたか，ということを確認すればそれで事足りることが多い。ヤング自身は，2011年の日本認知療法学会の講演で，早期不適応的スキーマの形成は10歳ぐらいまで，と述べていた。ヤングは特に養育者

（通常は両親）との関わりを重視しているので，そのような年齢を挙げたのだと思うが，筆者自身は，養育者との関わりだけでなく，学校での教師や同級生との関わりもスキーマ形成には大きいし，思春期の体験も幼少期と同じぐらいインパクトがあると思われるので，やはり20歳ぐらいまではヒアリングをするほうがよいと考えている。経験的には，20～25歳ぐらいまでの体験をヒアリングできれば，クライアントのスキーマの全体像を取りこぼしなく理解するための情報は，ほぼ収集できる。

ただし例外が2つある。1つは，成人後に大きなトラウマを体験しているクライアントである。トラウマは，それまでのスキーマをいきなり破壊したり，あるいは新たなスキーマを一気に形成したりするインパクトを持っている。したがって成人後に大きなトラウマがある場合，それはヒアリングに含めたほうがよいだろう。もう1つは，クライアントが20～25歳以降のヒアリングを望む場合である。先述したとおり，スキーマ分析のためのヒアリングの作業は，「人生の棚卸し」的意味合いが濃い。その場合腹をくくって棚卸しを始めたのだから「20歳でおしまい」といった気持ちには到底なれず，「せっかくだから，それ以降，今に至るまで，全て棚卸しして，自分がどうやって生きてきたのか，それがどのようなスキーマを形成するに至ったのか，そしてそれが今現在に至るまでどのような経過をたどったのか，全て理解し，共有してもらいたい」ということを希望するクライアントもいる。実は筆者自身，自らのスキーマ療法では，20歳頃までではなく，今に至るまでの棚卸しを行い，その意義を十分に感じているので，クライアントのそのような希望はよく理解できる。ただそうなるとさらにヒアリングに時間をかける必要があるので，その点について話し合い，合意ができれば，成人期以降のヒアリングを行うことにしている。

質問紙を使ってスキーマに当たりをつける

　クライアントの過去の体験をヒアリングし，ヒアリングされた情報からその人の持つ早期不適応的スキーマを理解しようとすることに加え，ヤングらの開発した種々の質問紙を使ってスキーマに当たりをつけようとすることもできる。現在，早期不適応的スキーマに関する質問紙には以下のようなものがある。なお尺度やその使い方の解説についてはYoungら（2003），以下の尺度それ自体はYoung（1999）の訳書（福井ら監訳，2009）に掲載されているのでご参照いただきたい。

- Young スキーマ質問票（Young Schema Questionnaire）
  （Young & Brown, 1990; 2001）
  ヤングの提唱する早期不適応的スキーマのどれをどの程度その人が有しているか，について調べるための質問紙である。完全版（205項目）と短縮版（75項目）の2種類がある。
- Young ペアレント養育目録（Young Parenting Inventory）
  （Young, 1994）
  養育者（多くは両親）の養育態度を問う質問紙であり，養育態度によってその人（親ではなく子どもである当事者）にどの早期不適応的スキーマがどの程度形成されたか，について調べるために用いる。
- Young-Rygh 回避目録（Young-Rygh Avoidance Inventory）
  （Young & Rygh, 1994）
  不適応的コーピングスタイルのひとつである「スキーマの回避」がどんなふうにどれだけ起きているか，について調べるための質問紙である。
- Young 過剰補償目録（Young Compensation Inventory）
  （Young, 1995）
  不適応的コーピングスタイルのひとつである「スキーマへの過剰

補償」がどんなふうにどれだけ起きているか，について調べるための質問紙である。

　他にもヤングらはさまざまな尺度を考案し，順次ウェブサイトでも紹介しているので，スキーマ療法に関する尺度について興味のある方は，スキーマ療法のサイト（http://www.schematherapy.com/id201.htm）をご参照いただきたい。

　ご注意いただきたいのは，ヤングも述べているように（Young et al., 2003），これらの質問紙は量的検討が目的ではない，ということである。すなわちこれらは，点数を計算して，「何点以上だからどう」「何点以下だからこう」といった検討をするための尺度ではなく，そのクライアントがどのような早期不適応的スキーマを有しているかを理解するにあたって，当たりをつけるためのツールに過ぎない。症状評価尺度のようにカットオフを決めて，クライアントの状態を判断するためのものではない。

　ちなみに筆者らは今のところ，「Youngスキーマ質問票」の短縮版と，「Youngペアレント養育目録」の2種類を用いている〔Bell（2003）の訳書に日本語版が掲載されている〕。その理由は，当時日本語で入手できる尺度がこの2つしかなかったから，という身も蓋もないものだが，今のところこの2つの尺度だけで十分に間に合うし，助かっているというのも事実である。

　使い方としては，「スキーマ分析のためのヒアリング」の作業に先立ち，または同時に，あるいはヒアリングの後に，クライアントに尺度を実施してもらって（多くはホームワークとしてやってきてもらう），早期不適応的スキーマの一覧を眺めながら，尺度の結果をクライアントと共有することが多い。その際，単にそのスキーマの項目の得点が高いから，という見方をするのではなく，全てのスキーマについて，該当する項目にどのように回答しているか，そして養育態度の質問紙では，同様

のスキーマについてどのように回答しているか、丁寧に結果を共有し、話し合うようにしている。つまり上にも書いたように、尺度の結果は、スキーマについてあれこれ語り合うためのきっかけとして活用する。尺度の各質問項目や早期不適応的スキーマのリストをきっかけに、クライアントはいろいろと思いを巡らせ、実にさまざまなことを語ってくれる。セラピストはそれを共有させてもらう。

なかには質問がきつすぎてホームワークで取り組むのは無理だ、あるいは質問に答えるワークそのものをセラピストと一緒に行いたい、というクライアントもいる。その場合はセッションで一緒に実施することにしている。一つ一つの質問そのものについて、クライアントが思いを巡らせ、じっくりと回答していく中で、新たな気づきや理解が生まれることも少なくない。いずれにせよ、まずは尺度をクライアントに紹介し、いつ、どのように尺度に取り組むか、それについてもクライアントと相談して決めればよいだろう。

フォーミュレーション：スキーマの全体像を描く

ヒアリングを行い、尺度に取り組んだら、それらの作業によって生み出された多くの情報に基づき、クライアントの有するスキーマの全体像を描く「とりまとめ」の作業に入る。スキーマ療法における「フォーミュレーション」の作業と呼んでもよいだろう。筆者は今のところ、図3.2のようなツールを使って、どのような起源でどのようなスキーマがどのように形成され、それらのスキーマが互いにどのように関連し合っており、さらにそれらのスキーマが日々のクライアントにどのように影響を与えているのか、それを1枚の用紙に外在化するようにしている。

なお図3.2にある「中核信念」「媒介信念」「埋め合わせのための対処」という用語はスキーマ療法のものではなく、ジュディス・ベックの用語である（Beck, 1995; 2005）。図3.2の使い方については第Ⅱ部の事例をご参照いただきたい。

クライアント ID：

スキーマ/信念同定ワークシート：自動思考のもとになっているスキーマ/信念を同定する

年　月　日（　曜日）　　氏名：

ストレス状況

自動思考とその他の反応

自動思考：

その他の反応：

媒介信念（思いこみ）

例：「仕事がうまくいかなければ、社会から脱落してしまう」「気の利いたことを言わないと、つまらない奴だと思われてしまう」

中核信念（コアビリーフ）

例：「自分はダメな人間である」「自分は何一つまともにできない」「自分はつまらない人間だ」「皆に好かれなければならない」「嫌われたらおしまいだ」

スキーマ

スキーマを埋め合わせるための対処

埋め合わせのための対処

例：何事にも必死で頑張る、他人に弱みを見せない、ラクをしない、他人の要求に合わせる、他人を信用しない、何でも自分のせいにする、何でも他人のせいにする、自分の気持ちを無視する。

スキーマの起源　家庭環境、幼少期の体験、生得的な特徴 など

備考：

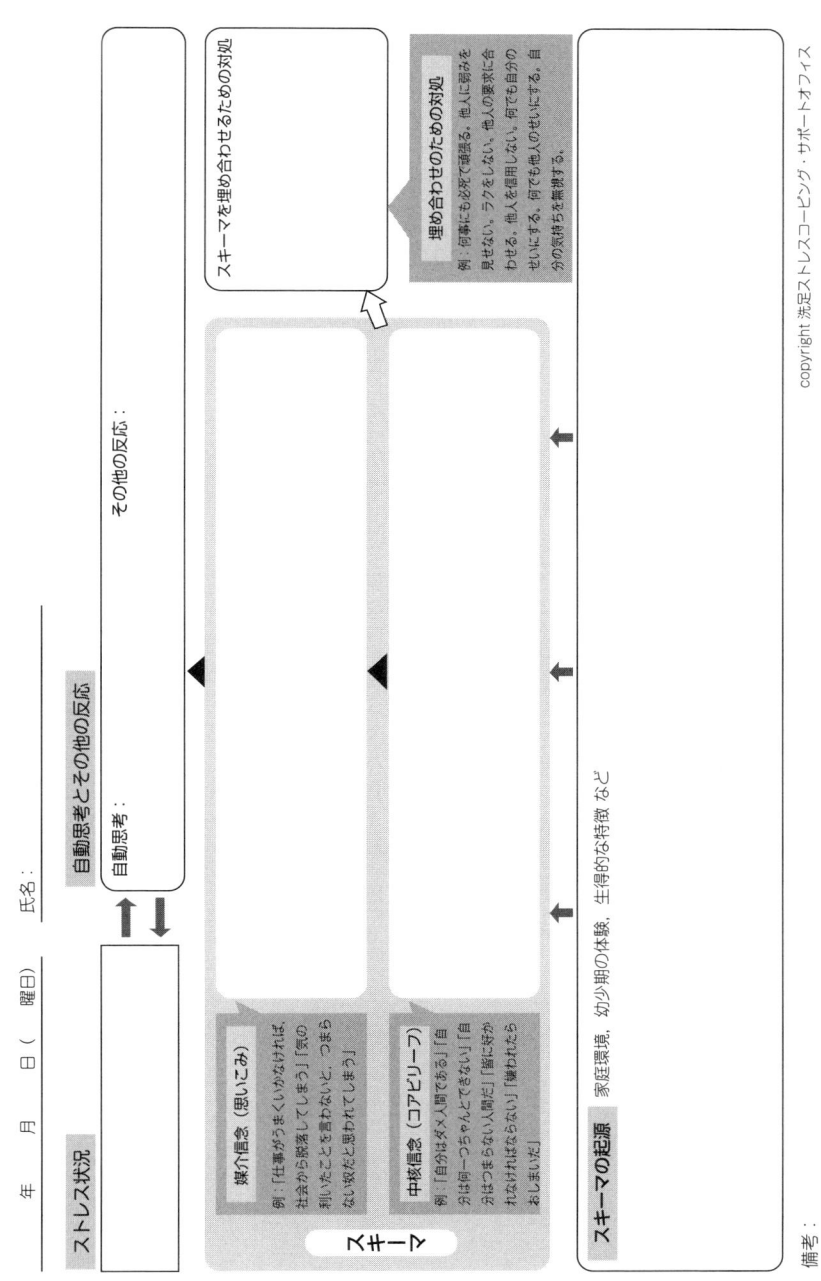

図3.2　スキーマのフォーミュレーションのためのツール

copyright 洗足ストレスコーピング・サポートオフィス

スキーマ分析のためのヒアリングを開始してこの図3.2を作り上げるまでに，相当の時間とセッション数がかかる。うんと集中して取り組んで早くて3カ月，じっくり時間をかけて取り組めばゆうに1～2年は過ぎてしまう。これはもう，そのクライアントのペースとしか言いようがなく，早ければよいというものでもないと筆者は考えている。クライアントもすでに腹をくくってスキーマ療法に入っているので，この時点で時間がかかることについて苦情を言われたことは一度もない。次の項で述べるように，スキーマはあまりにも自我親和的なものなので，それをあらためて「スキーマ」として認識し，外在化し，自我違和化するには，どうしても時間はかかるし，かける必要がある。重要なのは，ヒアリングや尺度への取り組みを通じて，実感をもって自らのスキーマを理解し，それを「グッとくる1枚」にまとめ上げる，ということである。多くのクライアントが図3.2に外在化された1枚を見て，「まさにこれが自分です」「これまでの自分が全部ここにいます」といった感想を述べるが（筆者のセルフスキーマ療法でも同様のことがあった），そのように感じられるまでに，これまでを生き方を振り返り，自らのスキーマを徹底的に理解することが重要である。

スキーマのモニタリングと自我違和化

　以上解説したように，腹をくくってスキーマ療法を始め，ヒアリングや尺度を通じて自らのスキーマの全体像を理解し，「グッとくる1枚」ができあがったら，しばらくは，スキーマを気にかけながら徹底して日々のセルフモニタリングを行い，その時々の自分の反応と自らのスキーマがどれほど分かち難く結びついているのか，ということを繰り返し実感することになる。自動思考だけでなく「スキーマレベルでのセルフモニタリング」を行うのである。

　たとえば「青信号は進め，赤信号は止まれ」は我々にとっての「信号スキーマ」である。それは我々にとってはあまりにも当然のことなの

で，信号を渡るたびにそれを意識することはない。青信号に遭遇すれば当然のように「青だな」と思って進むし，赤信号に遭遇すればせいぜい「赤だな」と軽く認識し，立ち止まるかブレーキを踏むかするだろう。しかし我々が「赤信号は進め，青信号は止まれ」というルールのあるどこか別の国で暮らすとなると，たちまち我々の信号スキーマは「不適応的」となる。これまでの信号スキーマに従って生活したら，早晩，交通事故を起こすか，車に轢かれるかしてしまうだろう。この場合重要なのは，まずは自らの信号スキーマを自覚することである。そのうえで，信号に遭遇するたびに，「青信号は進め，赤信号は止まれ」という自分の信号スキーマに気づく必要がある。そしてそのたびに，「そうだった，この国では違うルールだったんだ。自分のこれまでの信号スキーマは今の自分にとって役に立たないどころか，自分を困った方向に導いてしまうんだ」と自覚する必要がある。これが日々「スキーマレベルでのセルフモニタリング」を行う，ということである。

　ひとたびスキーマレベルでのモニタリングが可能になると，日々の自分のさまざまな反応が，スキーマに動かされていることが実感されるようになる。筆者自身，自らのスキーマ分析を行い，スキーマレベルでモニタリングをするようになって，日々の些細な自分の自動思考や行動の背景に，自らのスキーマがぶら下がっていることに気づき，しばらく呆然とした時期があった。特に自らの早期不適応的スキーマが，実にあちこちに顔を出し，筆者にその都度ストレスを与えていることに，リアルタイムで細かく自覚するようになり，そのことにいちいち驚くとともに，「こんなスキーマいらない」「このスキーマを手放したい」「このスキーマと何とかさよならしたい」と切実に思うようになった。これがスキーマの「自我違和化」である。自我違和化されて初めて我々は，「スキーマを手放したい」と思えるようになるし，そう思えることで，次の段階，すなわち「スキーマワーク」の作業に入れるのである。

　スキーマはその人にとってあまりにも当然のことなので，「スキー

分析」で外在化されたからと言って，一気に自我違和化されることはない。外在化されたものを持ち歩きながら，少しずつ自分の個々の反応とスキーマが深く関わっていることに，ゆっくりと少しずつ気づくことができるようになる。この「モニタリング」「自我違和化」のペースも個人差があり，セラピストの働きかけによりペースを速めたりできるものではなく，セラピストとしてはそのクライアントのペースに「ついていく」ぐらいの心構えでよいのではないかと筆者は考えている。

感情抑制スキーマや遮断・防衛モードへの対処

　以上，スキーマ分析について述べてきたが，とにかく重要なのは，「実感を伴う」ということである。ヒアリングにおいても，尺度への取り組みにおいても，ツールへの外在化においても，モニタリングや自我違和化においても，クライアントの確かな感情やありありとしたイメージと共に作業を行うことが絶対的に不可欠である。だからこそスキーマ療法は痛みを伴い，同時に大きな効果をもたらすのである。

　これまで述べたようなスキーマ分析の作業を進める中で，クライアントはさまざまな感情やイメージを体験する（たいていはネガティブな感情やイメージである）。夢を多く見るようになるクライアントもいる（たいていはネガティブな感情を呼び起こす夢である）。それらの感情やイメージや夢をありありと実感すること自体が，クライアントの中核的感情欲求を満たすことやスキーマの緩和につながる。またそれらの感情やイメージや夢をセラピストがしっかりと受け止め，共有することが，「治療的再養育法」として機能し，これもまたクライアントの回復を促す。

　ところがネガティブな感情やイメージそれ自体を締め出して生きてきたクライアントもいる。ネガティブどころか感情や生き生きとしたイメージ自体を体験することを避けて生きてきたクライアントもいる。「スキーマ用語」で言えば，強固な「感情抑制スキーマ」を持っていた

り，あるいはモードアプローチの用語で言えば，「遮断・防衛モード」中心に生きてきた人，ということになる。このようなクライアントは，スキーマ分析を進めていっても，ちっともビビッドな感情やイメージが出てこない。どのようなワークをしても，気持ちが動かない。聴く側（セラピスト）が動揺するほどのひどい過去体験について語っても，なんだか他人事のように話す。症状や現実的な困り事に焦点を当てたCBTを実施した後にスキーマ療法に入った場合，このような問題はある程度解消されているはずではあるが，自動思考レベルの気分・感情にはある程度アクセスできても，スキーマレベルになるとぴたっと気分・感情が止まってしまうケースは多くはないがなくはない。感情抑制スキーマや遮断・防衛モードがガツンと起動されてしまうのである。

　こういう場合の戦略としては，ヤングが著書で示しているように（Young et al., 2003），モードワークとして遮断防衛モードにアクセスして，そのモードにお引き取りいただくよう交渉するという手がある。ただしそれにはモードアプローチのかなりのスキルが必要だし，実際筆者はそこまでのスキルを獲得していない。筆者自身がよく選択する戦略としては，時間をかけてマインドフルネスのワークをクライアントと取り組むこと，根気強く夢のモニタリングをすること，モードワークでチャイルドモードにアクセスしてもらうこと，の3つである。

　マインドフルネスのワークにはいろいろあるが，古典的なレーズンエクササイズから入ることが多い。レーズンという刺激はあまりにもニュートラルで，（レーズンを嫌いな人は別として）ネガティブな反応が出ようにないので，またさほど強い感情が喚起されることもないので，レーズンを眺め，触り，においをかぎ，口に入れ，舌で触り，噛み砕き，飲み込む……という一連の課題における自らの体験（自動思考，気分・感情，身体反応）にアクセスしやすい。このレーズンエクササイズを何度も繰り返す中で，自らの体験にアクセスし，それをそのまま感じて味わう，ということに十分に慣れてもらい，徐々にネガティブな体

験にも同様の構えでアクセスする，というふうに進めていく。時間はかかるが，感情抑制スキーマや遮断・防衛モードを乗り越えるには，こういう辛抱強い取り組みが必要なことが少なくない。

　夢のモニタリングも，感情抑制スキーマや遮断・防衛モードの強い人には，役に立つことがある。覚醒時は抑制されている感情やイメージが，夢では抑制されずに表れることが少なくないからである。またモードワーク（モードワークについては本章3-5節を参照）で，セラピストが「あなたの中の○○ちゃんは，今，何と言っている？」「あなたの中の○○君は，今，どんなふうに感じている？」「あなたの中の○○ちゃんは，今，どうしてほしいと思っている？」などと，そのクライアントのチャイルドモードに問うていくと，クライアントも自らのチャイルドモードに目を向け，自分の中のそのままの気持ちや欲求に気づけるようになっていく。

　感情抑制スキーマや遮断・防衛モードが強く，さらにたとえば「不信／虐待スキーマ」や「欠陥／恥スキーマ」をそのクライアントが持っている場合，「セラピストに自分のこんな気持ちを話したら，ひどい目に遭わされるのではないか」「セラピストに自分の正直な思いを打ち明けるということは，自分の恥部を明らかにするということであり，そんなことをしたらとても治療を続けられない」といった思いによって，たとえ感情がつかまえられたとしても，セラピストに打ち明けられないこともあるだろう。ある程度の信頼関係が形成されてから開始されるスキーマ療法ではあるが，これらのスキーマを持つクライアントの場合，それでもセラピストにありのままの自分の思いをそのままさらけ出すことは，ハードルが相当に高い場合がある。その場合，セラピストがそのことを十分に理解して，「理解している」ことを伝えたうえで，「でも大丈夫，全てのあなたの思いや気持ちを受け止めたい」と言語的に明確に伝え，実際に全ての思いや気持ちを共感的に受容することを通じて，徐々に「大丈夫だ」ということを実感してもらうことになる。ただ，それが

できるようになるということは，実は「感情抑制スキーマ」「不信／虐待スキーマ」などが緩和されたということでもあるので，実はすでにスキーマ分析のみならず，スキーマワークがすでに行われていた，ということになるだろう。

「スキーマ分析」での注意点，配慮すべき点

　以上，スキーマ療法の第1段階である「スキーマ分析」について述べてきたが，この段階でセラピストが特に配慮したり注意したりするとよいであろうポイントをいくつか示しておきたい。

　まずは当然のことだが，スキーマ，特に早期不適応的スキーマについて話をするということは，その人の心の中の最もデリケートな部分に触れるということである。そのことをセラピストは常に念頭に置いておき，最大限の敬意をもってクライアントに接するということが重要である。過去のさまざまな体験や思いを，全くの他人であるセラピストに打ち明けてくれていること自体に感謝の念を持ち，それをはっきりと伝える必要がある。筆者は以前，スキーマ分析を一緒に行っていたあるクライアントから，「自分が脱糞している姿を伊藤先生が眺めているという夢を見た」との報告を受けたことがある。スキーマ分析をするというのはそれぐらいのことであるということを，クライアントに教えてもらったと思っている。

　スキーマ分析という作業そのものが，クライアントにとって相当にきつくてつらい体験となることが少なくない。セラピストはそのことを予め十分に理解しておき，常にクライアントの体験しているきつさやつらさをモニターし，ケアする必要がある。ただし重要なのは「きついからやらない」「つらいからやめる」ということではなく，「このきつさやつらさをどのようにケアすればよいか」「どの程度のきつさやつらさだったら何とか耐えられるか」という問いをクライアントと共に立て，きつさやつらさへのコーピングをしながら，徐々に進めていくということで

ある。腹をくくってスキーマ療法を始めたからには,「途中でやめる」という選択は極力しないほうがいいだろうと筆者は考えている（何らかの事情があって,セラピストとクライアントが共に,「今は続けないほうがよい」という判断に至った場合は,中止するというのも「あり」だとは思う）。

　治療関係についても,セラピストは「治療的再養育法」「共感的直面化」というスキーマ療法独自の関わり方を意識して実践する必要がある。実は,クライアントの思いを受け止めながら,丁寧にスキーマ分析を続けること自体が,すでに「共感的直面化」として機能する。したがってセラピストがより意識するとよいのは,「治療的再養育法」のほうだと筆者は考えている。特に筆者らの場合,すでに症状や困り事に対する標準的なCBTをクライアントと共に実施済みであることが多く,その際「協同的実証主義」というCBTの理念に基づき,「再養育」ではなく,問題解決チームのメンバー同士という「対等な関係性」を大切にしてきたはずである。このようなケースでは,スキーマ療法に入った時点から,セラピスト側が意識を切り替え,それまでの対等な関係性を維持しつつ,スキーマに関わるコミュニケーションの際には,養育的なポジションを意識して取るということを実践するとよいだろう。こうやって書くとややこしく感じられるかもしれないが,「治療的再養育法」をセラピストが意識できれば,養育的な雰囲気がセラピーの場に自然と醸し出されるので,実はさほど難しいことではない。意識すればよいだけである。

　他に注意するべき点としては,「不適応的」なスキーマにこだわりすぎない,ということである。人はさまざまなことを山のように体験しながら育つ存在であり,その「さまざまなこと」には良かったことも悪かったことも,あるいは良いとか悪いとか判断しようのないこともいろいろと含まれているはずである。それらを総合的に眺めて,どのようなスキーマが形成されたのかということについても総合的な仮説を立てる

のがよいと思う。不適応的スキーマが形成されながらも，それとは別にクライアントを生き延びさせてくれている，あるいは幸せにさせてくれる「適応的スキーマ」「機能的スキーマ」「ハッピースキーマ」があるかもしれない。そのようなスキーマを同定し，共有することも意味のある作業だと筆者は考えている。

　さらに本項ではほとんど触れなかったが，第2章でも述べたとおり，スキーマの背景にはさらにその人の生得的な気質を想定することができる。今のところ生得的な気質を明確化できるほどの検査や尺度はないが，たとえば第2章で紹介したヤングの感情的気質についての仮説やクロニンジャーのパーソナリティ理論を紹介したり，あるいは理論までいかなくてもそのクライアントが生まれつき持っていたと思われる傾向について話し合ったりすることも有益である。特に発達障害やその傾向を持つクライアントの場合，それがスキーマ形成と相互作用している可能性が高くあり，そのことも含めてスキーマ分析を行うと，より包括的で正確な自己理解につながり，また今後のスキーマワークに向けてヒントを多く得ることができるので有益である。発達障害とスキーマの関連については，Gaus（2007）の第2章（特に図2.4）が参考になるだろう。筆者もアスペルガー症候群を持つクライアントとスキーマ療法を実施したことがあるが，アスペルガー症候群の特性がどのようなライフイベントにつながり，それがどのような早期不適応的スキーマ形成につながったのか，という流れでスキーマ分析を行った。大きな生きづらさを抱え，Youngスキーマ質問票を実施すると，「ほぼ全ての早期不適応的スキーマを持っている」との結果が出たクライアントであったが，その後に行った，アスペルガー症候群の特性を含めたスキーマ分析は，クライアントの自己理解にとって大きな手助けとなり，それによって大幅な自己受容につながったということがあった。

3-4 スキーマワーク：多種多様な介入と新たなスキーマの創出

「スキーマ分析」（ヤングの言葉では「アセスメントと教育のフェーズ」）が終わり，いわゆるフォーミュレーションができたら，次に「スキーマワーク」（ヤングの言葉では「変化のフェーズ」）に進む。「スキーマ分析」は，クライアントのありようを早期不適応的スキーマという視点から理解する作業だとすると，「スキーマワーク」は，いわゆる「介入」である。スキーマワークの目的は，クライアントが自らの早期不適応的スキーマや不適応的コーピングスタイルを手放し，新たな適応的スキーマや適応的コーピングスタイルを手に入れ，スキーマによる精神的苦痛や生活上の問題が軽減し，対人関係が改善し，希望を持って生きていけるようになることである。

スキーマワークの技法として，ヤングは次の5つを挙げている（Young et al., 2003）。以下，それぞれについて簡単に解説する。

①認知的技法
②行動的技法（行動パターンの変容）
③体験的技法
④治療関係の活用
⑤モードワーク

①と②はその言葉通りCBTの真骨頂であり，スキーマ療法に特有の技法ではない。CBTの認知的技法と行動的技法をスキーマ療法でも徹底的に使いこなそうということである。CBTにおける認知的技法の最たるものは認知再構成法であり，行動的技法の主要技法としては問題解決法，社会的スキル訓練（social skills training: SST），アサーション訓

練，エクスポージャーなどが挙げられる。ヤングがその著書で介入について述べる際，スキーマ療法を実施するセラピストはそもそもCBTについては熟練しているはずだと改めて言及したように（Young et al., 2003），スキーマワークの中でも特に認知的技法と行動的技法については，CBTの各技法の知識とスキルがセラピストには不可欠だと思われる。

　それでは標準的なCBTと，スキーマ療法の認知および行動的技法との違いは何か。それは徹底性の違いであると筆者は考えている。言い換えると技法を適用する際の広さと深さの違いである。CBTは本来，「今・ここ」の体験を扱う。たとえば認知再構成法では，ストレス場面を切り取って，その場面において生じた自動思考や気分・感情などの反応を同定し，過度にネガティブな気分・感情および身体反応や，不適応的な行動に結びついている自動思考を，「非機能的である」と判断し，その非機能的自動思考を多角度的に検討し，新たな適応的・機能的思考を作り出す，というのが一連のプロセスである。ここで重要なのは，一瞬の場面を切り取るということである。一瞬の場面，言い換えると「今・ここ」での体験を大事に扱い，瞬間的な非機能的自動思考を同定し，細かくそれを機能的思考に切り替えていく，というのが自動思考に焦点を当てた認知再構成法という技法の目的である。それではスキーマ療法ではどうか。スキーマ療法でも，認知再構成法とほぼ同様の手続きを使ってスキーマという認知を再構成する。スキーマは長期にわたって形成された強固な認知構造であり，「今・ここ」の対極に位置づけられるものである。したがってスキーマ療法で認知再構成法を用いる場合，「今・ここ」での体験だけではなく，「これまでどうだったか」という「過去」と，「これからどうなのか」という「未来」も同時に扱う。

　たとえば認知再構成法でよく用いられる問いとして「その認知を信じることにどのようなメリット・デメリットがあるか？」というものがあるが，この質問について考える場合，自動思考レベルの認知再構成法

の場合，「今・ここで，その自動思考を信じることにどのようなメリット・デメリットがあるか？」というふうに考える。一方，スキーマ療法では，「そのスキーマを信じることによって，これまでの人生でどのようなメリット・デメリットがあったか？　今現在，どのようなメリット・デメリットがあるか？　今後生きていくにあたって，どのようなメリット・デメリットがあるか？」という問いになる。自動思考レベルの認知再構成法では，あくまでも「今・ここ」という「点」について考えるのに対し，スキーマレベルの認知再構成法では，「人生」という「線」ないしは「面」について，広く深く検討する。それが前述の「徹底性の違い」ということである。

　自動思考レベルの認知再構成法でも，1つの場面のある1つの自動思考を検討し，新たな思考を案出し，その効果を検証するという一連のプロセスを丁寧にたどれば，3～4セッションはかかる。スキーマレベルの認知再構成法では，1つのスキーマを徹底的に検討し，新たなスキーマを創り上げていくまでには，筆者の経験では少なくとも10セッション，多くは20～50セッションをかける必要がある。期間にして少なくとも3カ月，長ければ1年である。そしてこれは自動思考レベルの認知再構成法でも全く同様だが，論理的思考レベルでの再構成ではほとんど意味がなく，イメージや感情を存分に使いながら再構成された新たな認知だけにクライアントはコミットできる，ということを改めて強調しておきたい。特にスキーマレベルの場合，これまでの人生における不適応的スキーマを緩め，今後の人生における新たなスキーマを身につけようというのである。頭の中の作業だけで簡単に着替えのできるような話ではない。ありありとしたイメージや，生き生きとした気分・感情や身体反応，それらをひっくるめて総動員し，全身全霊で不適応的スキーマについてあれこれと検討し，新たな，自分の助けとなるようなスキーマを創り上げていくのである。

　ところで通常のCBTでもスキーマを扱うことはある（たとえば

Beck, 2005 を参照)。その場合の認知的技法と行動的技法はスキーマ療法をさほど変わらない。そのことをヤング自身も認めている（Young et al., 2003)。したがって繰り返しになるが，スキーマ療法を実施するセラピストに必要なのは，まずは標準的な CBT の知識とスキルである，ということになる。

　したがって行動的技法についても，今述べた認知的技法と同様で，CBT では「今・ここ」での行動を扱うが，スキーマ療法では人生レベルでの行動を広く，深く，徹底して検討する。通常，認知が変化すれば，それに伴って行動も変化するが，スキーマレベルの認知や行動の場合，長年にわたって染みついたその人のパターンが強化されているので，一口に「変化」と言っても，それはそうそう簡単なことではない。ヤングはスキーマ療法における行動の変容については，あえて「行動の変化 (behavioral change)」ではなく「行動パターンの変容 (behavioral pattern breaking)」と呼び，強固にパターン化されたコーピングスタイルを，かなり意識的に打ち破っていく必要性を何度も強調している (Young et al., 2003)。

　スキーマワークにおいて，ヤングが CBT と対比させて強調しているのが，「体験的技法」と「治療関係の活用」である。体験的技法とは，ありありとしたイメージや記憶，生き生きとした気分・感情や身体感覚，それらを総動員してスキーマに取り組んでいくことをいう。また，ゲシュタルト療法の「エンプティチェア」など，対話技法を徹底して活用するのも，体験的技法に含まれる。治療関係の活用とは，スキーマ療法で特に強調している「治療的再養育法」と「共感的直面化」をセラピストが一貫して実践するということである。この2つの技法については，独立して取り組むというよりは，先に紹介した認知的技法や行動的技法を実践するにあたってのセラピストのあり方や取り組みの仕方に影響を与えるものであると筆者は理解している。この2つに加えて，次節で紹介するモードアプローチに基づくモードワークを積極的に取り入れ

ることによって，CBTはスキーマ療法へと変貌する。

　以上がスキーマワークにおける5つの技法についての概説である。ヤングのテキストだと，それがテキストであるがゆえに，5つの技法がそれぞれ独立して別々に存在しているかのように見えてしまうが，実際はこれらの技法は，渾然一体と統合的に実践されるものである。これらの技法をフル回転させて，全力でスキーマワークを行う，というイメージだろうか。このようなイメージは事例を通じてのほうが理解しやすいと思われるので，読者には，ヤングのテキストの第9章（境界性パーソナリティの章），および第10章（自己愛性パーソナリティの章）をお読みいただけるとよいだろう。また本書第Ⅱ部の事例集でも，同様のことをお伝えできれば幸いである。
　なおスキーマ療法の本家本元のヤングが，スキーマ療法において一番重視しているのは，これらのスキーマワークを通じて，幼少期に満たされなかった中核的感情欲求が満たされ，早期不適応的スキーマが緩和されることである。欲求が満たされ，スキーマが緩和されることによって，早期不適応的スキーマの影響力が減じ，不適応的コーピングスタイルが解消され，不適応的コーピング行動が実際に減ることである。これを単純化すると「欲求が満たされる→不適応が減る」という構図になる。
　これに対し筆者は（本家本元に楯突くとは，おこがましく，かつ相当に図々しいのだが，それを承知で），「欲求が満たされる→新たなスキーマが形成される→適応が向上する」という構図で考えたい，という欲求がどうにも抑えられない。確かにスキーマ療法を通じて，クライアントの持つ早期不適応的スキーマはその強固さを失い，徐々に解消されていく（完全になくなることはない）。しかしそれだけでなく，多くのクライアントは長期にわたるスキーマ療法におけるさまざまな取り組みを通じて，適応的で機能的なスキーマ，今後生きていくうえでクライ

アントの助けとなる新たなスキーマを創出し，それに馴染んでいくように思われる。そのようなスキーマのことを，筆者はここで「ハッピースキーマ」と呼ぶことにする。ハッピースキーマとは，いささか能天気なネーミングだと思われるかもしれないが，響きがよいし，実際にこの言葉を気に入ってくれるクライアントは少なくない。筆者自身も，自らのセルフスキーマ療法を通じて，ハッピースキーマを獲得することができた（ただし早期不適応的スキーマも弱まってはいるがなくなってはいない）。

　第2章でも触れたが，基礎心理学（発達心理学，認知心理学）から離れたところで，ヤングは早期不適応スキーマという概念を定式化し，理論を展開しているが，筆者としては，従来の心理学で用いられているスキーマという概念を，スキーマ療法において独自に変えてしまうのは望ましくないと考えている。スキーマとは本来，人生の早期だけでなく，人が生きて，さまざまな経験をする中で，新たに形成されていくものである。筆者自身，臨床に移る前は認知心理学を専攻し，メンタルヘルスの向上のために「問題解決スキーマ」を形成するという視点から研究を行い，論文を書いている（伊藤，1993, 1994, 2000, 2008）。認知心理学では本来，スキーマは解消する対象ではなく，新たに形成されるものである。認知再構成法における自動思考については，それをモニターしたりマインドフルに受け止めたりすることで脱中心化することによって，自動思考の確信度や強度が和らぐだけでなく，その後，ブレインストーミングを通じて新たな機能的思考を作り上げることに大きな意味がある。スキーマも同様に，早期不適応的スキーマについてはもちろん脱中心化が必要だが，さらに新たなハッピースキーマを創出することによって，そしてそのような新たなハッピースキーマを持ちながら，あるいは身にまといながらこれから先を生きていこう，という働きかけがあったほうが，クライアントにとっても役に立つのではないか，というのが筆者の考えである。古いスキーマを脱ぎ捨てて，裸で生きていくわけには

いかないのである。

　2011年にヤングが来日し、スキーマ療法の入門ワークショップが開催された時、途中の質疑応答の際に、ある先生が「早期不適応的スキーマを解消したとして、人はスキーマを持ちながら生きていく存在であるからには、その後、どうするのか？」といった趣旨の質問をした。その時のヤングの回答は「その後とかそういうことではなく、中核的感情欲求が満たされて、早期不適応的スキーマが和らぐのだ」との一点張りで、ヤングが質問の意図を理解しているように思えず、「ああ、やはりヤング先生には"スキーマを新たに形成する"という考え方をしないのだな。スキーマはあくまでも"早期不適応的スキーマ"なんだな」と、むしろ納得したのを覚えている。というのも、翻訳中からこの点について筆者の中でずっとひっかかっていたからである[注]。

　「スキーマは新たに形成されるものである」という立場に立つ筆者としては、早期不適応的スキーマを解消するだけでなく、新たなハッピースキーマを手に入れ、それに沿った行動レパートリーを身につける、ということをスキーマ療法において強調したい。その際、役に立つのがアクセプタンス＆コミットメント・セラピー（acceptance and commitment therapy: ACT）（たとえば Hayes & Smith, 2005）における「価値」の概念である。スキーマワークにおいて新たなハッピースキーマを作るといっても、その人にとって一体何がハッピーか、ということがわからなければハッピースキーマは作りようがない。そして「何がハッピーか」ということを検討するためには、その人がどのように生きていきたいか、人生に何を求めているか、人生の何に価値を置いているか、ということがわからなければ、検討のしようがない。そこでハッピースキーマについて話し合いをする際は、ACT や ACT における「価

注）このように書いたからと言って、スキーマ療法を構築したヤング先生の功績が少しも色褪せるものではない、ということをここで改めて強調しておきたい。

値」の概念を紹介し（わざわざ紹介しない時もあるが），その人にとってのそもそもの人生の価値とは何か，あるいは今後，何に価値を置いて生きていきたいか，といったことについて思いを巡らせたり語り合ったりする時間を持つことが多くあり，実際，そのような語り合いは非常に有益であると感じている。

3-5　モードアプローチ：モードワークの使い方

　ヤングらの2003年のテキストが，それまでのスキーマ療法と比べて画期的なのは，スキーマモードという概念が新たに提唱され，そのモードへのアプローチである「モードワーク」という技法が紹介されているから，ということについては第2章で述べたとおりである。繰り返しになるが，スキーマモードとは，「今現在，その人において活性化されているスキーマおよびスキーマの作用」（Young et al., 2003）のことで，早期不適応的スキーマが特性だとすると，スキーマモードは，それらのスキーマが活性化された現在の状態のことを指す。モードワークという技法は，スキーマモードの理論に基づき，その時々のクライアントのモードに気づいたり，モード同士の対話を促進したりという，モードを中心とした体験的な取り組みの総称である。

　ヤングらは暫定的に以下のモードを同定しているが，これらのモードにとらわれず，クライアントのその時々の状態をモードという概念から理解し，クライアントにぴったりとくる名前をつけて，モードワークをすればよいということであり，筆者もそうしている。とはいえ，これらのスキーマモードについてクライアントに心理教育をし，自らのモードと照らし合わせてもらう作業も非常に有益であると筆者は感じている。

1) チャイルドモード（child mode）
　①脆弱なチャイルドモード（vulnerable child mode）

②怒れるチャイルドモード（angry child mode）
③衝動的・非自律的チャイルドモード（impulsive/undisciplined child mode）
④幸せなチャイルドモード（happy child mode）
2）非機能的コーピングモード（dysfunctional coping mode）
⑤従順・服従モード（compliant surrenderer mode）
⑥遮断・防衛モード（detached protector mode）
⑦過剰補償モード（overcompensator mode）
3）非機能的ペアレントモード（dysfunctional parent mode）
⑧懲罰的ペアレントモード（punitive parent mode）
⑨要求的ペアレントモード（demanding parent mode）
4）ヘルシーアダルトモード（healthy adult mode）
⑩ヘルシーアダルトモード

モードワークのありようはさまざまだが，大きく分けると，①「今・ここ」の自分の状態を，スキーマモードの視点からモニターし，自分のモードに名前をつけ，そのモードにマインドフルに接する，②非機能的なモードに気づいた時，ヘルシーアダルトモードに登場してもらい，両者が対話をして，落としどころを見つける，という2つがある。以下，それぞれについて簡単に解説する。モードワークの具体例についてはヤングら（2003）および本書第Ⅱ部の事例をご参照いただきたい。

① 「今・ここ」の自分の状態を，スキーマモードの視点からモニターし，自分のモードに名前をつけ，そのモードにマインドフルに接する

これはスキーマ分析の段階から取り入れることができる。スキーマ分析のためのヒアリングを行い，早期不適応的スキーマを中心としたスキーマの全体像を描き，それが日々の体験（自動思考，気分・感情，身体反応，行動）にどのように表れているか，ということを総合的に理解

できるようになってくると，その時々の，すなわち「今・ここ」の自分をスキーマモードの観点からとらえられるようになる。具体的には，それらのモードをその都度自覚し，モードに名前をつけ，あるいはモードの名前を再認し（例「あ，また自分の"弱々しい赤ちゃんモード"が出てきてしまったわ！」「今，"遮断・防衛モード"が出てきて，自分を過食に走らせようとしている！」「今，自分を非難する自動思考が出てきたけど，これっていつもの"懲罰的ペアレントモード"だ！」），そのようなモードに入った自分を批判したり否定したりすることなくそのままその気づきのままに置いておく，といった構えである。これは非常にマインドフルな構えでもある。

　スキーマ療法に入る前のお膳立てとして，CBT の基本モデルに沿ってセルフモニタリングができるようになっているクライアントは，この作業はさほど難しくない。筆者の経験では，これまでモードについて心理教育をした全てのクライアントが，モードアプローチを気に入り，自らの状態をモードという視点からモニタリングし，マインドフルに捉え，自ら報告できるようになった。と同時に，スキーマがいかに日々の体験と深く関わっているか，気づきを深めていった。モードに名前をつける作業は，外在化としての効果もある。また単純に楽しい。クライアントによっては自分のモードに名前をつけるだけでなく，絵を描いたり人形を作ったりして楽しむようになる人もいる。

　特にセッション中に不穏になりやすいクライアントには，この作業は非常に有益である。筆者が以前担当していたあるクライアント（男性）は，小さなきっかけによって「怒れるチャイルドモード」と「衝動的・非自律的チャイルドモード」の両方が一気に活性化し，それに乗っ取られる，ということが頻繁に生じていた。それはセッション外でもセッション内でも同様で，セッション外では，彼がそのようなモードに入ることによっていきなり怒りを爆発させるので，人間関係にさまざまな問題が生じていた。セッション中にクライアントがこれらのモードに入る

と，突然目つきが変わり，これまで穏やかな話し方が一変し，全身がブルブルと震え出し，筆者を罵倒することになる。以前から彼はこの現象を「スイッチが入る」と表現していたが，まさにその表現がぴったりな変わりようである。筆者は彼のこの変わりようが怖くて仕方がなく，「いつ，また彼にスイッチが入って，このような状態になってしまうのだろう」と思うと，今度は自分が無力な子どものように思えてきて，そういう自分を情けなく感じていた（筆者のこのような反応は，筆者自身の「脆弱性スキーマ」や「脆弱なチャイルドモード」とも関連している）。そこである時筆者は，彼がおだやかな状態の時に，スキーマモードの心理教育を行い，彼の場合「スイッチが入る」とは，彼が「怒れるチャイルドモード」と「衝動的・非自律的チャイルドモード」に入った状態のことを指すのではないかと仮説を述べたところ，彼は「まさにその通りだ」と納得した。そこで我々は，白紙に怒った人の絵を描き，そこに大きな文字で「怒れるチャイルドモード」と「衝動的・非自律的チャイルドモード」と書き込んだ。そしてスイッチが入りそうになったら，あるいは入った直後に，すかさずその絵と文字を見て，彼がそのモードに入ったことを一緒に共有しよう，という話になった。実際，その後，セッション中に不穏になると，すぐにこの絵と文字を取り出して，一緒に眺め，これらのモードに入ったことを共有できるようになり，筆者が直接的に罵倒されることは一切なくなった。これは筆者が，モードアプローチがいかに強力であるかということを実感した体験である。もちろん彼はその後，セッション外での怒りの爆発についても，同様の対応ができるようになっていった。

②非機能的なモードに気づいた時，ヘルシーアダルトモードに登場してもらい，両者が対話をして，落としどころを見つける

上に挙げた10のスキーマモードのうち，「幸せなチャイルドモード」と「ヘルシーチャイルドモード」以外は，非機能的なモードである。こ

れらの非機能的なモードにその場で気づき，モードの欲求を満たしたり，モードを鎮静化したり，モードと闘ったりする役割を担うのが，「ヘルシーアダルトモード」である。「健康な大人の自我状態」を担う機能とでもいえようか。スキーマ療法におけるモードアプローチの最大の目的は，このヘルシーアダルトモードをクライアントの中に形成し，クライアントがヘルシーアダルトモードを通じて非機能的なモードに上手に対応することによって，自らの中核的感情欲求を自分で満たせるようになることである。

　具体的なやり方としては，①自分のモード，特に非機能的なモードに気づく，②ヘルシーアダルトモードを登場させる，③非機能的なモードを観察したり，その言い分を聞いたりする，④そのうえでヘルシーアダルトモードが非機能的なモードに働きかける。たとえば悲しんでいる子どものモードであれば，何が悲しいのかを聞いて，なぐさめたりあやしたりし，怒っている子どものモードであれば，何に怒っているのかを聞いて，やさしくなだめる。衝動的・非自律的チャイルドモードによって，コントロールが効かなくなっている場合は，今，何をすべきかを教え，必要な行動を取れるようにガイドする。遮断・防衛モードによって自分の感情を押し殺そうとしているのであれば，どんな感情であれそれは大切なもので，しっかり感じることが大切だと教え，感情を引き出す手助けをするし，懲罰的ペアレントモードによって自分を罵倒したり罰したりしているのであれば，懲罰的ペアレントモードと闘い，引き下がってもらう。

　このようなモードワークにあたって，セラピストはまず，ヘルシーアダルトモードの心理教育を行う。次にセラピストがヘルシーアダルトモードになって，クライアントの非機能的なモードとの対話を繰り返す。これはそのまま治療的再養育法であるとも言える。クライアントが親にしてもらえなかったこと，してもらいたかったことを，セッションの中でセラピストがモードワークの枠組みの中で行うのである。これを

するとたいていのクライアントは涙を流すが，これがすでにクライアントの中核的感情欲求を満たすことになるので，非常に治療的である。次にクライアント自体がヘルシーアダルトモードとなって，非機能的なモードと対話をするよう促す。ここでもゲシュタルトの技法が役に立つ。またホームワークの課題としてモードワークを実践してきてもらうことによって，モードワークの習慣化を目指す。

　その際，モードワークが単なる「言い聞かせ」にならないように注意しなければならない。まずは非機能的なモードをマインドフルに観察し，言い分をきちんと聴くことが重要で，その後，ヘルシーアダルトモードが必要な対応を取る，というプロセスが不可欠である。そもそも，スキーマ療法を必要とする多くのクライアントは，養育者（多くは両親）がヘルシーアダルト的でなかったため，ヘルシーアダルトモードについては，最初は頭で理解できても，実際にそれがどういうモードなのか，感情的・体験的には理解することが難しい。だからこそ治療的再養育法を通じて，セラピストが何度もそのモデルを示すことが必要である。

　ヘルシーアダルトモードを使ったモードワークについても，今のところの筆者の経験では，全てのクライアントが多大な興味を示し，実際にワークを行うことを希望した。ワークを進めるうちに，ヘルシーアダルトモードについては，皆さん，いろいろなイメージを語ってくれ，それが非常に興味深いものであった。たとえばマリア様だったり，マザーテレサだったり，インドの賢人だったり，昔通っていた小学校の校長先生だったり，架空のキャラクターだったりするが，特に人気なのが，ムーミンパパとムーミンママである。あの2人（2頭？）は，「ああいう親がいてくれたら」というクライアントの思いを喚起するらしく，なかにはぬいぐるみを手に入れて，自室の自分を見守ってくれるような位置に2人を置いて，対話をしている，という人もいる。

前節でも述べたとおり，スキーマワークにおける諸技法は，それぞれが独立したものではなく，スキーマワークという大きな流れの中で統合的に実践するものであり，それはこのモードワークにおいても同様であることに注意されたい。実際には，認知的技法，行動的技法，体験的技法，治療関係の活用，そしてモードワークが，切り離せない形で，渾然一体となって実践されるのがスキーマ療法である。

3-6 終結とフォローアップ

　スキーマ分析からスキーマワークに進み，クライアントの中にヘルシーアダルトモードが育ち，早期不適応的スキーマが緩和されると共に，ハッピースキーマが形成され，新たな行動レパートリーが日常的に実行されるようになれば，そろそろ終結を検討する時期に入る。長い時間をかけて行ってきたスキーマ療法なので，唐突に終結するということはまずない。終結についても時間をかけて話し合い，徐々にセッションの間隔を開けていくなどして，段階的に卒業してもらうようにする。完全な終結ではなく，長期のフォローアップを望むクライアントも少なくないが，それにはできる範囲で応じるようにしている。したがって終結やフォローアップも年単位になることが普通である。

　終結までにどれぐらいの期間となるかは，あまりにもケースバイケースでばらつきが大きいのだが，今のところの筆者の経験では，2年から5年ぐらいかけて終結に至るケースが多い。ただし上記のとおり完全終結という形を取らずに長期フォローアップを続けているケースもあり，そのような場合は5年，10年という，かなり長期の関わりになる。ただし長期フォローアップはあくまでもフォローアップであり，頻度も3カ月から半年に1度というように，間隔をかなり開けてのセッションとなる。つまりセラピストがべったりと親代わりとなってクライアントを囲い込むのとは異なる。子どもは親から巣立っていくが，盆暮正月な

ど，折に触れて実家に里帰りをする。それと似たようなイメージである。

3-7　スキーマ療法のさまざまな適用のあり方

　本章では，スキーマ療法の実際の進め方について解説してきた。ここまでお読みになった読者の中には，「1つのケースにここまで手をかけられない」「こんなに時間とエネルギーを要するのならスキーマ療法は無理だ」と思われた治療者・援助者がいるかもしれない。確かにこれまで述べてきたような進め方であれば，かなりの時間とエネルギーを要する。筆者は今そのような臨床ができる場にいることは，恵まれているということなのだろう。また筆者らと一緒にスキーマ療法に取り組んでくれるクライアントたちも，それができる時間とエネルギーとお金があるという意味では，恵まれているのかもしれない。ただし，工夫次第ではそれ以外のやり方でも，スキーマ療法を臨床に役立てることは可能である。筆者がこれまで行った工夫について簡単に紹介して，本章を締めくくりたい。

心理教育的にスキーマ療法を紹介する

　筆者はこれまで，治療的なスキーマ療法ではなく，スキーマ療法について心理教育的に紹介するセッションを何回か設け，クライアント自身に実践してもらう，ということを何度か行ったことがある。『スキーマ療法』を実際に購入し，ホームワークで読んできてもらいながら，心理教育セッションを重ねたケースもある。これはある程度知的能力の高いクライアントだけに適用できるやり方かもしれないが，8回のセッションで相当に変化が見られたケースもあった。

スキーマ分析だけ実施して，あとは様子をみる

　スキーマ分析だけ実施して，自らのスキーマを理解し，マインドフルに捉えられるようになったところで，経過観察を続けているケースもいくつかある。これだけでもスキーマが自我違和化され，マインドフルになれるので，かなりの効果はある。

「スキーマ療法」の紹介だけして，あとはクライアントに任せる

　折に触れて，スキーマ療法というアプローチがあるという事実，BPDなどに対して信頼できるエビデンスが出ているという事実のみをクライアントに伝え，クライアントが望めば，またしかるべき状況や状態になれば，それに取り組むことができることを伝える。そのような事実があるということを知るだけでも，それが助けになるというケースもある。

モードアプローチのみ活用する

　実はこのパターンが最も多い。スキーマ療法は導入しないが，モードアプローチについてのみクライアントに心理教育を行い，セッションやホームワークで実践する。ヤングもモードアプローチについては，スキーマ療法の文脈を離れてそれ単体で活用することも可能であると述べている（Young et al., 2003）。もちろんその際も，セラピストの頭の中にはスキーマ療法の全体像が知識として入っていることは不可欠であり，スキーマ療法の文脈に関連づけてモードアプローチを導入するのだが，クライアントにはスキーマ療法の話は事細かにせず，モードアプローチの心理教育だけ行って，折に触れてモードワークを行うのである。筆者の経験では，これだけでも大きな効果がもたらされることが多々あり，モードアプローチが非常にパワフルな技法であることを実感することが少なくない。

このように代替手段を挙げてみて改めて思うのは，セラピストがいなくても，あるいはセラピストの関与が限られていても，当事者が自分で取り組めるワークブックがあるとよい，ということである。実はヤングらは，1993年にBPDの当事者向けのセルフヘルプ本を出版しており（Young & Klosko, 1993），長きにわたってよく売れているらしい。残念ながら本書は事情があって日本語の翻訳書が出版されておらず，英語を読めるクライアントにはこの本をお薦めすることはあるのだが，それは非常にまれなケースである。今後，当事者向けのワークブックの作成や翻訳をしていくのが，筆者らの使命であると考えている。

●文　献

Beck, J.S.: Cognitive Therapy: Basics and Beyond. Guilford Press, New York, 1995.［伊藤絵美, 神村栄一, 藤沢大介（訳）：認知療法実践ガイド基礎から応用まで：ジュディス・ベックの認知療法テキスト. 星和書店, 2004.］

Beck, J.S.: Cognitive Therapy For Challenging Problems: What To Do When The Basics Don't Work. Guilford Press, New York, 2005.［伊藤絵美, 佐藤美奈子（訳）：認知療法実践ガイド困難事例編：続ジュディス・ベックの認知療法テキスト. 星和書店, 2007.］

Bell, L.: Managing Intense Emotions and Overcoming Self-Destructive Habits. Brunner-Routledge 2003.［井沢功一朗, 松岡 律（訳）：自傷行為とつらい感情に悩む人のために. 誠信書房, 2006.］

Farrell, J.M., & Shaw, I.A.: Group Schema Therapy for Borderline Personality Disorder: A Step-by-Step Treatment Manual with Patient Workbook. Wiley-Blackwell, 2012.

Gaus, V.L.: Cognitive-Behavioral Therapy for Adult Asperger Syndrome. Guilford Press, New York, 2007.［伊藤絵美（監訳）：成人アスペルガー症候

群の認知行動療法．星和書店，2012.］

Hayes, S.C., & Smith, S.: Get Out of Your Mind & Into Your Life: The New Acceptance & Commitment Therapy. New Harbinger Publications, Oakland CA, 2005.［武藤 崇，原井宏明（監訳）：ACT（アクセプタンス＆コミットメント・セラピー）をはじめる：セルフヘルプのためのワークブック．星和書店，2010.］

伊藤絵美：日常生活におけるメンタルヘルス的問題解決スキーマの形成．慶應義塾大学大学院社会学研究科修士論文．1993.

伊藤絵美：認知心理学と認知療法の相互交流についての一考察："問題解決"という主題を用いて．慶應義塾大学大学院社会学研究科紀要 40, p1-8, 1994.

伊藤絵美：心理療法，ストレスマネジメント，メンタルヘルスのための問題解決に関する研究．慶應義塾大学大学院社会学研究科博士論文，2000.

伊藤絵美：問題解決療法と認知心理学．小谷津孝明，小川俊樹，丹野義彦［編］：臨床認知心理学．東京大学出版会，2008.

Linehan, M.M.: Cognitive-Behavioral Treatment of Borderline Personality Disorder. Guilford Press, New York, 1993.［大野 裕，阿佐美雅弘，岩坂 彰ほか（訳）：境界性パーソナリティ障害の弁証法的行動療法：DBT による BPD の治療．誠信書房，2007.］

Young, J.E.: Young Parenting Inventory. Cognitive Therapy Center of New York, New York, 1994.

Young, J.E.: Young Compensation Inventory. Cognitive Therapy Center of New York, New York, 1995.

Young, J.E., Brown, G.: Young Schema Questionnaire. Cognitive Therapy Center of New York, New York, 1990.

Young, J.E., Brown, G.: Young Schema Questionnaire: Special Edition. Cognitive Therapy Center of New York, New York, 2001.

Young, J.E. & Klosko, J.S.: Reinventing Your Life: How to Break Free From Negative Life Patterns. Dutton, New York, 1993.

Young, J.E., Klosko, J.S., & Weishaar, M.E.: Schema Therapy: A practitioner's guide. Guilford Press., New York, 2003.［伊藤絵美（監訳）：スキーマ療法：パーソナリティ障害に対する統合的認知行動療法アプローチ．金剛出版，2008.］

Young, J.E., & Rygh, J.: Young-Rygh Avoidance Inventory. Cognitive Therapy Center of New York, New York, 1994.

遊佐安一郎，熊野宏昭，坂野雄二ほか：感情調節困難のための認知行動療法の日本での可能性：境界性パーソナリティ障害に焦点をあてて．認知療法研究，5（1）：1-10, 2012.

第4章
スキーマ療法のセラピストになるには

　本章では，セラピストとしてスキーマ療法をクライアントに提供したいと考えている治療者・援助者の方々に向けて，現在の日本で，どのようにトレーニングを積み，どのようにクライアントにスキーマ療法を提供するとよいか，ということについて私見をまとめてみたい。

　はじめに断っておくが，本章の記述は全くの私見である。筆者自身，系統だったスキーマ療法のトレーニングを受けた経験はなく，『スキーマ療法』（Young et al., 2003）の翻訳をしながら仲間と共に学んだのと，2011年に来日したヤング先生のワークショップを受けたぐらいしか，トレーニングの経験はない。上級者によるスーパービジョンも受けていない（オフィスの仲間同士のピアスーパービジョンはたっぷりと行ってはいるが）。したがって，もしかしたらこのような章を筆者が書くこと自体，間違ったことなのかもしれない。お作法的には，「スキーマ療法のできるセラピストになりたければ，国際スキーマ協会が主催する集中ワークショップをニューヨークで受けてきてください。そして国際スキーマ協会の上級スキーマ療法セラピストのスーパービジョンを受けてください」というのが正しいのかもしれない。

　しかしながら，わずかこの数年の経験から，ある種の当事者には，このスキーマ療法が非常に役に立つことを筆者は経験している。自分自身にも使ってみて，長いスパンで自分の生き方を振り返ったり，今後の生

き方の見通しを持ったりするのにも大いに役立つことがわかっている。本書をお読みの治療者・援助者の多くは、日本の各地で臨床をされている方々であろう。そしてひょっとしたら本書をお読みになり、「何とか日常の臨床にスキーマ療法を取り入れたい」「これまでのやり方では治療や援助が難しかったケースにスキーマ療法が役立つかも」と思っていただいているかもしれない。具体的に患者さんやクライアントさんの顔が思い浮かんでいる方もおられるかもしれない。そのような方々に、「正式な研修を受けなければダメ」とか「スーパービジョンを受けないでスキーマ療法をやっちゃだめ」といった"行儀のよい"ことを筆者は言いたくないし、言うつもりもない。筆者自身、チャンスがあればヤング先生の下で、集中してスキーマ療法のワークショップやスーパービジョンを受けてみたいが、今担当しているクライアントさんたちを放って、外国で訓練を受けるなど、現実的にはほぼ無理だろう。我々は、このような現実から始めるほかないのである。

そこで本章では、今のこの現状を踏まえて、スキーマ療法を、この日本で、それを必要とする当事者の方々に届けるために、現実的にどのような道筋がありうるか、ということについて筆者なりに考えをあえて提示することにした。皆様のご批判やご提案を歓迎したい。

4-1 標準的な認知行動療法を習得する

第2, 3章で述べたとおり、治療や援助の開始時にいきなりスキーマ療法を始めることは、まずない。スキーマ療法には何らかのお膳立てが必要である。そしてそのお膳立てとして最も望ましいのは、標準的な認知行動療法 (cognitive behavior therapy：以下 CBT) である。したがってスキーマ療法のセラピストになるには、まずは標準的な CBT のセラピストになっておくのが望ましい、ということになる。

ところで一口に「CBT」と言っても、CBT とは多種多様なアプロー

チの統合体のようなもので，その中にはさまざまな流派がある。それを大きくまとめると，学習理論に基づく行動療法系のCBT，アーロン・ベックの認知理論に基づく認知療法系のCBT，マインドフルネスに基づくCBTやアクセプタンス＆コミットメントセラピー（acceptance and commitment therapy: ACT）など，いわゆる「第三の波」「第三世代」と言われるCBTの3つになる。

　スキーマ療法の前段階としてCBTを習得するのであれば，ベックの認知療法系CBTを習得しておくのが，理論的にも整合性が保たれ，スキーマ療法の学習へとスムーズに進みやすくなるだろう。『スキーマ療法』の執筆者であるヤング，クロスコ，ウェイシャーの3名も，全てベックの下でCBTを学び，ベックのスーパービジョンを受けていた認知療法系CBTのスペシャリストである。

　認知療法系CBTを学ぶのであれば，アーロン・ベックの娘であるジュディス・ベックの『認知療法実践ガイド：基礎から応用まで』（Beck, 1995）をテキストとしてお薦めする。ベック父娘のCBTの集大成が本書であり，スキーマに相当する「中核信念」「媒介信念」に関する記述が豊富だからである。さらに可能であれば，同じくジュディス・ベックの『認知療法実践ガイド困難事例編』（Beck, 2005）をお読みいただくとよいと思う。第2章でも述べたとおりベックによる本書も，パーソナリティ障害など中核信念に大きな傷つきを抱えたクライアントと対象としたCBTのガイドブックであり，内容的にはスキーマ療法と大きく変わらない。ジュディス・ベックのこれらの本で認知療法系CBTについて学んでいただけると，スキーマ療法の学習へと移行しやすいと思われる。

　もちろん本を読むだけではCBTが実践できるようになるわけではない。ワークショップや研修会，ロールプレイを用いた実践練習，スーパービジョンなど，あらゆる手段を通じて，まずはCBTのセラピストとしての訓練を積み重ねていただく必要がある。

以下に第2章でも示した，標準的CBTとスキーマ療法の共通点を再掲示する。治療者や援助者は，CBTの訓練を積むことによって，これらのスキルをあらかじめ身につけることになる。

共通点
・セッションや全体の流れが構造化されている
・クライアント自身のセルフヘルプを目指す
・心理教育を重視する
・セラピストが自己開示する
・ツールなどを用いてどんどん外在化する
・コミュニケーションが双方向的である
・「状況－認知－気分・感情－身体－行動」という循環モデルに基づく
・エビデンスベーストである
・ケースフォーミュレーションを行い，個々のケースに合わせてカスタマイズする
・ホームワークを出して，クライアントの日常生活での般化を目指す

他に，スキーマ療法に入る前に特に学んでおく必要があるのは，認知再構成法のスキルである。クライアントに生じる非機能的自動思考を同定し，それをさまざまな角度から検討し，新たな適応的・機能的思考を案出する，という一連の流れは，スキーマ療法において早期不適応的スキーマに対する認知的技法にも適用される。したがってスキーマ療法のセラピストになりたい方は，特にこの認知再構成法という技法に習熟しておく必要があるだろう。

認知再構成法を実施するにあたっては，頭だけの，すなわち知的な認知機能だけを働かせるような作業ではなく，強い感情や身体感覚やイメージを伴う，いわゆる「ホットな自動思考」を丸ごと扱い，それらを

感情や身体感覚やイメージなどを総動員して再構成することが重要である。ヤングのいうところの「体験的技法」は，実はそもそもの認知再構成法でも不可欠である。筆者はよく，ワークショップやスーパービジョンなどで，「認知再構成法がうまくいかない」「新たな認知を作ってはみたものの，クライアントがそれにコミットできない」といった質問を受けることがあるが，これらの問題のほとんどが，認知再構成法が「頭の中だけの言い聞かせ」に終始していることに起因していると思われる。自動思考レベルの認知再構成法がうまくいかなければ，スキーマレベルの大規模な認知再構成法がうまくいくはずはない。

　他のCBTの技法と同様，認知再構成法も，セラピストが自らの体験をネタにして，自分自身のために使いこなせるようになっておく必要がある。テキストとしては，ジュディス・ベックの『認知療法実践ガイド』の他に，拙著『事例で学ぶ認知行動療法』（伊藤，2008），『ケアする人も楽になる認知行動療法入門』（BOOK 1 & BOOK 2）（伊藤，2011）や，大島・安元（2011）の『認知行動療法を身につける』にも，時間をかけて丁寧に認知再構成法を実施するためのやり方とスキルが詳しく掲載されているのでご参照いただきたい。

　また，CBT以前の話になるが，ジュディス・ベックも言っているとおり，来談者中心療法に基づくカウンセリングのスキルが，CBTのセラピストにもそもそも必要である（Beck, 1995）。傾聴，共感的理解，受容といった「クライアントの話を，心をこめて聴き，大切に受け止めるスキル」（実際は「スキル」というより「態度」「構え」といったものだと思うが）がベースにあって初めてCBTが奏効する。カウンセリングのスキルについては本書のテーマをはるかに超えるのでこれ以上ここで言及しないが，重要なことなのであえてこのように記しておく次第である。

　ただし本節でもう1つ記しておきたいのは，クライアントの話を大切に聴くこと，そして上に挙げたCBTとスキーマ療法に共通するスキル

については，ガチガチのCBTの文脈でなくても，それらを日常の臨床場面で実践されている治療者・援助者は，大勢おられるだろう，ということである。そういった臨床家の方々は，ガチガチのCBTをしっかり学んでからスキーマ療法に進むべし，というより，ご自身の臨床実践をCBTの文脈に関連づけることができさえすれば，スキーマ療法に進むことができるのではないかと筆者は考えている。

4-2 ヤングのテキストを熟読する

　本格的にスキーマ療法を実践するとなると，やはりヤングらのテキストで，筆者が監訳をした『スキーマ療法：パーソナリティの問題に対する統合的認知行動療法アプローチ』(Young et al., 2003) を熟読することが必要である。値段は高いし（日本語版は税抜きで6600円！），分厚い（日本語版は全部で490ページ！）ので，読み通すにはかなりの時間とエネルギーを要するが，その大変さは，クライアントがスキーマ療法に取り組む大変さに通じるのではないかと筆者は思う。ヤングが1980年代後半からスキーマに焦点を当てたアプローチを考案し，開発し，徐々にそれを発展させ，モードアプローチを創出し，それらをまとめあげたのが2003年の本書である。いわばヤングのこれまでの仕事の集大成である。2011年にヤングが来日した際も，本書について「スキーマ療法のバイブルだ」とおっしゃっていた。スキーマ療法のセラピストになるには，読まないわけにはいかないだろう。

　また本書は，さっと読み流すことのできる本ではない。筆者自身，翻訳の際，何度も何度も原文を読み，日本語に訳し，それをさらに原文と照らし合わせ……という作業を繰り返し行い，その過程を通じて，自分の身体の中を本書が何度も通ったという実感がある。それは大変に手間のかかる作業だったが，毎回の作業のたびに多くの気づきや発見があり，少しずつスキーマ療法が自分の身体の中に蓄積されていく実感が

あった。そもそも本書に書かれている情報は膨大で，しかもそれらの理論，概念，モデル，技法，具体例は目新しいものが多いため，できればじっくりと何度も読むのがよいと思う。

4-3　治療者・援助者自身がスキーマ療法を体験する

　CBT を提供するセラピストが，まずは自分自身のセルフケアのために CBT を使いこなせるようになっておくことが不可欠であるのと同様に，スキーマ療法をクライアントに提供しようということであれば，やはりセラピスト自身がスキーマ療法を自ら体験しておく必要がある。第3章でも述べたとおり，セラピスト自身がスキーマ療法を体験した（あるいはしている）という事実は，クライアントにスキーマ療法を導入する際の強力な誘因になる。

　最も望ましいのは，スキーマ療法に習熟したセラピストの下で，自分自身がクライアントになってスキーマ療法を本格的に受けることである。先述したとおり筆者のオフィスにも，セラピーやスーパービジョンの設定で，治療者や援助者がスキーマ療法を受けるために継続的に来談しているケースがある。時間とお金はかかるが，スキーマ療法を本格的に受けるという体験から学べることは計り知れないし，それはそのままそれらの治療者や援助者がクライアントにスキーマ療法を提供するためのトレーニングとしても大いに役立つだろう。このようにセラピスト自身がスキーマ療法をじっくりと受けるというのは，力動的心理療法のトレーニングにおける「教育分析」に該当するように思われる。筆者自身は残念ながら他のセラピストのスキーマ療法を受ける機会は今のところ持てていないが，できれば今後，ぜひこのような体験をしてみたいと強く願っている。

　習熟者のスキーマ療法をじっくりと受けるのが難しければ（今のところ実際に難しい場合がほとんどだろう），仲間を見つけて，仲間同士で

「ピアカウンセリング」「グループカウンセリング」の設定で、互いにスキーマ療法を提供し合う、という手もある。ただし、スキーマ療法では、相当踏み込んだ話をする必要があり、仲間同士で守秘義務についてのルールを共有し、守られた構造の中で実施することが不可欠である。それでもなお、自分の心の中の相当大切でデリケートな部分に触れ、それを開示するということは、相手や構造への相当な信頼感、そしてかなりの勇気がなければ難しい、ということを実感することになるだろう。その実感もまた、スキーマ療法に対するクライアントの深くて複雑な思いを理解するうえで、とても役に立つと思う。

　ピアで提供し合うことも難しければ（そして実際に難しい場合が少なくないだろう）、筆者が実施した「セルフスキーマ療法」ということになる。1人でやるのは、秘密を他者に打ち明けなくてよい、自分のペースで進められる、というメリットがある。一方で、筆者はつくづく痛感したのだが、1人で自分のスキーマに向き合うのはとにかくしんどい。伴走者が欲しくなる。また他者からの問いかけや他者との対話によって引き出してもらうことができないため、「本当にこれでいいのか」「本当にこれで十分か」という迷いが常につきまとう。「これで大丈夫」「これで十分」との確信がなかなか持てない。

　そこで筆者が編み出した工夫は、自分の中にセラピストを作って、「脳内対話」をすることである。セラピストモードとクライアントモードの2つを、自分の中でありありとイメージし、両者を対話させるのである。そうなると「1人で考える」のとは全く異なる様相で、セルフスキーマ療法を進めることができる。自分の内なるセラピストにさまざまな思いや感情を引き出してもらえるのである。可能であれば、実際に椅子を2つ用意して、ゲシュタルト療法の「エンプティチェア」のように、セラピストの椅子に座ったらセラピストになってクライアントに話しかけ、クライアントの椅子に座ったらクライアントになってセラピストの問いかけに答える、ということもできるだろう。これらも一種の

モードワークと言えるかもしれない。

4-4　勉強会や研修会を開く

　仲間が2人以上いれば，自分たちで勉強会や研修会を開いてみるのも手である。本や論文の講読会でもよいが，スキーマ療法習得のための勉強会であれば，スキーマ療法における数々のワークを実際に体験し，共有する，という実践的な勉強会がよいだろう。勉強会のたびにテーマを設定して，そのエクササイズを行えば，継続的にスキーマ療法を受ける体験ほどまではいかなくても，スキーマ療法の一端は体験できたことになる。

　ところで，このところ筆者は，あちこちで「スキーマ療法の研修を受けたいが受けられない」と嘆く声を聞くことがある。もちろんスキーマ療法の習熟者が増え，研修の制度が整い，各地でスキーマ療法の研修会が開かれるようになればよいし，筆者もそのために尽力したいと思うが，一方でいつも思うのは，「仲間を見つけて自分たちで勉強会を開けばよいのに」ということである。CBTの研修制度でさえ十分に整っていない日本の現状を考えると，スキーマ療法の研修制度が充実するなどということは，「夢のまた夢」のような話である。ないものねだりをして嘆くよりは，ぜひ「現時点で，自分たちでできることを自らする」という姿勢で，ぜひ主体的にスキーマ療法習得に取り組んでいただきたい。

4-5　ワークショップや研修会に参加する

　もちろんエキスパートが講師を務めるワークショップや研修会があれば，それに参加することは大いに役立つはずである。今のところなかなかそういう機会は少ないだろうが，こまめに情報をチェックして，でき

る限り参加したいものである。その際も受け身的な参加の仕方ではなく，スキーマ療法について普段から抱いている疑問や困り事について，ぜひ積極的に講師に質問をしていただきたい。

4-6　クライアントと共に学ぶ

　以上のような手順を踏んで，十分な準備が整ってから，スキーマ療法をクライアントに提供する，というのが理想的ではあるが，学習途上にもかかわらず，「スキーマ療法を提供することが，このクライアントの助けになるのではないか」というケースに遭遇したら，どのようにすればよいだろうか？　もちろんセラピストとしてある程度自信が持てるようになるまでは，スキーマ療法を提供することは手控える，というのも1つの賢明な選択ではある。しかし，標準的なCBTを実施しそれらが奏効してもなお，パーソナリティや生き方，人との関わり方といった大きな領域においてクライアントが長きにわたる問題を抱えている場合，やはりどうしても「スキーマ療法がこの人の役に立つのではないか」との思いがセラピストの中に湧き上がってくることがあるだろう。

　その際のもう1つの選択肢としては，セラピストが学習途上であることを率直に開示し，それでもなおスキーマ療法がクライアントに役立つかもしれないという仮説を共有し，「一緒に学ぶ」というスタンスで始めてみる，というやり方が考えられる。ただしその場合は，クライアントのフィードバックをきめ細かくもらいながら，特に慎重に進めていく必要がある。筆者もスキーマ療法を学び始めの頃は，このようなスタンスでクライアントと共に学ぶという進め方をしていたが，そのようなやり方でも大いに進展するケースが複数あり，スキーマ療法の威力を目の当たりにした。

4-7　スーパービジョンを受ける

　言わずもがなのことであるが，クライアントにスキーマ療法を提供するのであれば，特に初期段階では，極力上級者によるスーパービジョンを受けたい。ただし現在，スキーマ療法のスーパービジョンができるセラピストは非常に少ないので，継続的に濃密なスーパービジョンを受けることはなかなか難しいだろう。その場合，定期的・継続的なセッションは無理だとしても，断続的だったり単発のセッションでも構わないので，とにかくスーパービジョンを受けるためのトライをしていただきたい。もちろんグループスーパービジョンの設定でもよいだろう。
　また上級者のスーパービジョンが難しい場合は，ピアスーパービジョンという手もある。2人仲間がいればこれも可能なので，スキーマ療法を習得したい方は，何とか仲間を見つけて，勉強会や研修会を行い，さらにピアスーパービジョンを行えば，かなり力がつくものと思われる。

4-8　おわりに

　スキーマ療法は，標準的なCBTに比べれば，まだまだ新しいアプローチである。しかし次章で紹介する通り，エビデンスが蓄積され始め，その高い治療効果に世界が注目し始めており，スキーマ療法を取り巻く現状は大変希望の持てるものとなっている。個人療法だけでなくグループ療法としても注目が集まっている。
　メンタルヘルスの問題を抱える日本の当事者の中にも，スキーマ療法によって助かる人が少なくないかもしれない。そのような当事者にスキーマ療法を届けるためには，まずはスキーマ療法を提供できる仲間（治療者・援助者）を増やすことが急務であると筆者は考えている。スキーマ療法を習得するのは，決して簡単なことではないし短期間ででき

ることでもないが，ぜひ本章をお読みになり，その習得を決意してくれる仲間が増えることを願っている。

●文　献

Beck, J.S.: Cognitive Therapy: Basics and Beyond. Guilford Press, New York, 1995.［伊藤絵美，神村栄一，藤沢大介（訳）：認知療法実践ガイド基礎から応用まで：ジュディス・ベックの認知療法テキスト．星和書店，2004.］

Beck, J.S.: Cognitive Therapy For Challenging Problems: What To Do When The Basics Don't Work. Guilford Press, New York, 2005.［伊藤絵美，佐藤美奈子（訳）：認知療法実践ガイド困難事例編：続ジュディス・ベックの認知療法テキスト．星和書店，2007.］

伊藤絵美：事例で学ぶ認知行動療法．誠信書房，2008.

伊藤絵美：ケアする人も楽になる認知行動療法入門BOOK 1 & BOOK 2．医学書院，2011.

大島郁葉，安元万佑子：認知行動療法を身につける：グループとセルフヘルプのためのCBTトレーニングブック．金剛出版，2011.

Young, J.E.: Cognitive therapy for personality Disorders: A schema-focused approach（rev. ed.）. Sarasota, FL: Professional Resources Press, Sarasota, FL, 1999.［福井至，貝谷久宣，不安・抑うつ臨床研究会（監訳）：パーソナリティ障害の認知療法：スキーマ・フォーカスト・アプローチ．金剛出版，2009.］

Young, J.E., Klosko, J.S., & Weishaar, M.E.: Schema Therapy: A practitioner's guide. Guilford Press, New York, 2003.［伊藤絵美（監訳）：スキーマ療法：パーソナリティ障害に対する統合的認知行動療法アプローチ．金剛出版，2008.］

第5章
スキーマ療法のエビデンスと今後の展開

　本章では，スキーマ療法のエビデンスを示すいくつかの論文を概観し，スキーマ療法の現状と今後の展開について，筆者なりの考えを示してみたい。

5-1　スキーマ療法のエビデンス

　ヤングによると，米国ではマネージドケアのシステムによって医療費を抑制しようという動きがさかんであり，個別のケースに時間のかかる（ということは，お金もかかるということになる）スキーマ療法は，残念ながら効果研究の対象になりづらく，米国におけるスキーマ療法をとりまく現状には，厳しいものがあるということである（Young et al., 2003）。筆者の知る限り，スキーマ療法が最も盛んに実践され，効果研究の対象となっているのはヨーロッパ，特にオランダやノルウェー，スウェーデンなど，ヨーロッパの北西部の国々である。以下に，ヨーロッパで行われたスキーマ療法に関する主要な実証研究を簡単に紹介する。興味を持たれた方は，ぜひ論文そのものに目を通していただきたい。

　Giesen-Bloo, J., van Dyck, R., Spinhoven, P., et al.: Outpatient psychotherapy for borderline personality disorders: Randomized trial of schema-focused therapy vs transference-focused psychotherapy. Archives of General Psychiatry, 63(6), 649-658, 2006. 〔論文名の邦訳「境界性パーソナリティ障害に対する外来心理療法：スキーマ焦点化療法と転移焦点化療法の無作為割付比較試験」〕

オランダで実施された比較的大規模な無作為割付比較試験（randomized controlled trial: RCT）である。これは，境界性パーソナリティ障害（borderline personality disorder：以下 BPD）に対するスキーマ療法の強大な効果を示すものとして世界中で注目された，非常にインパクトの大きい研究である。

具体的にはスキーマ療法（schema-focused therapy: SFT）と精神分析的心理療法（転移焦点化療法：transference-focused therapy: TFP）の比較で，88名のBPD当事者が割り付けられた。地域の精神保健センターで，週に2回，3年間の介入が行われた。

用いられた尺度は，BPDの重症度尺度（BPDSI-IV），QOLの尺度，一般的精神病理尺度，各治療におけるパーソナリティ概念の尺度である。これらは治療開始前からフォローアップまで3カ月ごとに実施された。

結果としては，SFTおよびTFPともに，治療開始1年後から効果が出始め，その後さらに効果が増大していった。両者とも，BPDの症状およびその他の精神症状（うつや不安など）の改善だけでなく，QOLが有意に向上し，治療が続くとQOLはさらに向上しつづけた。またパーソナリティそのものの変容も示された。

SFTはTFPに比べて，全ての尺度において効果量が有意に大きく（1年後のSFTの効果量は 0.43 ～ 1.03，TFPは 0.09 ～ 0.99），また治療の脱落率が有意に低かった。たとえばBPDの尺度であるBPDSI-IVの平均値を見ると，治療開始時はSFTが33.53，TFPが34.37で，1年後はSFTが22.18，TFPが25.13，2年後はSFTが17.77，TFPが23.38，3年後はSFTが16.24，TFPが21.87であった。両者ともに順調

に数値が下がり続けている。さらに BPDSI-IV のカットオフ値が 20 ポイントであることを考えると，2 年後から SFT は平均値がカットオフ値を下回っている。これはつまり BPD の診断を外れるということになり，I 軸の症状だけでなく，II 軸のパーソナリティ障害そのものが改善されたとみなすことができる。

　この研究が注目されたのは，BPD を対象としたこれだけ大規模な RCT が実践されたからということだけでなく，スキーマ療法と精神分析的心理療法が BPD の精神症状のみならず，BPD というパーソナリティ障害そのものを寛解に導きうること，さらにこれらの心理療法によってパーソナリティそのものの変容が起こりうること，そして BPD 当事者の QOL が長期にわたって向上しうることが示されたからである。すでに BPD に対しては，弁証法的行動療法（dialectical behavior therapy: DBT）のエビデンスが示されていたが，DBT の効果として示されたのは，主に自傷行為や自殺関連行動の減少，入院日数の低下など，BPD 当事者の不適応的行動に限定されていた。そこが同じ認知行動療法（cognitive behavior therapy：以下 CBT）の文脈におけるスキーマ療法と DBT の大きな違いであり，DBT を一通り受けたクライアントが，その後スキーマ療法を受けにくる，という現象がその違いを物語っている（第 3 章参照）。

　また脱落率がスキーマ療法のほうが有意に低かった，という結果は，筆者の臨床経験からも深くうなずけるものである。第 3 章でも述べたとおり，スキーマ療法は，さまざまなお膳立てのうえで導入されるので（つまりセラピストもクライアントも相当な心づもりをしたうえでスキーマ療法を開始する），よほどのことがなければそこから脱落しようなどとは考えないものである。それがエビデンスとして示されたのがこの研究でもある。

　なお本研究チームはその後，この RCT に関して費用対効果を検証し，論文を発表している（Van Asselt, A.D., et al., 2008）。全般的にス

キーマ療法が精神分析的心理療法に対して費用対効果が高いという結果であった。このようなBPDの治療に関する費用対効果の研究は大変貴重である。

> Farrell, J.M., Shaw, I.A., & Webber, M.A.: A schema-focused approach to group psychotherapy for outpatients with borderline personality disorder: A randomized controlled trial. Journal of Behavior Therapy and Experimental Psychiatry, 40(2), 317-328, 2009.〔論文名の邦訳「境界性パーソナリティ障害の外来患者に対するスキーマに焦点を当てたグループ心理療法：無作為割付比較試験」〕

同じくオランダで実施されたRCTである。対象はBPDで、個人心理療法を通常の治療（treatment as usual: TAU）として、TAUとTAUにグループスキーマ療法を加えた治療とが比較されている。32人の女性BPD当事者が無作為に割り付けられ、グループのスキーマ療法は、90分のセッションを8カ月で30回実施した。

主な結果としては、スキーマ療法群の94％がBPDの診断基準を満たさなくなっていた（TAU群では16％）。またスキーマ療法群では、BPDの症状と各精神症状が有意に改善し、機能の全体的評定（global assessment of functioning: GAF）が有意に上昇していた。さらにスキーマ療法群は脱落率が有意に低かった（スキーマ療法群の脱落率は0％）。

> Nadort, M., Arntz, A., Smit, J.H., et al.: Implementation of outpatient schema therapy for borderline personality disorder with versus without crisis support by the therapist outside office hours: A randomized trial. Behaviour Research and Therapy, 47(11), 961-973, 2009.〔論文名の邦訳「境界性パーソナリティ障害の外来スキーマ療法の実践：オフィスの時間外危機サポートの有無の無作為比較」〕

これもオランダの研究で，2つの下位研究からなる。①時間外電話対応のあるスキーマ療法とないスキーマ療法のRCTを実施する。②通常の外来心理療法のセッティングにおいて，Giesen-Blooら（2006）の追試が可能かどうかを検証する。

①の「時間外電話対応の有無の比較」は大変興味深い研究である。従来のスキーマ療法では，セッションの予約時間だけでなく，必要に応じて，ただしセラピストがストレスを感じない範囲で，時間外の対応をするように指示されている（Young et al., 2003）。そのような時間外の電話対応が含まれるスキーマ療法と含まれないスキーマ療法とのRCTが，本研究である。結果は，電話対応の有無によってスキーマ療法の効果に有意差は見られなかった。

②については以下のとおりである。上にも紹介したGiesen-Blooら（2006）のRCTでは，週に2回，3年間のセッションを地域の精神保健センターにて実施するという設定だったが，これは通常の外来の心理療法ではかなり厳しくコストのかかる設定である。そこでセッションを最初の1年は週2回，残りの半年は週1回で計18カ月という設定にし，通常の外来クリニックや相談室でスキーマ療法を実施し，Giesen-Blooら（2006）の結果と比較しようというのが本研究の目的である。本研究のスキーマ療法の効果は，Giesen-Blooら（2006）の効果と有意差は認められず，外来の心理療法の設定におけるスキーマ療法でも十分に高い効果を上げられることが示された。

Nadortらによるこの研究は，従来の外来での心理療法の枠組みでスキーマ療法を実施することの効果を検証したものとして，大変に興味深い。Giesen-Blooら（2006）のRCTはスキーマ療法について大変希望の持てる結果を示したが，一方で，週に2回のセッションを3年間継続し，さらに時間外電話対応も行う，という濃厚な治療が，通常の臨床場面では不可能なのではないか，という議論も巻き起こした。その議論を検証するために行われたのが本研究であり，その結果は，Giesen-Bloo

ら(2006)ほど濃厚ではない従来の外来での心理療法でも,スキーマ療法の効果を遜色なく出せるというもので,これは筆者のような「街場の治療者・援助者(時間外の電話対応などは到底不可能)」にとっては大変希望の持てる研究である。

> Masley, S.A., Gillanders, D.T., Simpson, S.G., et al.: A systematic review of the evidence base for Schema Therapy. Cognitive Behaviour Therapy iFirst article, 1-18, 2011. [論文名の邦訳「スキーマ療法に関するエビデンスに基づく系統的レビュー」]

スキーマ療法の実証的効果研究の系統的レビューであり,上記の3つの論文を含む13のスキーマ療法に関わる研究論文を概観し,各論文の質を評価したものである。BPDのほかに,外傷後ストレス障害(posttraumatic stress disorder: PTSD),物質乱用,クラスターCのパーソナリティ障害などを対象とした論文が紹介されている。論文の質のばらつきが大きく,今後はより質の高い実証的効果研究を積み重ね,エビデンスを出していく必要性があることを感じさせる一方,概してスキーマ療法の効果量が大きく,スキーマ療法の可能性に希望を抱かせてくれる論文でもある。ちなみに「A評価」がついたのは,上述のGiesen-Blooら(2006)の論文だけであった。スキーマ療法をめぐるエビデンスの現状をおおまかに知りたい方は,この論文をお読みになるとよいと思う。

5-2 スキーマ療法の現状と今後の展開

BPDの当事者を対象とするスキーマ療法は,単に精神症状や非機能的行動を減らすだけでなく,パーソナリティ障害そのものを寛解に導いたり,パーソナリティやQOLといった本来変容が難しいと思われてい

た側面を変容させたりする可能性を秘めていることが，多くの臨床家の経験といくつかの実証研究から，次第に明らかにされつつあるというのが，スキーマ療法をめぐる現状である。そして BPD のみならず，他のパーソナリティ障害をターゲットにして成果を上げつつあるというのも現状の一側面かもしれない。事実，筆者はヤングのテキストの最終章である自己愛性パーソナリティ障害（narcissiscti personality disordor: NPD）の章にいたく感銘を受けたし，その後実際に，NPD や回避性パーソナリティ障害のクライアントと共にスキーマ療法を実践し，BPD と変わらぬ大きな効果を得ることができ，パーソナリティ障害に対するスキーマ療法の有効性を実感した次第である。さらに，パーソナリティ障害以外の問題や生きづらさを抱えるクライアントにも，さまざまな形でスキーマ療法を適用し，スキーマ療法の適用のあり方そのものが多様であり得ること，全てのスキーマ療法のケースが，そのケース特有としか言いようのない独自の経過をたどっていくことを，現在学ばせてもらっているところである。カスタマイズ系 CBT，オーダーメイド系 CBT の真骨頂がこのスキーマ療法なのだ，と実感する毎日である。

　筆者の経験はともかく，個人を対象とするスキーマ療法の世界的な動向としては，BPD から他のパーソナリティ障害へ，パーソナリティ障害患者から多種多様な当事者へ，というように，その適用範囲を拡大する傾向が強く見られる，ということが第一に挙げられるだろう。その際，特にモードアプローチを重視する傾向が年々強まっている，というのが筆者の印象である。実際，Arntz と Jacob というヨーロッパのスキーマ療法のエキスパートが『Schema Therapy in Practice: An Introductory Guide to the Schema Mode Approach』という著書を発表したが（Arntz & Jacob, 2012），これがまさに，BPD 以外にスキーマ療法の適応を広げ，さらにモードアプローチを強調する新たなテキストで，現在，筆者のチームが翻訳作業中である。

　もう１つの大きな流れとしては，個人療法ではなくグループ療法に

スキーマ療法を適用しようというものである。標準的なCBTについては，この10年ほど，グループ療法の可能性が模索されているが，スキーマ療法についても同様の動きがある。興味深いのは，グループのダイナミクスと効率性を治療に使おうという目的意識はCBTであれスキーマ療法であれさほど変わりはないが，グループのスキーマ療法の場合，グループそのものが疑似家族機能を持つことによって「治療的再養育法」というスキーマ療法の重要な治療戦略が大幅に増強されることである。筆者自身はグループCBTの経験はあり，グループ療法の効果はある程度実感できるのだが，スキーマ療法それ自体のグループを経験したことはまだない。しかしその両者（スキーマ療法とグループ療法）を統合することの効果は容易に想像できるので，ぜひそのような設定でプログラムを構築し，効果を検証してみたいと思っている。なおグループスキーマ療法については，FarrellとShawという，やはりヨーロッパのスキーマ療法家が『Group Schema Therapy for Borderline Personality Disorder: A Step-by-Step Treatment Manual with Patient Workbook』とう包括的なテキストを出版し（Farrell & Shaw, 2012），こちらも現在筆者のチームが翻訳作業を行っている最中である。

　スキーマ療法の今後の展開としては，おそらく上に述べたように，モードアプローチを中心にその適用範囲が広がるだろうということと，グループスキーマ療法がさらに盛んになるだろうということの2つが，主なものとして挙げられる。
　最後にわが国でのスキーマ療法の動向について簡単にまとめておきたい。筆者らは，ヤングらの"バイブル的"テキスト（Young et al., 2003）を翻訳しつつ，スキーマ療法について徐々に学び，臨床現場で少しずつ実践することを通じて，統合的な心理療法としてのスキーマ療法の完成度と治療効果の高さを実感したことにより，2010年より学会等でスキーマ療法について発言することを開始し〔たとえば，伊藤

(2010)，伊藤ほか（2010）〕，さらに専門家対象のクローズドの事例検討会でスキーマ療法の事例報告をするようになった。2011年にはヤング先生が来日したことで，BPDをテーマとするシンポジウムでご一緒する機会を頂戴し，その記録は日本認知療法学会の雑誌に掲載されている（遊佐ほか，2012）。ほかにも来日した際ヤング先生はスキーマ療法について特別講演を行い，さらに終日のワークショップで講師を務められた。

　スキーマ療法は誰に対しても簡便に適用できる汎用性の高いアプローチではなく，時間やエネルギーなどのコストがそれなりにかかるものなので，これまでの世界の動向と同様に，日本でも急速に広まるものではないだろう。しかし一方で，汎用性が高いはずの標準的なCBTでも十分に回復に至らないケースは少なくなく，そのようなケースでは，条件さえ整えばスキーマ療法を試してみる価値は十分にあるだろうし，スキーマ療法を通じて回復に至るクライアントは少なくないと筆者は確信している。そのためには筆者らが率先してスキーマ療法について学び続け，日本において発信し続けること，そして日本におけるスキーマ療法のエビデンスを明確にし，世界に対して発信すること，その両方の営みが不可欠であると感じている。スキーマ療法に取り組むクライアントが，苦しみながらも少しずつ回復に向けて進んでいくように，筆者らもさまざまな苦労を抱えながらも，少しずつこのような夢に向かって進んでいければと願っている。

● 文　献

Arntz, A., & Jacob, G.: Schema Therapy in Practice: An Introductory Guide to the Schema Mode Approach. Wiley-Blackwell, 2012.

Farrell, J.M., Shaw, I.A., & Webber, M.A.: A schema-focused approach to group psychotherapy for outpatients with borderline personality disorder: A randomized controlled trial. Journal of Behavior Therapy and Experimental Psychiatry, 40(2), 317-328, 2009.

Giesen-Bloo, J., van Dyck, R., Spinhoven, P., et al.: Outpatient psychotherapy for borderline personality disorders: Randomized trial of schema-focused therapy vs transference-focused psychotherapy. Archives of General Psychiatry, 63(6), 649-658, 2006.

伊藤絵美：回避性パーソナリティ障害を有するクライアントと実施した認知行動療法—スキーマ療法を中心として—．日本心理臨床学会第29回大会発表論文集，122, 2010.

伊藤絵美，大泉久子，津髙京子ほか：スキーマ療法の実際と可能性．第10回日本認知療法学会第23回日本サイコオンコロジー学会合同大会プログラム・抄録集，p93-94, 2010.

Nadort, M., Arntz, A., Smit, J.H., et al.: Implementation of outpatient schema therapy for borderline personality disorder with versus without crisis support by the therapist outside office hours: A randomized trial. Behaviour Research and Therapy, 47(11), 961-973, 2009.

Van Asselt, A.D., Dirlsen, C.D., Arntz, A., et al.: Outpatient psychotherapy for borderline personality disorder: cost-effectiveness of schema-focused therapy vs. transference-focused psychotherapy. British Journal of Psychiatry, 192(6), 450-457, 2008.

Young, J.E., Klosko, J.S., & Weishaar, M.E.: Schema Therapy: A practitioner's guide. Guilford Press., New York, 2003.［伊藤絵美（監訳）：スキーマ療法：パーソナリティ障害に対する統合的認知行動療法アプローチ．金剛出版，2008.］

遊佐安一郎，熊野宏昭，坂野雄二ほか：感情調節困難のための認知行動療法の日本での可能性：境界性パーソナリティ障害に焦点をあてて．認知療法研究，5 (1)：1-10, 2012.

第Ⅱ部

事例で学ぶスキーマ療法

本書第Ⅱ部では，筆者らのオフィスで実践しているスキーマ療法の事例を紹介し，スキーマ療法の導入の仕方，進め方，スキーマ療法を通じてのクライアントの変化などについて，具体的に示したい。なお出版という性質上，多くの方の目に事例が触れることになる可能性があるため，クライアントから許可を得てはいるものの，プライバシーを守る観点から，どの事例も相当に改変していることを先にお断りしておきたい。

なお，筆者らはすでに『認知療法・認知行動療法事例検討ワークショップ (1)』『同タイトル (2)』という書籍を出版し，事例を通じて認知行動療法（cognitive behavior therapy：以下CBT）の実際の有り様を伝える，という活動を続けているが（伊藤ほか2008, 2009），本書第Ⅱ部も同様のコンセプトを有する。これまでの2冊では，読者の読みやすさを考慮し，各事例紹介の形式を極力統一したのだが，今回は特にそのような統一のための工夫はあえてしなかった。それには，スキーマ療法を導入した各事例の個別性があまりにも高く，そもそもそのような統一のための工夫は難しい，という消極的な理由と，個別性の高さをそのまま示したいという積極的な理由の2つがある。

第Ⅱ部の構成は以下の通りである。

事例1：境界性パーソナリティ障害を持つクライアントと行ったスキーマ療法（伊藤絵美）
事例2：社会適応は良好だが生きづらさを抱えるクライアントとのスキーマ療法（津髙京子）
事例3：発達障害傾向のある女性とのスキーマ療法（大泉久子）
事例4：陪席者から見たスキーマ療法（森本雅理）

各事例について筆者（伊藤）からごく簡単に解説しておきたい。事例1（報告者：伊藤絵美）は，境界性パーソナリティ障害（borderline personality disorder：以下 BPD）を持つクライアントを対象に実施したスキーマ療法の報告である。第Ⅰ部で紹介したとおり，スキーマ療法は本来，BPD の治療と回復のために構築されたアプローチである。その意味では事例1は，スキーマ療法のオーソドックスな適用例であるといえる。事例2（報告者：津髙京子）は，社会適応は良好だが，ずっとある種の「生きづらさ」を感じ続けてきた，というクライアントと行ったスキーマ療法の事例である。Ⅰ軸障害としてはさほど大きな問題はないし，Ⅱ軸としてパーソナリティ障害がつくわけではないが，早期不適応的スキーマによってクライアント自身が自分を生きられず，「何かよくわからないが生きているのがつらい」と訴えるクライアントは，実はさほど少なくない。そのようなクライアントにスキーマ療法が役立つ場合があり，事例2はその報告である。事例3（報告者：大泉久子）は，自閉症スペクトラム障害（おそらくアスペルガー症候群）の傾向を持つクライアントと実施したスキーマ療法の報告である。自閉症スペクトラム障害を持つ人は，その障害特性（「白黒思考」「結論への飛躍」など）から早期不適応的スキーマが形成されやすい傾向にあると思われる。筆者自身，自閉症スペクトラム障害を有するクライアントとスキーマ療法に取り組んだことがあるが，一度スキーマ療法の理論がクライアントに理解されると，その後の進行は非常にスムーズで，かつスキーマ療法の理論や技法をクライアント自身が非常に上手に使いこなせるようになってくれたという経験がある。また事例2と同様，自閉症スペクトラム障害を有するクライアントは，長い間，その人なりの生きづらさを抱えている人が多い。その意味でもスキーマ療法が役立つ可能性が高いのではないかと思われる。最後の事例4（報告者：森本雅理）は，スキーマ療法のケースに陪席し，さらにオフィスのサポートスタッフとして受付業務をする中で，スキーマ療法について感じたことをまとめたものである。セラピストではなく，陪席者および受付の立場からのスキーマ療法についての報告は，一味違ったスキーマ療法の側面を我々に教えてくれ

るだろう。これらの事例を通じて，読者の方々には，スキーマ療法の多様性と可能性を感じていただければ幸いである。

第6章

事例1：境界性パーソナリティ障害を持つクライアントと行ったスキーマ療法

（報告者：伊藤絵美）

6-1　事例の概要

　本章では境界性パーソナリティ障害を有するクライアントと取り組んだスキーマ療法について紹介する。事例の概要を以下に示す。まずはインテーク面接で聴取された情報を紹介する。インテーク面接はX年4月，筆者の運営するCBT専門のカウンセリング機関（洗足ストレスコーピング・サポートオフィス）にて行われた。インテーカーは筆者で，他に当機関のスタッフが陪席についた。所要時間は約90分である。なお当機関におけるインテーク面接やCBTの導入，心理テストなどについては，伊藤（2010）をご参照いただきたい。

インテーク面接で聴取された情報
◇クライアント
　さゆりさん[注1]。女性。28歳。アルバイト。

注1）「Aさん」といった匿名性の高い表記の仕方だと，クライアントの「顔」があまりにも見えないので，ここでは便宜上「さゆりさん」と名前をつけることにしたが，「さゆりさん」とは，実際にはこの事例のクライアントの名前ではない。他の事例についても同様である。

◇生活歴（インテーク面接で聴取した内容の概要）
- 東京都A区にて出生，生育。両親，弟（1歳年下）の4人家族。父親は会社員，母親は専業主婦だった。
- 父親は猛烈に働く人で，家では威張ってばかりいた。母親は父親の顔色ばかり見ていた。
- 父親の仕事の関係で，小学校2〜3年は東北に転居，小学校4〜6年は関西に転居し，2回転校したが，どこでもなじめず。
- 中学から東京に戻り，受験して私立校に入学するも，中2時に両親が離婚し，公立校に転校。高校生時からはアルバイトで家計を支え，語学系の専門学校に進むも，うつ状態がひどくなり退学。その後はアルバイトを転々としている。
- 専門学校に入学直後に母親が再婚し，再婚相手の家に家族で移り住むが，居心地が悪く，その時々につき合っている男性の家で暮らしたり，男性と別れると「実家」（母親の再婚相手の家）に戻ったり，居住地が安定していない。今はバイト先の店長宅に居候している。

◇現病歴（インテーク面接で聴取した内容の概要）
- 今思うと，中学生時より，ときどきひどくうつっぽくなり，死にたい気持ちになることがあった。
- 高校生からリストカットが始まった。バイトが忙しくうつになる暇もなかった。
- 母親の再婚後，どーんと具合が悪くなり，精神科クリニックを受診し，「うつ病」と言われ服薬開始。
- その後は断続的に精神科，心療内科を受診し，その時々で「うつ病」「うつ状態」などと言われ服薬したりしなかったりが続き，カウンセリングもときどき受けるが，長続きせず。
- X年1月に受診したBクリニックのC医師（年配の男性）が，初

めて「少し信用してもいいかも」と思え，今のところ継続して通院している。C医師に認知行動療法を勧められX年4月に当機関来談。

◇**現在の生活状況と本人の状態（インテーク面接で聴取した内容の概要）**
・住民票上は母親，母親の再婚相手（義父），弟の4人暮らしだが，実際は，その時につき合っている男性の家で暮らしている。
・現在，コンビニでバイトをしており，コンビニの店長とつき合っていて，店長宅で寝泊まりしている状況。でもその店長といつまでつき合うかはわからない。大して好きでもないので。
・生活費や小遣いは義父が出してくれるので，今は金銭的には困っていないが，本当は義父からお金をもらうのは嫌。
・コンビニのバイトは週に2回ぐらいで，あとは適当に生活している。生活は不規則。人づきあいはほとんどない。友だちもいない。
・ときどき食べ吐きをする。吐くとすっきりするから。リストカットはやる時とやらない時の波があり，今は「やらない波」なのでやってない（※左手首と腕に傷跡が無数にある）。生理は不順で，生理前には気分がすごく不安定になる。
・アルコールはときどき飲むが，飲むとコントロールが効かず，酩酊したうえに過量服薬し，救急車を呼ばれたことがこれまでに2回ある。
・趣味は特にない。

◇**主訴（インテークで「ここでカウンセリングを始めるとしたら何をテーマにしたいか？」と問われての本人の回答）**
・気分の浮き沈みが激しい。
・生きていても楽しくない。何のために生きているかわからない。

BクリニックC医師からの紹介状（診療情報提供書）の概要
- 診断：気分変調性障害，境界性パーソナリティ障害
- 投薬：パロキセチン（パキシル）30mg（夕），ブロチゾラム（レンドルミン）0.25mg（眠前），ロラゼパム（ワイパックス）1mg（頓用）
- 「X年1月から通院中の患者です。薬物治療だけでは回復が難しく，認知行動療法によって気分の波を安定させる必要があると判断し，紹介させていただきました」

インテーク面接に対する本人の感想
感想を問うと，しばらく沈黙した後，「よくわからないけど，始めてみようと思う」と述べる。「とりあえず述べた」という感じ。毎回のセッション後に感想を尋ねることについて伝えると，それについては「わかりました」とのこと。

インテーク面接を経ての合意事項
- CBTについて心理教育も兼ねて説明したところ，「すぐに楽になれるなら受けてみたい」と言うが，インテーカーが「楽になりたいというお気持ちがあるのはわかった。ただしすぐに楽になれるものではない。習い事と同じく，段階を経て認知行動療法の考え方ややり方を身につけてもらい，結果的に楽になればいい，というぐらいに考えてほしい」と言うと，やや不満そうではあったが，「わかりました。習い事だと思ってやってみます」とCBTを開始することを本人が決める。
- 生きているのがつらいのは，今に始まったことではなく，「物心ついてからずっと」ということであり，これまでの経過をセラピストに共有してもらいたい，ということで，いきなり主訴のアセスメントに入るのではなく，「物心ついてから今に至るまでの経過」

をヒアリングすることが合意された。ヒアリングのペースや回数は始まってから担当者と決めることに。
・週に1度のペースでCBTを開始することになる。本人はインテーカー（筆者）がそのまま担当者になることを望んだが、当面筆者の枠が空いておらず、別のセラピストが担当者となることで合意するも、不安な様子で「その人はどういう人ですか？」「何歳ぐらいですか？」「怖くないですか？」「その人と合わなかったらどうしたらいいですか？」といろいろと聞いてくる。インテーカーからはおおまかな年齢と性別だけ伝え（「30代の女性です」）、あとは担当者に会って、気になることは何でも担当者に聞いてほしい、合わないと感じたらそのことも含めて担当者に伝えてほしい、ただしもし伝えてもらって話し合いをしてもどうしても解決できず、どうしても担当者を替えてほしいという場合は、所長（筆者）が再度お目にかかって話し合いをして、担当者を変更することもできる、とお伝えした[注2]。

インテーク面接での本人の様子
・化粧が濃く、服装も派手だが、本人に「生気」が感じられず、フワフワしたまま話し続けており、多かれ少なかれ解離しているように感じられた。外見と本人の様子がちぐはぐな印象。
・放っておくと話が横道に逸れることが多々あり、その都度、インテーカーがうながしてアジェンダに戻ってもらった。そのことにつ

注2) インテーク面接時に担当セラピストを決める際、さゆりさんのように相性などを気にして不安になるクライアントは少なくないが、その場合このような説明をして、とりあえず担当者に会ってもらうようにしている。ほとんどの場合、クライアントの不安は「杞憂」に終わり、担当者と二人三脚でCBTを進めていくことができるが、まれに「どうしても担当者を替えてほしい」と申し出るクライアントがおり、その場合、筆者が臨時の「コンサルテーション・セッション」を実施して、事情をうかがい、担当者を替えるかどうかを話し合うことがある。

いてどう思うか尋ねたところ,「自分でも何を話しているのかわからなくなるので,戻してもらったほうがよい」とのことであった。
・CBT の心理教育についても,一応ふんふんと聞いてくれて「わかりました」と言うが,どれだけ本人に入ったかは,インテーカーとしては心もとない。

インテーカーの所見

・家族歴,生育歴を聞くと,かなり苦労しながら生きてこられた方で,おそらくスキーマレベルでの「傷つき」がある方だと思われる。
・現在の生活環境は不安定で,どこにも居場所がない様子。場合によっては生活環境を安定させるところから手をつける必要があるかもしれない。
・安定した対人関係を持つこと自体が困難な様子。その中で現在の通院先に 3 カ月以上つながっていること,主治医を信頼しはじめていること,その主治医に勧められて当機関に来談したことは特筆すべきことで,ここでの CBT を回復のきっかけにしたい。
・また,断続的ではあるがアルバイトをしたり男性とつき合ったりというように,ある程度の社会生活があるということも,ポジティブな情報とみなすことできるだろう。
・自殺念慮が高く,また時として過食嘔吐,自傷行為(リストカット,アームカット)が止まらなくなるということで,これらの経過もモニターし,場合によっては応急処置が必要になるかもしれない。また過去に 2 回あったという大量飲酒と過量服薬の自殺企図は見逃せず,早めに対策を立てる必要がある。
・CBT を開始するためのお膳立て(セラピストとの信頼関係,環境調整,自殺念慮などへの対応,ヒアリング,構造の安定など)がある程度整ってから,その時点で改めて CBT で取り組むテーマ

（主訴）を確認し，進めていく必要があるだろう。

心理テストの結果の概要[注3)]

・ストレッサー（自由記述）：「彼に捨てられた」「家にいたくない」「気持ちが急に暗くなる」「医者にここを勧められたこと」〔注：「ここ」とは当機関（洗足ストレスコーピング・サポートオフィス）のこと〕
・GHQ28：27ポイント（重症）
・BDI-II：43ポイント（重症）〔「悲観」については2（物事が自分にとってうまくいくとは思えない），「自殺念慮」については3（機会があれば自殺するだろう）〕
・気分調査：全て重症〔緊張と興奮，爽快感（逆転項目），疲労感，抑うつ感，不安感〕
・コーピングスタイル：「なかったことにする（回避的思考）」のみ「多い」で，他のコーピングは「中程度」「少ない」にポイント。
・反すう：反すうの頻度が高く，そのコントロールは非常に難しい。反すうの内容は「いやなこと」が多く，反すうの結果気分がますます悪化する。
・自己効力感：否定的
・時間的展望：全て「低い」（目標指向性，希望，現在の充実感，過去受容）
・対人関係：被受容感「低い」，被拒絶感「高い」，甘えの断念「高い」
・サポート：上司，同僚，家族・友人，全て「少ない」

注3) 当機関心理テストの詳細については伊藤（2010）を参照。特にこの事例のさゆりさんの心理テストの結果は伊藤（2010）の185〜186ページに記載されている「千代田美里」さんのプロフィールと酷似している。

心理テストの結果の解説

- ストレッサーの欄に「彼に捨てられた」とあるのは、今の彼（バイト先の店長）ではなく、別の男性のことだと思われる。
- さらにストレッサーの欄に「医者にここを勧められたこと」とあり、当機関への来談が、多少信頼しはじめている主治医の勧めによる、といういささか消極的な動機に基づいていることが見て取れる。
- ストレス反応は全般的に重症で、うつ状態も重症。またBDI-IIの自殺のリスクに関わる項目の点数が高く、何らかの対応が必要だろう。この状態で仕事をするのは相当にしんどいことと思われる。生きているだけで大変につらいだろう。
- 「なかったことにする」というコーピングのみ高頻度で使っている、というのと、インテーク面接での解離様の状態がマッチしているように思われる。ストレッサーやストレス反応がある閾値を超えると（しかもその閾値は低い）、なかったことにして解離状態に入るのではなかろうか。
- 一方で、反すうの頻度が高く、内容がネガティブで、コントロールがほとんど効いていない、という結果から、「なかったことにする」というコーピングが使えないことが少なくなく、その場合、ネガティブな反すう状態に突入し、よりつらい状態になってしまう、という悪循環にも頻繁に陥っているようである。
- スキーマ（中核信念）を測定していると我々が仮定している尺度の結果は、ことごとくネガティブで、自分自身に対して、過去・現在・未来という時間の流れに対して、そして他者との関わりに対して、かなりネガティブなスキーマが根底にあるようである。さらにソーシャルサポートが非常に乏しく、これだけのつらい状態を1人で耐えており、それがさらに本人をつらくさせる……という悪循環がここにも見られる。

その後の事例の経過

- Dというセラピスト（女性，30歳代）が担当となり，X年4月某日（インテーク面接の1週間後）よりセッションが開始された。インテーカー（筆者）とDは事前に引き継ぎと打ち合わせをして，本人の反応をよく見ながら慎重に進めていくべきケースであること，対人不安が強くセラピストとの相性を気にしているため，まずは本人が安心して話のできる治療関係を形成することを目指したいこと，そもそも当機関にCBTを受けに来談すること自体に動機づけがないため，まずは定期的に通うという安定した構造を作ることが必要であること，を共有した。

- DはこれまでもBPDに対応したことがあり，CBTについてはベテランとまでは言えないが，それなりに経験を積んだセラピストである。それでも本事例を担当することには不安を感じるということだったので，1セッションごとに丁寧に筆者がスーパービジョンをしながら慎重に，大切に進めていこうということになった。

- しかし残念ながらDとのセッションを3回重ねたところで，さゆりさんは受付のスタッフに「どうしても先生を替えて欲しい」と泣きながら訴え，コンサルテーション・セッションの予約を取り，後日筆者が同セッションを行った。彼女の訴えは「D先生は決して悪い先生ではないが，D先生が自分を理解してくれるようには思えない」「自分は主治医に言われてここに来て，伊藤先生（筆者）に会ったから，ここに通ってもいいと思ったので，やはり先生に担当してほしい」というものであった。筆者からは，筆者が担当するとなると，筆者の枠が空く3カ月後まで待ってもらう必要があること，さらに最初の3カ月は週に1度のペースで予約を取ってもらうことが難しいということ，その後は（つまり開始半年後）週に1度のペースで通ってもらうこと，さらに筆者が担当するとなると陪席者が入ることになることについて伝え，それで

もよければぜひ筆者が担当させていただきたいということをお話ししたところ,「それでもよい」ということなので, 改めて筆者が担当させてもらうことになった[注4]。

・結局 X 年 5 月から 10 月にかけて, 断続的に計 10 回のセッションを行い, 11 月以降は週に 1 度のセッションを継続して行った。
・X＋1 年 4 月までに計 33 回のセッションを終了し, X＋2 年 6 月には計 85 回のセッションを終了した。次節で示す通り, X＋2 年 6 月までは, さゆりさんが安定して CBT に取り組むための工夫をし, ヒアリングを行い, 今抱える現実的な困り事に対する標準的な CBT を実施した。
・X＋2 年 7 月から 8 月にかけて, スキーマ療法を開始するか否かについて話し合いを続け, スキーマ療法を開始することに合意された。ここまでで計 93 回セッション。
・X＋2 年 9 月からスキーマ療法を開始し, X＋5 年 10 月にスキーマ療法が一通り終わったことが共有され (ここまでで計 236 セッション), その後 1 ～ 2 カ月に 1 セッションの長期フォローアップに入り, 今に至る (現在 X＋7 年, 計 258 セッション)。

以上が本事例の概要である。次節では, 本事例の最初の 2 年間の経過

注4) 139 ページの脚注にも書いた通り, このようなことがまれにあり, 筆者がコンサルテーション・セッションを実施することになるが, その場合, 多くのケースを筆者がその後替わって担当することになる。興味深いのは, このように担当替えをしたケースは今のところそのほとんどが, その後スキーマ療法に入っているという事実である。このような担当替えについては, 最初の担当者のスキルの問題だけでなく, インテーカーおよびスーパーバイザーとしての筆者の力不足の問題も大いにあると考えているが, その他にもクライアントの早期不適応的スキーマが絡んでおり, そのようなクライアントの場合, 通常の CBT よりさらに治療関係が重要になってくるというヤングの主張を裏づけるものともいえる。CBT およびスキーマ療法におけるセラピストとクライアントの関係性の問題は, 本書のテーマを超えて別に考察の必要な大きなテーマだろう。

を報告する。最初の2年間では，スキーマ療法を実施したのではなく，安定した治療関係や治療構造を形成するためにさまざまな工夫を行い，さらに種々の応急処置を行ったり，過去の経緯をヒアリングしたりした後，現在の困り事に焦点を絞ってCBTを実施した時期である。本事例も他のスキーマ療法の事例と同じく，スキーマレベルでの傷つきがあることは理解しながらも，最初からスキーマ療法を導入しようと思ってCBTを実施したわけではない。2年かけてCBTを進めていく中で，結果的にスキーマ療法がさゆりさんに役に立つかもしれないという仮説が共有され，スキーマ療法を始めることが合意されたのである。しかしながら今となっては，後づけの話ではあるが，結果的にはその最初の2年間で行ったことが全て，スキーマ療法のお膳立てとして機能することになったと考えられる。

6-2 スキーマ療法の導入に至るまで：スキーマ療法のお膳立て

関係づくりと構造化

　せっかく開始したCBTで担当セラピストが変わり，当面のセッションのペースが不安定になってしまったということで，筆者（セラピスト）としては，まずはさゆりさんとの間に安定した治療関係を形成することと，セッションの頻度がたとえ不安定であってもCBTの全体の構造を彼女と共有し，少なくとも毎回のセッションの構造を安定させることを強く意識してさゆりさんとのCBTを開始した。

　全体の構造についてはインテーク面接で示したCBTの全体の流れ（伊藤，2010を参照）を毎回示し，自分たちがCBTの開始から終結までの道のりのどこにいるかということを確認し，自分たち（さゆりさんと筆者）がその長い道のりを一緒に進んでいくのだということを繰り返し伝えた。

当初苦労したのは，1回のセッションの構造化である。当機関は1セッション45〜50分の完全予約制である。セッションはたとえ遅刻しても延長しないことはインテーク面接時に文書を含め明確に説明し，同意を得ていたが，さゆりさんとのCBTが始まってみると，セッション終了の時間が来ても，なんやかんやとなかなか席を立たない，10〜15分遅刻してきて「時間を延ばしてほしい」と言う（遅刻の理由はたとえば「ここに来たくないから駅のホームのベンチにいた」）などといったことが続いた。筆者はそのたびに，「ごめんなさい，お気持ちはわかるのですが，最初にお約束した通り，どの方とのセッションも延長しないことにしているのです」と丁寧に答え，時間が来たら筆者が先に席を立ち，退室をうながした。すると時間通りに退室するようになったが，今度は退室後，受付でスタッフをつかまえてセッションの内容について話したり，退所後外から電話をしてきて「伊藤先生につないでください」と言い，「できない」と電話に出たサポートスタッフに言われると，そのスタッフに対し，同じくセッションの内容について質問をしたり不満をもらしたりする，といったことが続いた。

　筆者は，こういったことがあるたびに，次のセッションでさゆりさんと話し合い，彼女の思いを話してもらって，それを一つ一つ受けとめつつも，セッションの内容について受付スタッフはコメントのしようがないことや，受付スタッフは事務手続きや電話対応のためにそこにいるスタッフであることを，根気強く説明するということを繰り返した。そして何度もの話し合いを通じて，通常5分程度で終わる各セッションの「まとめの時間（ホームワークを決めたり，次回以降の見通しを立てたり，セッションに対するクライアントの感想を述べてもらう時間）」に，さゆりさんとのセッションでは毎回15分確保することにした。その「まとめの時間」でホームワークを決める時，筆者が提案した課題を，その時はさゆりさんが「わかりました，大丈夫です」「やってきます」と受け入れたとしても，次のセッションで「そのホームワークのせ

いで具合が悪くなった」と訴えることが少なくなかったため，筆者の提案した課題で大丈夫かどうか，課題に取り組むことでかえって具合が悪くなる可能性があるかどうか，を一緒にシミュレーションし，少しでも具合が悪くなりそうであれば中止して，取り組みやすい別の課題を設定することにした。さらに，「私だけがセッションの感想を言わなければならないなんて，不公平だ」「先生の感想も毎回言ってほしい」というさゆりさんのもっともな主張により，「まとめの時間」の最後に，筆者自身の感想を話す時間を設けた。

　このようにさゆりさんの感想や意見や訴えや抗議を受けて，少しずつセッションの構造を，さゆりさんが安心かつ納得して取り組みやすいように工夫しながら安定させていった。それによって次第に時間外に受付でねばったり，電話をかけてくるようなことが徐々に減っていった。筆者がとにかく気をつけたのは，さゆりさんが何を言ってきても「ウェルカムの精神」で受けとめるという，当たり前といえばごく当たり前のことである。とはいえ筆者はちっぽけな人間なので，正直なところ，やはり自分が批判されると言い訳をしたくなるし，あまりにも強い口調で抗議されると，相手に怒りを感じてしまうことがある。また筆者には「無能スキーマ」があるため，これはさゆりさんに限らず，クライアントから否定的なコメントが返ってくると筆者の無能スキーマが刺激され，「ああ，やっぱり自分はセラピストとして無能なんだ」「こんな無能なセラピストでごめんなさい」といった自動思考が生じ，無力感や落ち込みといった気分・感情が湧き出てくることがある。そのような自分のさまざまなネガティブな反応をリアルタイムにモニターし，目の前のさゆりさんがとにかく「困っている人」であると再認識して，さゆりさんのどのような反応にも意味があり，それをそのまま受け入れるところから始めるのがセラピーとして重要なのだと認知を再構成し，そうだ「ウェルカムだった」と自分に「ウェルカムの精神」を思い出させ，さゆりさんの反応を心から受けとめようと思い直す，という流れで，「ウェル

カムの精神」およびそれに基づく「ウェルカムの態度」を何とか保ちつづけた[注5]。そうすると、攻撃性が直接筆者に向けられた場合も、心底さゆりさんを心配する心持ちをすぐに取り戻し、「どうしたの？」と尋ねるというようなことができた。この態度はスキーマ療法的に言えば、治療的再養育法やヘルシーアダルトモードといったことに関わるものと思われる。筆者はこの時点で、さゆりさんとスキーマ療法を行うかどうかについては全く考えていなかったが（まだそんな余裕はなかった）、さゆりさんがBPDを持っていることは明らかだったので、最初からスキーマ療法における治療的再養育法を意識してさゆりさんと関わっていた。これはさゆりさんに限らず、他のBPDのケースでも同様である。

　治療的再養育法を意識し、「ウェルカムの精神」を持ち、いつも変わらぬ存在として、さゆりさんの前に居続けようとすること。そして常に同じ構造を持つセッションを繰り返すこと。それが最初の1年で筆者が最も心がけたことである。それとは対照的に、さゆりさんは、セラピーを開始してから1年ほどは、毎回異なるモードで筆者の前に登場した（第9章「陪席者からみたスキーマ療法」を参照）。メイクも服装も持ち物も表情も態度も、前回のセッションと今回のセッションではあまりにも異なるのである。「なるほど、これが、BPDではモードが極端に切り替わる、とヤング先生が言っていたことなのだな」と思いつつも、毎回あまりにも異なるモードで登場するので、筆者としてとまどいも感じつつ、「これだけモードが変わってしまうというのは、本人も大変なことだろう」と受け止め、モードの変化にはこちらはあえて反応せず、変わらぬ態度で接し続けた。このことも構造や治療関係が安定していくう

注5) この「ウェルカムの精神」を筆者に教えてくださったのは、松本俊彦先生である。松本先生の薬物依存関係のワークショップで、松本先生の治療姿勢として「ウェルカム」の話を拝聴し、いたく感じ入り、当オフィスのスタッフにも伝え、現在我々は「ウェルカムの精神」をひとつのスローガンとしている。「ウェルカムの精神」については、たとえば松本（2009）を参照していただきたい。

えで非常に重要だったのではないかと思われる。

　また関係づくりとしては，さゆりさんと筆者の二者関係ではなく，その場にいない主治医を含めた三者関係を形成することを心がけた。主治医と筆者は別々の機関でさゆりさんに関わっているため，連絡を直接密に取り合い，さゆりさんについてカンファレンスすることは実際には無理である。そこで筆者はさゆりさんにメッセンジャーになってもらうことにして，ことあるたびに「C先生にそのことは話した？」「C先生はそのことについて何て言っている？」と尋ねたり，当機関での心理テストの結果や自傷行為についても，「このことをC先生に伝えて，先生の考えを聞いてきてね」と依頼し，次のセッションで「C先生は何て言っていた？」とさらに尋ねる，といった工夫をした。そうすることで，主治医の見解を知ることができるし，さゆりさんの現状やCBTの進行も主治医に伝わるし，主治医とセラピスト（筆者）が協同してさゆりさんの治療や援助にあたっているという感じがさゆりさんに伝わる，というさまざまな効果があったと思われる[注6]。

数々の応急処置

　CBTを開始して1年を経過するぐらいまでは，前節で示した「関係づくりと構造化」と，本節で示す「数々の応急処置」にほとんどの時間を費やした。「応急処置」とは，CBTでセラピストとクライアントがある程度落ち着いて主訴に取り組もうとする際に，さしあたって障害となっている問題や困り事がある場合，それらの問題や困り事の「さしあたっての解決」「とりあえずの解決」を目指す試みのことである（伊

注6) これはスキーマ療法の「治療的再養育法」という考え方からも理に適った工夫であろう。筆者の印象では，主治医がより父親的な立場で，そして筆者はより母親的な立場でさゆりさんと関わり，それらの関係が統合されて「治療的再養育法」として機能したように思われる。そもそもさゆりさんがやっと信頼できそうな主治医を見つけ，その主治医の紹介で筆者のところにやって来た，ということからして，本ケースにおける主治医の存在は非常に大きい。

藤，2010)。セラピーの進行そのものを妨げる問題がある場合，まずはその問題解決を図り，セラピーを進めていける状況や状態を作らなければならず，そのための営みを筆者は「応急処置」と呼ぶことにした。それはたとえば深刻な自傷行為，自殺念慮や自殺企図，触法行為（逮捕され裁判にかけられるとなるとセラピーに通うことができなくなる），アルコールや薬物の乱用，暴力や虐待の加害や被害などである。応急処置の詳細については伊藤（2010）をご参照いただきたい。

さゆりさんの場合，以下の問題について応急処置を行った。

◇自傷行為

さゆりさんには2種類の自傷行為があった。1つはストレス反応が昂じて壁に頭を打ちつけるというもの，もう1つはインテーク面接で話されたリストカット（とアームカット）である。

壁に頭を打ちつけるという行為は，ほとんど解離状態で行われているらしく，本人の記憶がなく，頭のこぶや壁の損壊によって後で気づく，というパターンであった。あるいは同居人が止めに入ったり，壁を壊したことを非難したり，ということもあった。これについては，怒りやイライラをモニターし，家の中でそれらが高まってきた場合，「あ，イライラ君が来たぞ」「怒りの山が噴火しそう」と自分の状態にラベリングし（認知的対処），毛糸の帽子を頭にかぶり（行動的対処），そのうえで我慢できなければ壁に頭を打ちつけるという計画を立てたところ，モニターおよびラベリングの効果と，毛糸の帽子の物理的効果で，ひどく頭を打ったり壁を壊したり，ということは減少した。

リストカット（とアームカット）については，インテーク面接時より，本人が「死なないために切っている」「今はこれが自分にとって必要なこと」と，それがコーピングであることを認識していることが共有されており，2人で何度か話し合った結果，「自分で手当てのできる傷なら許容範囲」とのルールを決め，いずれにせよ「リストカットした

い」という自分の気持ちや思いに気づき，他のコーピングを試せるかどうか自分に訊いてみて（他のコーピングとは，たとえば深呼吸，自分を撫でる，ぬいぐるみを抱く，冷たい水に手を浸すなど），試せそうなら試すが，そうでなければ自分が事後手当てできる程度で済むようリストカットをする．そしてそのことを次の診察とセッションで必ず主治医・セラピストに報告する，ということにした．それにより，アームカットは完全に止まり，ときどきのリストカットだけで留まるようになり，リストカット後に丁寧に自分の傷を手当てできるようになった．

◇自殺念慮，自殺企図

　さゆりさんには，上記の自傷行為とは別に，慢性的な希死念慮と自殺念慮があり（「消えてしまいたい」「生きていたくない」「死ねるものなら今すぐ死にたい」「自殺できるならしたい」），ときおりタオルで自分の首を絞めたり，酩酊時に過量服薬をしたりしていた．過去に2回，かなり危険な状態になり，同居人や家族に救急車を呼ばれ，胃洗浄を受けたことがあったということである．これらの行為については，さゆりさん自身が「危険である」と認識しており，自殺企図に至らないためにはどうしたらよいか，という話し合いを重ね，以下のような対処法を考えた．

- 自殺念慮に対するコーピング：それが出てきた時に気づき，自殺念慮の強さを，0（全くない）から100（これ以上ないぐらい死にたい）までの数字で表し，手帳にメモをする．それを次回の診察とセッションで報告する．「消えたい」「死にたい」と思うこと自体は否定せず，「ああ，また私死にたくなっているんだ」とそのまま受け止める．
- 自殺企図に対するコーピング：フワフワでモコモコの首を絞めづらいタオルだけを身の回りに置く（実際，タオルを買い替えても

らった）。1人で酒を極力飲まない。飲む時は最初に何杯飲むか決め，その数を超えないように気をつけて飲む。薬物を手元に余分に置かないのが理想だが，それはどうしてもできないということだったので（さゆりさんは処方薬だけでなく市販薬を大量に手元に置いていた），それらの余分な薬を小分けにして，それぞれ包装紙できれいにくるみ，リボンをつけ，キラキラしたシールを貼り，さらにそれらをきれいな透明のビニール袋に詰め，袋の入り口をテープでぐるぐる巻きにして，さらにひらひらのリボンを巻いて，硬くリボン結びにする，という作業を行って，酩酊時に簡単にそれらの薬を取り出せないようにした。

自殺念慮や自殺企図について，以上のようなコーピングを，時間をかけて話し合い，経過を確認し続けたところ（上記のコーピングが定まるまでにはさまざまな攻防があった），自殺企図はおさまった（タオルで首を絞めることはあったが，タオルの手触りが気持ちがよいので，大事には至らず／手間暇かけてラッピングした薬物はもったいなくて取り出せず）。自殺念慮については，0から100までの数字をメモした手帳を毎回見せてもらい，特に大きな数字がメモされていた場合には，かなり丁寧にその時の気持ちを語ってもらった。CBT開始当初は，セッションでも軽い解離状態を示すことが多かったさゆりさんだったが（日常生活ではさらに頻繁に解離状態に陥っているものと思われる），死にたい気持ちについて語る時にハラハラと涙を流すようになっていった。これはさゆりさんが自分の気持ちをモニターし，マインドフルに受容できるようになったということを表す重要な変化だったと思われる。

◇万引き行為

実はさゆりさんは，インテーク面接時には話されなかったが，重大な問題を抱えていた。それは衝動的に万引き行為をしてしまう，とい

うことである。筆者がさゆりさんのセラピーを担当して半年以上過ぎてから，さゆりさんはこの件について告白してくれた。「このことを話したら，伊藤先生は自分のことを警察に通報するのではないか」「このことを話したら，伊藤先生は自分のことを軽蔑するのではないか」「このことを話したら，伊藤先生はもう自分に会ってくれないのではないか」という思いがあり，相談したかったがなかなか踏み切れなかったということである。万引き行為は主に雑貨店やドラッグストアで行われ，特に欲しいわけでもないが，小物や化粧品などを盗んでしまうのだという。また，すでにさゆりさんはこの行為で警察に捕まったことがあり，不起訴処分にはなったが，今度捕まったら起訴されることが確実なのだという。さらに筆者とのCBTが始まった後も，何度か万引きしたことがあり，「自分ではやめたいのに，どうしても止まらない。もし捕まったら，ここに来て伊藤先生に会うこともできなくなってしまう。だから思い切って相談することにしたんです」と，涙を流しながら話してくれた。

　筆者からは，話すことに勇気が要ったであろうということ，よく思い切って話してくれたということ，こんな大事なことを打ち明けてくれてとてもうれしいということ，重大な自傷他害行為でなければ違法行為だからといって警察に通報することはしないということをさゆりさんに話し，さゆりさんが今後万引き行為によって逮捕され，会えなくなってしまうということは何としてでも避けたいという筆者の思いを伝えたうえで，これも応急処置として対策を考えようということで合意した。

　数回のセッションをかけて作ったコーピングシートの内容は以下の通りである。

・認知的コーピング：「伊藤先生とのカウンセリングを続けることを最優先して，自分の行動を選ぼう」「行動は選ぶことができる」「盗みたいというのは単なる欲求。欲求は放っておくとそのうちおさ

まる」※本当に危なくなったら伊藤の顔をイメージする。
・行動的コーピング：本当に買いたい物がある時だけ雑貨屋とドラッグストアに行く。行く時は財布とか小さいポーチだけ持っていく。大きなバッグや袋を持って行かない。店に入ったらすぐに買い物かごを手に取り，商品はすぐにかごに入れて，レジで精算する。

　さゆりさんは，筆者とのCBTを始めて半年たった頃から，ようやく筆者がさゆりさんの治療者・援助者であることを受け入れ，筆者をある程度信じてもよいという心持ちになったようである。そうなると自らの万引き行為は，さゆりさんが筆者と会い，CBTを続けていくことを阻む障害物となり，だからこそ思い切って筆者に打ち明けてくれたのだろう。そのようなさゆりさんの思いを汲んで，上記のようなコーピングを2人で考案した。また筆者からは曝露（エクスポージャー）の原理を心理教育し，その時には「どうにも抗い難い」と感じる欲求でも，時間が過ぎれば軽減し，しまいには消えてしまうということをさまざまな例を用いながら説明したところ，本人も納得したのでコーピングに組み入れた。また，たとえば「バッグや袋を持って店に入らない」「店に入ったらすぐに買い物かごを手に取る」などという行動的コーピングは，非常にシンプルだが，さゆりさんにとっては新鮮な解決策だったらしく「自分1人では思いつかなかった」としきりに述べていた。

　このように万引き対策のコーピングシートを作ったら，あとはそれを毎日眺めてもらい，外出，特に買い物の際には，書いてある通りの認知的コーピングと行動的コーピングを実施してもらった。実際にはこれでピタッと万引きが止まったわけではなかったが，再発があるたびに「とにかく捕まっちゃったらアウトだから，捕まらないで，ここに来続けようね」というのを合言葉に対策を話し合い，その後万引きは完全におさまった。

◇無軌道な異性関係

　毎回のセッションの冒頭の「橋渡し」で聞く話から，本人の生活ぶりが垣間見られ，さゆりさんの生活リズムや仕事，対人関係などが乱れることはしばしばあったが，筆者が最も心配したのは，彼女の異性関係だった。橋渡しで話される話からは，知り合ったばかりの男性と性交しただの，その際に暴力的になられるなど怖い思いをしただの，薬物を勧められただの，筆者からすると危ない話が多すぎ，「私（筆者）が心配でたまらないから」と言って，あえて応急処置の対象とさせてもらった。筆者が心配していたのは，このようなことによってさゆりさん自身の心身が傷つくような羽目に陥ることだった（たとえば望まぬ妊娠，感染症，暴力の被害者になることなど）。そもそもこのような異性関係の持ち方は，自分を大切にするというのとは正反対であり，自傷行為のようなものである。このようなことを何度もさゆりさんに伝え，彼女自身はあまりピンと来ていないようだったが，「伊藤先生が心配してくれるなら」という前提でコーピングシートを作成し，男性に声をかけられたり誘われたりした時の対応の仕方，そしてセックスをするのであれば確実にコンドームを使用することなどを約束してもらった。そして男性との関わりがあれば，ささいなことでも筆者に報告してもらうことも約束してもらった。

　その際筆者はさゆりさんに対し，「この件については，セラピストという他人ではなく，あなたの姉のような気持ちで聞かせてもらうからね。姉だから，あなたが何をしたって批判したり見捨てたりはしないけれど，本気で心配しているからこそ，口出しはさせてもらうと思うけれど，いい？」と，それこそ姉のような口調で宣言した（もちろん治療的再養育法を意識しての声かけである）。その時のさゆりさんはただうなずくだけだったが，かなり後になって，「あの時先生に，『姉だから』って言ってもらい，本気で心配してもらえたのが，本当にうれしかった」と泣きながらさゆりさんに言われたことがある。さゆりさんには，心か

らそう言ってくれる親や姉のような存在がいなかったのである。

　このような約束の後は，他の応急処置と同様に，毎回のセッションで異性関係について経過と現状を共有させてもらった。実際にはその後も何度か，筆者が「姉」としてハラハラするような話があったが，そのたびに約束したことを一緒に確認し，「姉」として心からさゆりさん自身が無事であることを願っていることを伝えつづけた。

　以上が，さゆりさんと行った応急処置の概要である。これらの応急処置は基本的にはコーピングシートを作って対応した〔コーピングシートについては伊藤（2010）を参照〕。これはさゆりさんのケースに限ったことではないが，応急処置にあたって筆者が注意しているのは，次から次へと「問題」を取り出して応急処置のためにコーピングシートを作り続ける，という事態に陥らないようにする，ということである。そうなると本来のCBTの目的（クライアントの抱える主訴について系統だってケースフォーミュレーションを行い，問題解決を図ること。またそのような取り組みを通じてクライアント自身のセルフヘルプの力を向上させること）を見失い，応急処置依存とでもいうべき状態になってしまう。実はさゆりさんは，応急処置に取り組んでいる際，過食嘔吐についてもコーピングシートを作りたい（というかむしろ「作ってほしい」）との希望を述べたが，筆者との話し合いの末，それを取りやめた，という経緯がある。というのも，確かにさゆりさんは頻繁に過食嘔吐し，そのことに確実に困ってはいたが，過食嘔吐が我々のCBTの進行を阻むということではなかったし，そもそも過食嘔吐はさゆりさんの「気分が不安定になりやすい」という主訴に深く関わっていたからである。主訴に関わる問題であれば，「応急処置」という文脈ではなく，CBTの本線でしっかりとアセスメントを行い，扱っていくべき問題であるはずである。このようなことを筆者から丁寧に説明し，過食応答については応急処置の対象にはせず，ただし毎回の橋渡しで現況を報告してもらうこと

で合意した。

きめ細かくケアしながらのヒアリングの実施

CBT を開始して約 1 年，約 30 回のセッションをかけて，前述の「関係づくりと構造化」「応急処置」を行い，ようやくさゆりさんの状態がある程度落ち着き，安定した構造の中でセッションを行えるようになった。そこで我々は本来の CBT の流れに戻り，全体の構造を見据えつつ，段階的に CBT を進めていくことにした。

そこでまず行ったのは，「ヒアリング」の作業である。これは第 3 章で紹介した「スキーマ分析のためのヒアリング」ではない。あくまでも CBT の文脈の中でのヒアリングである。CBT では，クライアントが「今・ここ」で抱えている困り事（症状や問題）に焦点を当てるが，その困り事の歴史があまりにも長かったり，その困り事の背景が複雑だったりする場合は，すぐに「今・ここ」に焦点を当てず，困り事の歴史や背景を共有することがある。それを筆者は「ヒアリング」と呼んでいる〔ヒアリングそれ自体については伊藤（2010）を参照〕。さゆりさんのケースは，インテーク面接で聴取した情報から（あきらかに経過が長く，複雑な背景を有する），ヒアリングが必要だと思われた。そこですでにインテーク面接の段階でヒアリングが必要かもしれないことをインテーカー（筆者）が伝え，さゆりさんも了承した。ただしヒアリングの進め方については CBT が開始されてから担当者と相談することになっていた。

しかし実際に CBT が始まってみると，ヒアリングについて話し合うどころか，良好な治療関係を形成し，構造化を行い，応急処置をすることで手いっぱいになってしまった。そこで構造が安定し，応急処置が順調に進み，さゆりさんの状態が当初よりは安定したところで，あらためて CBT の本線に戻ることをさゆりさんと共有し，ヒアリングの必要性について，そしてその進め方について話し合った。さゆりさんとして

は，過去のさまざまな体験が今の自分に大きな影響を与えていることは間違いないし，これまでの経緯をセラピスト（筆者）に知ってもらいたい，共有してもらいたいという気持ちが強くある一方，あまりにも深く過去の自分に戻るのは怖いし，思い出したくないこともたくさんあるということだったので，「ヒアリングにはあまり時間をかけすぎず，でも今の自分に影響を与えていると思われる重要な過去の出来事を，思い出しても大丈夫な範囲で思い出し，セッションで共有する」ということが合意され，ヒアリングを開始することにした。

ホームワークで過去の出来事をメモにするといった課題はあまりにもストレスになるということだったので，ヒアリングはセッション中だけ行うことにして（「ヒアリングの内容をセラピストがメモしたものを持ち帰るのも負担だ」ということで，ヒアリングに関するホームワークは一切出さないことにした），数々の応急処置を続行することだけをホームワークとして，ヒアリングを進めていった。結果的にはX＋1年12月頃まで，約半年（20セッションほど）をヒアリングに費やした。

以下に，ヒアリングで話された内容を示す（インテーク面接の内容と重なる情報もある）。

◇家族について
・父親は大企業の営業マンで，上昇志向が強く，猛烈に働いていた。「俺は偉いんだ」「文句あるか」が口癖。よく酔っぱらって母親をなじっていた。
・父親は男尊女卑的信念の持ち主で，女である母親と自分を低く見ていた。馬鹿にされていたと思う。
・両親は男の子である弟を溺愛していた。なので「自分はいなくてもいい子なのだ」といつも感じていた。
・母親はいつも父親に怒鳴られていて，かわいそうだと感じていた。
・1歳下の弟は，自分と違って，活発で明るい性格で，さらに両親か

ら可愛がられていたため，弟なのに「弟」という感じがしなかった。弟もさゆりさんを「姉」扱いせず，父親の真似をしてさゆりさんに対して威張っていた。

◇幼少期の記憶
・自分はもともと大人しい子どもだったし，父親がいつ怒り出すかわからないので，家の中ではとにかく大人しく，じっとしていた。
・近所の子たちと遊んだ記憶がない。幼稚園の記憶もほとんどない。家で一人遊びしていたような気がする。

◇小学生時
・小学校１年生の時の記憶はほとんどない。普通に学校に通っていたように思う。担任の先生（女性）は優しかったような気がする。
・父親の仕事の都合で東北に引っ越して転校したが，転校先でいじめられた。「東京から来たからってスカしてる」とか「気取ってる」とか言われて小突かれたり無視されたり。先生の言っていることも地元の言葉なのでわからないことが多かった。学校に行くのは嫌だったが，そのことを親にも言えず，仕方なく通学していた。東北にはよい思い出が何もない。関西に引っ越すことになったと聞いて，ものすごくホッとした。
・小４〜６年の３年間，関西の小学校に通ったが，結局そこでもなじめなかった。関西弁が使えなくて苦労した。いじめられることはなかったが，同級生の話についていけず，ずっとよそ者扱いだった。
・弟は東北でも関西でもすぐに学校になじみ，友だちが大勢できて，勉強もよくできたので，ますます父親の「自慢の息子」になった。
・関西に行ってから，父親は前にも増して仕事が忙しくなり，家に帰って来ないことが増えた。休日も仕事に行って家にいないこと

が多かったが，むしろ父親がいなくて気が楽だった。

◇中学生時
・中学から東京に戻ることになり，親の命令でいくつか中学受験させられて，受かった学校（中高一貫の私立女子校）に通うようになった。中学1年生の時は，友だちができたし，勉強にもついていけたので，学校に行くのが楽しかった。初めて学校が楽しいと感じた。バスケット部に入り，部活でも友だちができて楽しかった。
・しかし中2の1学期に両親が離婚することになり，父親が家から出て行った。父親の浮気が原因だと聞いている。恐ろしい父親がいなくなってホッとしたが，経済的な問題で地元の公立中学校に転校することになり，それがとてもつらかった。
・その頃，母親は家でよく泣いていた。また毎日のように愚痴をこぼし，自分に頼ってきた。「母親を支えるのは自分しかいない」と思っていた。母親が寝込むことが増え，代わりによく家事をやっていた。今思うと母親はその頃うつ病だったのではないか。
・両親の離婚後，弟が荒れて，学校でも問題を起こしたりしていた。だから余計「自分がしっかりしなければ」と思っていた。
・中学には普通に通っていたが，家事をするのに忙しく，部活にも入らず，両親の離婚のことを話すのが嫌だったこともあり，友だちらしい友だちはできなかった。
・両親の離婚後は「自分がしっかりしなければ」と気を張っていたが，ちょっと気を抜くと，気持ちがすごく暗くなったり，悲しくなったりして，何とも言えない嫌な感じにとらわれるようになった。今思うと「うつ」だったと思う。また「死んだら楽になるんじゃないか」と思うようになり，自殺のニュースを食い入るように見たり聞いたりするようになった。それでも母親を支えるため

に自分が頑張らなければと自分に言い聞かせていた。
・お金がなかったので私立高校には絶対通わせられないと母親に言われており，ランクを落として高校受験をして，近くの都立高に入学することになった。

◇高校生時
・学校にはかろうじて通いつつ，家計を支えるためにアルバイトばかりしていた（例：コンビニ，ファストフード，ファミレス）。
・大学に行けないことがわかっていたし，勉強に対するやる気はとうに失っていたので，高校にはただ通うだけ。友だちもあえて作らず，学校が終わったら即バイト，という3年間だった。
・「自分が頑張って母親を支えなければ」という思いだけで高校生活を乗り切ったように思う。特に弟が荒れて，家でも暴言を吐いたり暴れたりしていたので，余計自分が頑張って母親を支えようとしていたように思う。
・あまりにつらくなると頭がボーっとしてきて，自分が何をしでかすか怖いので，手首をカッターで切って，正気を保っていた。高校生の時の記憶はあまりない。

◇高校卒業以降
・なげやりな気持ちで語学系の専門学校に入るが，相変わらずバイト三昧で学校にはほとんど行かなかった。
・専門学校1年生の秋，母親が再婚することになった。相手は自営業でそこそこお金を持っている人。ある日突然母親に「さゆりちゃん，もうバイト頑張らなくていいよ」と言われた。それを言われた瞬間，自分の中の何かがぷっつり切れた。その後，ひどいうつ状態になり，バイトも続けられなくなり，そのうち学校も辞めた。
・自分たちのマンションを引き払い，再婚相手の家に母親，自分，

弟の3人が移り住んだ。とても居心地が悪く，居候している感じもあり，彼氏がいる時はその人の家に住み，別れると「実家（母親の再婚相手の家）」に戻る，ということを繰り返している。アルバイトも彼も長くて半年，短いと1カ月ぐらいしか続かない。
・この頃からずっと，気分が不安定で，すぐに落ち込んだり，カーッとなったりする。うつになって寝たきりになるととても仕事どころではなくなる。精神科に行ってみたところ「うつ病」と言われて薬を出された。でも飲んでもよくならないし，副作用が出て薬をやめると先生に怒られるし，あと薬のまとめ飲みやリスカや自殺未遂（※過量服薬のこと）などで「ボーダーは診ない」「もううちでは診れない」と言って追い出されたことも何回もあって，治療もとにかく長続きしない。カウンセリングも何回か受けたが同じだった。話をしたって何も変わらない。
・去年の初め頃（※X年1月）に初めて行ったクリニックの先生（※BクリニックのC医師）は，今までの先生とは違い，話を聞いてくれるし，自分のことをちゃんと考えてくれているような気がして，続けて通うことができている。C先生のおかげでここに来ることができ，前よりは少し楽になってきたので，今はC先生のところに通いながら，ここで伊藤先生と認知行動療法を頑張りたい。

以上がX+1年6月から12月にかけて，約半年（20セッションほど）費やして聴取したヒアリングの内容の概要である。毎回のセッションでは，橋渡しをし，応急処置について報告を受けた後，ヒアリングの作業を行った。「あまり深めすぎると苦しいので深めすぎない」という合意のうえで始めたヒアリングだったが，物心ついた時からさまざまな苦労を抱えて生きてこられたことは明らかで，さゆりさんはおおむね淡々と話しながらも時に涙ぐむ，という様子であった。筆者はさゆりさんの語る内容を聴きつつ，用紙に外在化し，それを一緒に眺めながら，

その時々のさゆりさんの苦労をねぎらう，という聴き方を心がけた。ヒアリングを終えてみての感想を問うと，「自分のこれまでを振り返ることができてよかった」「先生が何度も『苦労したんだね』と言ってくれて，そうか，自分は苦労したんだって初めて思えるようになった」との反応が返ってきた。「過去のつらい体験を思い出すことになったが大丈夫だったか？」という筆者からの問いに対しては，「ここ（※セッション）だけで思い出し，ここを終えると封印したので大丈夫」「全部を出し切ったわけじゃない。蓋をするところには蓋をしているので大丈夫」とのことだった。我々としては，全てを出し切るのがヒアリングの目的ではなく，これまでにさゆりさんがどう生きてきたかの概要を共有することが目的だったので，ヒアリングについては「これでよし」とすることにして，CBT を次の段階に進めることにした。

気分の波に対するアセスメントとコーピング

さゆりさんのケースでは，以上のように，治療関係を形成し，構造化を定着させ，ヒアリングを一通り行ってようやく，CBT のスタート地点である「アセスメント」にたどり着いた。

アセスメントを開始する前に，筆者とさゆりさんはもう一度，主訴（どんなテーマに対して CBT を適用するのか）を確認してみた。インテーク面接時にさゆりさんが挙げた主訴は以下の2点である。

①気分の浮き沈みが激しい。
②生きていても楽しくない。何のために生きているかわからない。

この2点は，セッションを開始して1年半を経過した今でもなお，さゆりさんが筆者と共に取り組みたいテーマであるということだった。筆者からは，CBT は目の前にある「今・ここ」の問題や困り事に取り組むのが得意なアプローチであること，となると①の主訴は扱いやすいが

②の主訴はテーマとして大きすぎるかもしれないこと，まず①に取り組んでみて結果的に生きるのが楽しくなることもあり得ること，いずれにせよ①に取り組みその結果を検証して，より「大物」である②に取り組むかどうかをその時点で相談できること，などをさゆりさんに伝えた。さゆりさんも応急処置のコーピングシート作りなどを通じて，CBTが「今・ここ」の具体的問題に取り組むアプローチであることは，ある程度理解していたので，筆者の話もすぐに理解し，まずは①の主訴，すなわち気分の浮き沈みという目下の問題に対してCBTを実施することが合意された。筆者の中では，さゆりさんに伝えたとおり，①に取り組んでみて②がどうなるか，その結果を検証してみたい，そして②の問題が依然として残るようであればスキーマ療法を導入するとよいだろう，という心づもりがあった。

　本項では，さゆりさんと行った気分の浮き沈みの問題に対する標準的なCBTの概要を紹介する。ただし本書のテーマはCBTではなくあくまでもスキーマ療法なので，ここではごく簡単な紹介に留めたいと思う。標準的なCBTの進め方や内容については拙著（たとえば伊藤，2008）を参照されたい。

　◇アセスメント
　さゆりさんにはまずは毎日の気分をチェックしてもらい，「気分日記」をつけてもらった。いつ，どんな時に，何があって，どんな気分が，どれぐらいの強さで出てきたか，をモニターし，記録するのである。その日記をもとに，怒りや不安，悲しみといったネガティブな気分が強く出た時のエピソードを選び出し，CBTの基本モデル（第2章参照）に沿ってさゆりさんの体験を外在化し，アセスメントしていった。例を2つ挙げる。

［例その1］

状況：彼にメールを送ったが1時間経っても返事がない。

反応：

【認知（自動思考）】「どうしたの？」「何ですぐ返事をくれないの？」

【気分・感情】不安100％，心細い100％

【身体反応】身体がブルブル震える，胸がドキドキする。

【行動】しつこく何度もメールを送り続ける。

⇩

状況：さらに1時間待ったが，やはり返事がない。

反応：

【認知（自動思考）】「ほらやっぱり」「見捨てられた」「もう終わった」「死にたい」

【気分・感情】がっくり100％，希死念慮80％

【身体反応】視野が狭くなる。身体の力が抜ける。

【行動】叫ぶ。リストカットする。リスカの写真を彼にメールで送る。

［例その2］

状況：電車に乗ったら，向い側の席に同年代の女性が座っていた。スーツを着ていて，メイクもちゃんとしていて，きれいな人だった。

反応：

【認知（自動思考）】「ちゃんとしている人だな」「自分とは全然違うな」

【気分・感情】うらやましい80％，悲しい80％

【身体反応】胸がチクンと痛む。

【行動】その女性を盗み見る。

⇩

状況：女性がこちらを見て，ちらりと目が合った。

反応：

【認知（自動思考）】「馬鹿にされた」「どうせ自分はダメ人間だ」「ここにいられない」「消えてしまいたい」
【気分・感情】恐怖100％，自責感100％，希死念慮80％
【身体反応】胸がドキドキする，顔がカーッと熱くなる，過呼吸。
【行動】次の駅で電車を降りてしまう。駅のトイレでリストカットする。

このような作業を繰り返し行う中で，さゆりさんの反応パターンが次第に明らかになってきた。またアセスメントを繰り返す中で，さゆりさん自身がCBTの基本モデルに馴染んでいき，モデルを使って自身の体験をモニターし，理解し，整理できるようになっていった。

◇ケースフォーミュレーション
筆者とさゆりさんは，アセスメントを外在化した何枚ものシートを眺めながら，次のような問題リストと目標リストを作成した。

問題リスト
・ささいなきっかけに対して極端にネガティブな自動思考（「白黒思考」「破局視」「読心術」「レッテル張り」「結論への飛躍」）が生じ，その自動思考に巻き込まれてしまう。
・極端にネガティブな自動思考に巻き込まれることによって，極端にネガティブな気分・感情と身体反応が生じ，悪循環が起きてしまう。
・その結果，よく考えずに極端な行動を取ることになってしまい，自分や他人を大切にできなくなる。
・そのような悪循環の結果，希死念慮や自殺念慮が強く生じ，さらに自分を大切にできなくなってしまう（リストカット，食べ吐き）。

目標リスト
・自動思考や気分を常にモニターし，たとえネガティブな思考や気分であっても，それらをマインドフルに受け入れられるようになる。
・極端にネガティブな自動思考に気づいたら，認知の方向転換をして，自分を苦しめない別の思考を考え出せるようになる。
・気分・感情と身体反応が極端にネガティブになった時に，自分をある程度落ち着かせるコーピングを実行できるようになる。
・たとえ悪循環に入ったとしても，最終的には自分を大切にするための行動が取れるようになる。

◇介入としてのさまざまなコーピング
　以上のケースフォーミュレーションを受けて，その後，次のような介入を行い，さゆりさんには数々のコーピングを習得し，実践してもらった。

モニタリングとマインドフルネス
　すでにアセスメントの段階からCBTの基本モデルに基づき，自分の体験をモニタリング（自己観察）することが習慣化されつつあったが，さらに「マインドフルネス」の概念を心理教育し，マインドフルネスのワークを通じて，自分の反応を鵜呑みもせず，否定もせずに，あるがままに感じ，受け入れる，という構えを体験的に身につけてもらった。さゆりさんの場合，自動思考と気分・感情にその場で気づき，巻き込まれずにそれらをそのまま眺める，というワークが特に役に立ったようだった。

認知再構成法
　極端にネガティブで非機能的な自動思考にその場で気づき，その自動

思考をさまざまな角度から検討し，新たな機能的思考を考え出すことで，元の自動思考を相対化する，というのが認知再構成法である。さゆりさんは認知再構成法のスキル練習を何度も繰り返すことによって，たとえば「馬鹿にされた」という自動思考が生じた時に，それを鵜呑みにすることなくあれやこれやと検討し，「あの人は私のことなんて何も知らないはず。彼女とはただ目が合っただけ。目が合っただけの人を馬鹿にする人なんてめったにいないだろう。だから『馬鹿にされた』というのは私の思い過ごしかもしれない」と，自分の認知を再構成することができるようになり，自動思考にそのまま巻き込まれるというようなことは減っていった。

問題解決法

自らの非機能的な行動を同定し，より機能的な行動を取れるように自分の認知や行動を組み立てるためのスキルが問題解決法である。認知再構成法を習得した後，さゆりさんは問題解決法に取り組み，たとえば彼からのメールの返事がなかなか来なかった時に，自傷行為をしたり，自傷行為を彼に見せつけるのではなく，自分をなぐさめたり楽しませたりする行動や，建設的なやり方で彼に自分の気持ちを伝えるための行動を自分で見つけ，実行できるようになっていった。

呼吸コントロール

さゆりさんのストレス反応の中でも特に過呼吸がひどかったので，これについてはオーソドックスな腹式呼吸を練習し，呼吸をコントロールするやり方を身につけてもらった。その結果，過呼吸のなり始めに自分で気づき，ゆっくりとした腹式呼吸を意識的に行うことで，過呼吸がそれ以上ひどくなることを自分で防げるようになった。

壺イメージ療法

　この頃になると，さゆりさんはセラピストである筆者と一緒に協力して，さまざまなスキル習得にチャレンジし，ホームワークでも練習してくる，ということができるようになっていた。したがって上記のスキル（モニタリングとマインドフルネス，認知再構成法，問題解決法，呼吸コントロール）もそれぞれ順調に習得し，自分のために使えるようになったのだが，それでもなお「気分の波は抑えられるようになったが，心の中にどうしてももやもやが残ってつらい」と訴え，さらに「絶望感がひどい」「自分がこんなふうになったことへのやりきれなさや怒りが出てきて，どうにもこらえられない」といった新たな訴えをするようになった（これらの訴えはスキーマにも深く関連していると思われる）。これらのもやもやや怒りに対してもこれまでのスキルでコーピングを試みつつ，それでもつらい場合の対処法として筆者から壺イメージ療法（田嶌，1987）を提案したところ，さゆりさんが興味を示したので，導入することにした。

　壺イメージ療法とは，イメージ療法の一種で，壺をイメージし，その壺に自分の思いを置いたり，あるいは壺に自分が入って居心地を確かめたりするなど，壺イメージを媒介として自らの心の動きに気づいたりつき合ったりするためのアプローチである。イメージはもちろん認知機能の一部である。壺イメージ療法自体はCBTとは全く異なる文脈で考案された技法であるが，筆者はCBTにおける認知的技法として，この技法の有用性を高く評価しており，自分の臨床にも取り入れている。CBTにおける認知的技法はどちらかというと言語的思考にアプローチするものが多いので，この壺イメージ療法は，イメージにアクセスする貴重な技法として重宝しており，クライアントの人気も高い。そういうわけで，さゆりさんにもこの壺イメージ療法を紹介したところ，「ぜひやってみたい」ということで，さゆりさんの場合は，ひとまず心の中に大きな壺を置き，どうしても残ってしまう「もやもや」や，新たに出て

きた「怒り」を壺に入れてみる，というワークを行ってもらい，当初訴えていたつらさはだいぶ緩和された。

以上がさゆりさんと行った標準的な CBT の概要である。結果的に標準的 CBT には約 30 セッションをかけたことになり，この時点で，X＋2 年 6 月になっていた。インテーク面接から 2 年 2 カ月が経過したことになる。総セッション数は 85 回だった。

ヒアリングとアセスメントを通して見えてきたスキーマの問題

ここまで来ると，セラピーを開始した当初に比べ，さゆりさんの状態はかなり落ち着いていた。解離と思われる状態もなくなり，自殺企図にこちらがハラハラするようなこともなくなった。万引き行為はまったくなくなり，リストカットや過食嘔吐はときどき見られるが，コーピングの一種として本人がコントロールして使っていることが共有されており，筆者が介入する必要はなかった。ただしこれらの変化は，あくまでも自動思考レベルの変化であり，さゆりさんが当初から訴えていた「生きていても楽しくない。何のために生きているかわからない」というもう 1 つの主訴はそのまま続いていた。これはヤング先生が言っていた，「標準的な CBT や DBT を受けて，症状や不適応的行動はなくなっても，その人が幸せになっていない」というのに近い状態だと思われる。つまり自動思考レベルでは機能的になることができても，スキーマレベルは非機能的なまま残ってしまっているということである。

またアセスメントの作業をしながら，さゆりさん自身が，自分の極端な反応に疑問を持つようにもなっていた。「仕事中の彼がメールの返信をすぐにできないのはわかっているし，後になってちゃんとメールをくれることも頭ではわかっているのに，なのにどうして『見捨てられた』とか『終わった』とかこんなに極端な自動思考が出てくるのだろう？」「知らない人と目が合っただけで，なぜ『自分はダメ人間だ』とか『消

えてしまいたい』とか思いたくないのに思わなければならないのだろう？」といった疑問である。状況に対して，それとあまりにも釣り合わない極端にネガティブな自動思考が勝手に出てくることに，さゆりさん自身が不可解に感じ始めたのである。これに対して筆者はスキーマの心理教育をし，「気分の波」に対するCBTを一通り終えたら，スキーマに焦点を当てたCBT（それはつまりスキーマ療法のことなのだが）をさらに実施できることを伝えておいた。

心理テストの結果も，さゆりさんの変化した部分と変化していない部分を反映していた。標準的なCBTを終えた頃のテスト結果は，全般的ストレス反応を示すGHQ28は12ポイント（インテーク面接時は27ポイント），全般的うつ状態を示すBDI-IIは22ポイント（インテーク面接時は43ポイント）で，かなり状態が改善されたことが示されている。またコーピングスタイルでは，多様なコーピングをそこそこの頻度で使えるようになっていることが示され，さらに反すう尺度では，反すうの頻度が減り，ある程度反すう思考をコントロールできるようになっていることが示された。一方で，筆者らがスキーマレベルを測定すると仮定した尺度（自己効力感，時間的展望，対人関係）については，インテーク面接時と同様に，今もなおことごとくネガティブな結果を示していた。ここからも症状レベル，自動思考レベルでは回復したが，スキーマレベルにはさほど変化が起きていないことがうかがえる。

そもそもヒアリングでさゆりさんが語ってくれた数々の過去の体験は，聴くたびに筆者の胸が痛くなるような，つらい体験ばかりであった。筆者からすると，さゆりさんは，数々の過酷な体験を生き延びた「サバイバー」であり，「多大な苦労を抱えながらよくぞここまで生き延びてきた」という人である。言い換えると数多くの早期不適応的スキーマの形成を余儀なくされ，それらのスキーマを抱えながら生き延びてきた人である可能性が高い，ということになる。

以上をふまえて，筆者としては，さゆりさんとのセラピーを今後も一

緒に進めていくのであれば，スキーマ療法を導入するのが選択肢の1つとして「あり」だと考え，スキーマ療法について，まずはさゆりさんに紹介してみることにした。

スキーマ療法の紹介と開始するか否かの話し合い

ここまできたところで，筆者とさゆりさんは，これまでの取り組みを振り返り，応急処置やヒアリング，そしてアセスメントや数々のスキル習得を通じて，さゆりさんが「今・ここ」に生じた現実的な問題や症状に対して，上手にコーピングできるようになったことを共有した。そして今もなお残っている問題があることを確認し，その問題にアプローチするにはスキーマ療法が適していると思われることを筆者から伝えて，スキーマ療法について詳しく紹介した。

その際，スキーマ療法は相応の時間とエネルギーを要すること，過去の痛かった体験に直接向き合うためかなりの心の痛みを伴うこと，しかししっかり取り組むことで大きな効果が見込めること，症状だけでなく「生きづらさ」が改善されうること，筆者もセルフでスキーマ療法を体験し，そのコストも効果も実感していること，スキーマ療法にはさまざまなお膳立てが要るが，実はさゆりさんの場合それらのお膳立てがほとんど全て済んでいること，について詳しく説明した。そして現時点でさゆりさんの状態はかなり安定しており，安定しているからこそスキーマ療法に取り組めるともいえるが，安定しているところでわざわざ痛い思いをする必要がないともいえること，つまりこのまま様子を見ていってもよいし，思い切ってスキーマ療法に進んでもよいし，どちらを選択することもできること，様子を見て後になってスキーマ療法に取り組むという選択もできることを説明した。

さゆりさんはスキーマ療法の説明にはすぐに多大な興味を示し，筆者の説明を真剣に聴き，わからないところは積極的に質問してくれた。特に彼女が食いついてきたのは，筆者自身のスキーマ療法の体験について

である。さゆりさんはそもそも筆者がスキーマの問題を抱えていることにひどく驚き，どういう体験からどういうスキーマが形成され，スキーマ療法によってそれがどのように変化したのか，ということを聞きたがり，かなり突っ込んだ質問を幾度もしてきた。筆者はそれに対し，一つ一つ丁寧に自己開示を行い，正直に自分のスキーマ療法の体験についてお伝えした。そこでも強調したのは，「大変だったし，スキーマ療法に終わりはないので今でも取り組み続けているけれども，それだけのことはある。得るものは非常に大きい」ということである。さゆりさんはさらに，スキーマ療法を受けた他のクライアントのことも聞きたがった。そこで当然ながら他のクライアントのプライバシーに配慮しながらも，他のクライアントがスキーマ療法にどのように取り組み，どのように回復していったのか，ということについても伝えた。

さゆりさんは最終的に，スキーマ療法を開始することを決意した。ここまでで計93セッション，インテーク面接から2年5カ月が経過していた。

次節からはさゆりさんと行ったスキーマ療法について紹介する。スキーマ療法の進め方については第3章にその概要を示したので，併せて参照されたい。

6-3 スキーマ分析のためのヒアリング

まず行ったのが，スキーマ分析のためのヒアリングである。これまでに自分はどのようなことを体験し，その体験の中で何を思い，何を感じ，どのように振る舞い，それらがどのようなスキーマの形成につながったのか，ということについて，じっくりかつしみじみと振り返るのが「スキーマ分析のためのヒアリング」の作業である。CBTの最初に行うことのある「経過を共有するためのヒアリング」と異なり，この

「スキーマ分析のためのヒアリング」では，過去の体験にそのまま戻って，その時の自分になる必要がある。頭の中だけで記憶を巻き戻すのではなく，体験的に「巻き戻る」必要があるのである。それができなければ，自らのスキーマを体験的に理解することはできないし，スキーマワークを実践することもできない。筆者はさゆりさんにこのことを何度も説明し，標準的CBTの際に行ったヒアリングでは，「無理につらいことを思い出さなくてよい」と言ったが，今回のヒアリングでは，つらいことこそ積極的にその時の自分になって再体験する必要があることを伝えた。ただしもちろんフラッシュバックを起こしてしまうようなトラウマティックな記憶の場合は，個別に対応できることも併せてお伝えした。さゆりさんは筆者の説明をよく理解し，「スキーマ分析のためのヒアリング」を始めることに同意した。

以下に，「スキーマ分析のためのヒアリング」で，さゆりさんが語ったことの概要を示す。

◇家族についての記憶／幼少期の体験
- 父親は家にいる時はいつも酔っぱらっていた。酔って帰ってくることもしばしばだった。よく充血した目をギロリとさせ，「ふざけやがって」とか怒鳴っていた。父親が酔っていると，普段でも怖い父親がもっと怖くなり，近寄らないようにしていたが，それが父親には面白くないらしく，「つまらない女だ」と吐き捨てるように言われたことがある。
- 父親がいつ怒鳴り出すかわからないので，家ではいつもびくびくしていた。自分が地雷を踏むことがないように，特に父親がいる時は気配を消していた。「いつどこで恐ろしいことが起こるかわからないし，起きても自分にはどうすることもできない」という思いがあった。
- 父親は「俺は偉いんだ」「俺に文句あるか」といつも言っており，

それを鵜呑みにしていた。つまり父親は偉い人間だと思い込んでいた。そういう父親に,「つまらない女だ」とか「お前は女だからどうでもいい」と言われていたので,「自分は女だからどうでもいいし,しかも女の中でもつまらない女なんだ」と思うようになった。
・そもそも両親は男の子の誕生を望んでいたらしく,自分が女に生まれてひどくがっかりしたので母親は出産後すぐに妊娠し,年子の弟が生まれたということらしい。両親は弟を溺愛し,何でも自分と差別した。おやつとか夕食のおかずとか小遣いの額とか。父親は弟をよく膝に乗せたり,一緒に風呂に入ったり,外に遊びに連れ出したりしていたし,弟の話をよく聞いていた。いつも弟が中心にいた。母親も同様。物心ついてから,「自分はこの家にはいらない子だったんだ」「自分は弟の付属品にすぎない」とずっと感じていた。
・ただ母親は父親がいないところでは,自分のことを可愛がってくれたような気がする。
・母親はいつも父親に怒鳴られるし,おどおどしていたので,「かわいそうな人」だと思っていた。父親と弟がいないところで,父親の愚痴を聞かされた。その時は母親に必要とされているように感じられたし,母親がかわいそうなので,「自分がしっかりしなきゃ,お母さんを守らなきゃ」と思っていた。
・活発で明るく,両親から可愛がられている弟は,父親の真似をしてか,自分に対して威張るので,さらに「自分はつまらない人間だ」「だから誰からも愛されない」との思いが強くなった。
・近所の子どもたちと一緒に遊んだり,幼稚園でも友だちらしき子はいたような気がするが,「自分はつまらない人間だ」という思いがあったので,皆の中にひっそりといただけだった。楽しかった記憶が何もない。でも幼稚園の先生は優しかったような気がする。

幼稚園は嫌な場所じゃなかった。
- 小さい時，よく空想をしていた。自分は，本当はこの家の子どもじゃなくて，どこかの国のお姫様で，その国の人が自分を救い出しに来てくれる場面を繰り返しイメージしていた。あと幼稚園や小学校の先生が本当は自分のお父さんお母さんだ，という空想もよくしていた。

◇小学生時
- 小2の時に東北に転居，転校した時，父親がすごく荒れていた。今思うと「左遷」とかそういうことだったのかもしれない。酔って大きな声でわめいたり，母親を小突いたりしていた。東北に行ってから，母親が家でよく泣いていた。それを見た父親が余計に怒鳴ったりしていて，すごく怖かったし，嫌だった。お母さんがかわいそうだった。
- 東北の学校でいじめられて，本当はそのことを母親に話したかったが，母親の負担になると思って話せなかった。「誰も助けてくれる人がいない」と思ってあきらめていた。学校に行くのは本当につらかった。どこにも居場所がなかった。
- 小学校3年時のある日曜日，外を歩いていたら（何しに外に出ていたかは思い出せない），近所のお兄ちゃんに呼び止められ，納屋みたいなところに引っ張られて，変ないやらしい写真を見せられたり，お兄ちゃんがズボンを脱いだりして，さらに身体を触られて，それがすごく気持ちが悪いし，とにかく怖かったので，必死で家に逃げ戻ったことがあった。当時は何をされたかよくわからなかったが，とにかくすごく嫌だった。このことはずっと忘れていた。今になって急に思い出した。
- 家に逃げ戻ったら両親がいて，問い詰められたので，お兄ちゃんにされたことを話したら，父親が血相変えて，自分を連れてその

家に怒鳴り込んだ。自分もその時父親に「何，ぼんやり外を歩いてるんだ！」と怒鳴られ，さらに父親はそのお兄ちゃんに「うちの娘にいやらしいことをしやがって」と怒鳴り，しかもその後何度も，特に酒に酔った時に，「あんな恥ずかしいことをされやがって」となじられたので，「警戒せずにうっかり外を歩いていた自分が悪いんだ」「自分はいやらしいことをされた恥ずかしい人間なんだ」と思うようになった。お母さんにはこの件について何も言われなかった。本当はなぐさめてほしかった。

・その後，そのお兄ちゃんの家の前を通る時には，すごくドキドキし，息が苦しくなって，でも「ぼんやりしてたら大変なことになる」と思って，ものすごく緊張して早歩きで通り過ぎていた。小４で関西に転校することになった時は，「この家の前を通らなくていいんだ」と心底ホッとした。

・関西に引っ越してからは，学校でいじめられることはなかったが，関西弁がしゃべれず，同級生のノリにもついていけず，ずっとよそ者扱いだった。「どこにも自分の居場所はない」「どこに行ってもなじめない」という思いが強くなった。

・弟はどこに行ってもすぐに友だちができて，学校にとけ込み，勉強もできたので，そういう弟と自分を比べて，ますます「自分はダメなんだ」と思うようになった。思うだけでなく，両親がそういう弟を褒めちぎり，弟と自分を比べてくるので，「やっぱり自分はいらないんだ」「自分なんかいても意味がない」とさらに強く思うようになった。消えてしまいたかった。

・小６の時の担任（30代の男性）は，話が面白く，面倒見がよくて，皆から人気があり，自分もその先生が好きだった。おとなしい自分のことを気にかけて，何かと声をかけてくれたので，本当は両親のこととか相談してみたかったが，「悩み事なんか話したら嫌われるのではないか」「せっかく優しくしてくれる先生に嫌われたら

おしまいだ」という気持ちがあって話せなかった。今でも「先生にいろいろと相談に乗ってもらっていたら，今とは違うことになっていたんじゃないか」と思うことがよくある。あの先生のことはよく思い出す。あんなお父さんが欲しかった。

◇父親の浮気と両親の離婚について

・関西に引っ越してから，父親が家にいない時間がさらに増えたが，今思えば，父親の浮気が始まっていたのだと思う。いや，「今思えば」とかそういうことではなく，間違いなく浮気をしていた。というのも，今思い出したが，母親が家でよくしくしく泣いて，「パパが女の人に会っている」「パパが私たちを捨てようとしている」などと自分に愚痴を言うようになった記憶があるから。

・しかもある日曜日，母親に駅名と住所が書いてある紙を渡されて，今からその家に行ってチャイムを押して，出てきた人に「お父さんを返してください」と言うように，母親に命令されたことがあった。その時は意味がよくわからなかったし，お母さんがかわいそうだったので，言われた通りにした。心細かったが電車に乗って，書いてある住所を頼りに家を探して，ピンポンを押したら女の人が出てきた。口の中がカラカラに乾いてとても声が出そうになかったので，そのまま逃げ帰った。母親には「言われた通りにしたよ」と言った。

・事実，その女の人は父親の浮気相手だったらしく，自分がその人の家に行ったことが父親にばれて，母親と自分は父親にすさまじく罵倒された。その後両親は離婚したが，ずっとこの時のことが原因なんだと思って自分を責めてきた。特に母親に対しては申し訳ない思いでいっぱいだった。「私がもっとうまくやっていればこんなことにはならなかった」「やっぱり自分は何をやってもダメなんだ」「自分は役に立たない人間だ」という思い。

・その頃から母親が家でよく泣いていた。ただし後になって気づいたが，泣くのは母親と自分が2人きりの時に限られていた。父親や弟が家にいる時は，2人の顔色を見て2人に尽くしていた。でもその時は母親が泣くのを見ると，とにかく「お母さんがかわいそう」「私がしっかりしてお母さんを支えなければ」と思い，必死で母親をなぐさめたり励ましたりしていた。母親も「ママを助けてくれるのはさゆりちゃんだけ」「あなただけが頼り」としきりに言っていた。今思えば，「自分なんかいてもいなくても同じ」と思っていた自分が，母親に頼られていい気になっていたのかもしれない。

・東京に戻り中学校に通い始めた頃から，両親の関係はさらに悪化した。父親が数週間家に帰って来ないことはざらにあった。今思えば父親は関西の浮気相手のもとに行っていたのだろう。当時はそんなことはわからなかったし，とにかく母親がかわいそうでひたすら母親の慰め役をやっていた。ただ一方で，父親がめったに家にいないのは自分にとってはホッとするので，「このままずっとこの家に戻って来なければいい」とどこかで思ってもいた。が，そう思ってその通りになると，母親が悲しむことにもなるので，そう思ってしまう自分を責めてもいた。そんなことを考え続けていると頭がパンクしそうになり，そのうちヒューッと生きる力が抜けたりするようになって，「何か自分はこのまま消えてしまうのかなあ」「そうだと楽でいいなあ」「何か生きていることに疲れてしまったなあ」と思うようになった。夜寝る時に「明日の朝，目が覚めなければいいのになあ」と思い，朝目が覚めるとがっかりしたりもしていた。

・しかしその当時，母親が朝起きられなくなったり昼間も寝たきりになったりすることが増え，食事の用意や洗濯が滞ることが増えてきた。そこで「自分がお母さんの代わりに何とかしなければ」

と思って，必死で家事を頑張った。でも弟には「食事がまずい」と文句を言われるし，たまに帰ってくる父親にも洗濯物の畳み方などに文句をつけられ，何度も心が折れそうになった。というか，今思えば何度も心が折れていた。
・中学2年生の時，両親は正式に離婚したが，それを聞いた時は驚きもせず，「やっぱりな」と思っただけだった。父親が家を出ていくことになり，「もうこの人と会わなくていいんだ」と思うと，ちょっとだけ嬉しかったのを覚えているが，「嬉しいなんて思ったらお母さんがかわいそう」と，その気持ちを抑えてしまった。
・それに両親の離婚によって，せっかく楽しくなりかけた私立中学を転校することになり，それが一番つらかった。弟はそのことで荒れていたが（弟も別の私立中学から公立中学への転校を余儀なくされた），母親のことを思うと自分はそれがつらいということすら誰にも言えなかった。というか，つらいということすら感じないようにしていたのではないか，と今では思う。

◇中学生時
・生まれて初めて学校が楽しいと思えたのが，東京に戻って受験して入学したE学園の中等部だった。少ないけれども友だちができたし，勉強もなぜかついていけた。またバスケット部に入ったが（入ったのはたまたま），先輩も親切だし，顧問もいい先生で，練習に行くのがいつも楽しみだった。家の嫌なことも学校に行くと忘れられた。
・しかし両親が離婚することになり中2の1学期に地元の公立校に転校することになった。皆は「どうして？」と聞いてくれたが，本当のことは言えなかった。「本当のことを言ったら，皆，私のことを嫌いになるんじゃないか」と思っていた。
・せっかく好きになった中学を辞めることになり，「やっぱり私は幸

せになれないんだ」とも思っていた。そう思うと息ができなくなるぐらい苦しかったが，お母さんがもっと苦しそうだったので，「自分がしっかりしなければ」「私なんかよりお母さんのほうがもっと苦しいんだ」と自分を叱咤激励していた。でも今思うと，本当に苦しかった。自殺のニュースとか見聞きすると，「いいなあ，死んだらこういうつらいことが全部なくなるんだろうなあ」と本気でうらやましかった。自分は結局母親を支えるために生きてきたような気がする。

◇**高校生時**
・とにかく家計を支えるために必死でバイトをして，その合間に学校に行っていた。母親からも「さゆりちゃんだけが頼り」といつも言われていたし，自分でも「私が家族を支えている」という思いがあった。家事もかなり自分がやっていた。母親を支えることで自分を支えていたような気がする。
・弟が荒れていて，家の壁を殴ったり，物を壊したりしていて，それで余計母親は自分に頼ってきていたのだと思う。弟は口もきいてくれないし，何を考えているか，わからなかった。怖いので刺激しないようにしていた。
・どうせ大学には行けないことはわかっていたので，勉強はまともにせず，ちゃらちゃらしている学校の子とは話が合わないこともわかっていたので，踏み込んだ友だちづき合いは一切しなかった。バイト先の子とはそれなりにつき合っていたが，心を開くことはなかった。「どうせ自分のことなんかわかってもらえるはずがない」と思っていた。
・バイトと家事でくたくただったが，そのおかげで「死にたい」と思う暇もなかったように思う。だけどときどき「両親に振りまわされるのが自分の人生だ」と思うと，叫び出したくなるようなた

まらない気持ちになって，そういう気持ちの時は，いつしか手首を切るようになった。切ると落ち着くので。でも切ったら切ったで罪悪感があり，それを埋めるために一生懸命バイトしたり家事をしたりしていた。今思うと，家事とバイトでたまらなくなってリスカして，その罪悪感でまた家事とバイト……悪循環ですね。
・高2の時のバイト先の店長（ファストフード）が，自分のリスカの傷を見つけて，「どうしたの？」という話になって，結局初めてのセックスをした。セックスの前とか後は，男の人がものすごく優しくなることを知って，その後，いろんな人と寝るようになった。つき合いが長くなると，優しくなくなるし，かえって自分が面倒臭く思われているような気がして，自分から関係を断って，また次の男と付き合う，ということを繰り返してきた。実は2回妊娠中絶もしている。そういう時に男は当てにならないことも知った。優しいのは最初にセックスする時だけ。
・今思うと，高校生の時は自分を保ち，家族，特に母親を支えるために必死だったが，きつかった。「何もかも捨てて自由になりたい」という気持ちがどこかにあったと思う。でも一方で「自分の居場所はどこにもない」「自分なんかどこにも行けない」「自分なんかどこに行ってもダメだ」という気持ちもあって，がんじがらめになっていた。男とつき合うのだって，ちっとも楽しくなかった。

◇高校卒業以降
・皆が大学に進学する中，教師の勧めで語学系の専門学校に入学したが，気持ちは完全に投げやりで，勉強する気は全くせず，入学しても相変わらずバイト三昧で，学校にはほとんど行っていなかった。母親の代わりに家事もほとんどしていた。
・高校を卒業した年の秋に，いきなり母親に「話がある」と言われ，

何かと思って聞くと，再婚することになったと言われた。「お金をきちんと稼いでいる人だから，さゆりちゃんはもうそんなに働かなくていい」と言われ，頭をガーンと殴られたような気がした。その時の母親の嬉しそうな顔が忘れられない。「もう私は要らないんだ」「自分はお払い箱になった」と思い，その瞬間に，自分の中の何かがぷっつり切れたのを感じた。本当に「ぷっつり」という音がしたのを聞いた気がする。

・そもそも寝たきりで家事もできなかった女（※母親）が，いったいどこでどうやって男を見つけてきたのだろう。自分が死にそうになって家事とバイトをやっている時に，男を見つけ，そいつとチャラチャラ再婚するなどとほざいてヘラヘラしている母親に対して，憎しみがわいてきて，憎しみどころか殺意がわいてきて，その後半年ぐらいは，自分が母親を殺さないようにするのに必死だった。

・その頃から時間の感覚がおかしくて，あれから10年以上も経っているなんて信じられない。何か目の前に膜がかかったような感じで，へなへなしちゃって，何もできなくなり，バイトも学校も辞めて引きこもっていた。その後気を取り直してバイトしたり，辞めたり，バイトしたり，辞めたりの繰り返し。

・母親の再婚相手の家に引っ越したが，居心地が悪いので，その時つき合っている彼の家に転がり込み，別れたら「実家（母親の再婚相手の家）」に戻る，ということの繰り返し。自分の居場所なんてどこにもない。どこにいても自分はよそ者。

・母親は再婚したら途端に元気になって，家事もしているし，ボランティアとか始めやがった。それを見ていると「自分は母親に利用されていただけなんじゃないか」と思い，殺意がわいてくる。代わりに私がすごく具合が悪くなって寝たきりになると，「さゆりちゃんが心配」とか言ってくるが，ちゃんちゃらおかしい，とい

う感じ。
- 母親の再婚相手は悪い人じゃない。私たちを住まわせてくれるし，母親を元気にしてくれた。自分にはそれができなかった。
- 荒れていた弟まで，母親の再婚後，なぜか立ち直って，大学を出て今は社会人をやっている。結局，ダメになったのは私だけ。私だけダメ人間のまま。そう思うと死にたくなる。
- その後ずっとうつになって寝たきりになったり，気分がものすごく不安定になって急に落ち込んだりカーッとなったりして，それをリスカや食べ吐きでごまかしてきた。万引きや男と付き合うのも全部ごまかし。何もかも嫌になってお酒飲んでOD（※オーバードーズ＝過量服薬）したけど，死にきれなかった。死ぬこともできないダメな自分。
- それでも何とかしようと多くの医者やカウンセラーに会ったけれど，かえって自分が捨てられ続けてきた。C先生と伊藤先生に出会えてやっと少し落ち着いてきた。いろいろな応急処置がすごく役にたった。何を話しても受けとめてもらえるので，いつもはつらいけど診察とカウンセリングを受けると楽になる。
- スキーマ療法について伊藤先生に教えてもらって，今は，もしかしたらこれによって自分が助かるかもと思ったりもする。だけどスキーマ療法がダメだったらどうしよう，という不安もある。期待半分で不安半分。

　以上が「スキーマ分析のためのヒアリング」で，さゆりさんが語った内容を筆者が外在化したものである。8カ月ほどかけてさゆりさんは以上のことを語りきった。ここに来て初めて男尊女卑的で威圧的な父親の言動や，さゆりさんを守るどころかさゆりさんに守ってもらおうとした母親の言動，そしてさゆりさんをないがしろにして弟を溺愛する両親のあり方などが，さゆりさんの口から語られたが，それはあまりにも生々

しい話だった。また東北での性暴力の被害体験やいじめられ体験，関西でも孤立していたという体験も，一つ一つ再体験するかのように想起し，語られた。さゆりさんが一番激しく泣き崩れたのは，母親の依頼で父親の浮気相手と思われる女性の家を訪ねた体験を思い出した時だった。小学生にとってこれはあまりにもむごい体験であり，聴いていた筆者も思わず涙してしまった。また母親が再婚することを知らされた時のショックについては，語りながらとめどもなく怒りがあふれ，セッション中に震えが止まらなくなったほどであった。しかし全てを語りきった後，さゆりさんは「自分の思いを全て出し切った気がする。なんだかさっぱりした」と言い，「なんで自分が生きていくのにこれほどしんどいのか，わかってきたような気がする」とも話していた。さらに「ずっと前に伊藤先生が『苦労したんですね』と言ってくれた時，うれしかったけれども，どこかで『そうかなあ。私だけそんなに苦労したのかなあ。皆，同じなんじゃないかなあ』と思っている自分がいた。でもこうやってまとめて振り返ってみると，やっぱり自分は結構苦労したんだなあと思うし，よく生きてきたなあとも思う」と涙を流しながらしみじみと語った。

　「スキーマ分析のためのヒアリング」を終えた時に，このような感想を話してくれるクライアントは少なくない。この作業は，単なる情報共有目的のヒアリングと異なり，徹底的に過去の体験を振り返りつつ，それによってどのような思いが作られたのか，その思いが今の自分にどのようにつながっているかについて，それらを徹底的に「感じる」ための作業である。この作業そのものは大変にしんどいが，やり抜くと，自分のこれまでの体験が相対化され，距離を置けるようにもなる。そしてこれまでの自分の体験をまるごとマインドフルに眺められるようなる。その意味では，「スキーマ分析のためのヒアリング」は，結果的に大きな自己受容がもたらされる癒しのワークであるとも言える。

6-4 スキーマ分析のための尺度の実施

　我々は，一通りヒアリングを終えた後，今度はヤングらの尺度を使って，早期不適応的スキーマという視点から，さゆりさんのスキーマについて当たりをつけてみることにした。当機関では当時，Youngスキーマ質問票の短縮版（Young & Brown, 1990）とYoungペアレント養育目録（Young, 1994）を使っており，さゆりさんともこの2種類の尺度を使用した〔日本語訳はBell（2003）の翻訳書に掲載されている。完全版および他の尺度はYoung（1999）の翻訳書に掲載されているのでそちらを参照されたい〕。ホームワークで尺度に記入してきてもらうか，セッションで一緒に記入するか相談したところ，ホームワークとしてはそれまでのCBTの課題で手いっぱいということもあり，また，質問をざっと見たところ，自分1人でホームワークで取り組むにはかなりしんどそうだとさゆりさんが予想したこともあり，セッションで一緒に取り組むことにした。

　筆者とさゆりさんは，通常の心理テストで用いる質問紙と異なり，一つ一つの質問について吟味しながら，また各質問によって連想されたことをフリートーク的に話しながら，数セッションかけて2つの尺度の質問に答えていった。そしてそれらの尺度の結果を踏まえながら，ヤングの示した18の早期不適応的スキーマのリストを見て，どのスキーマがどの程度自分にありそうか，主観的に評定してもらい，数字をつけてもらった。「0％」が「そのスキーマは自分には全くない」で，「100％」が「そのスキーマは自分そのものである。疑いようもなくそのスキーマが自分の中に強くある」である。

　ヤングがBPD患者はほとんど全ての早期不適応的スキーマを持っているため，尺度すらやらなくてもよいかもしれないと述べていたが（Young et al., 2003）[注7]，確かにさゆりさんの尺度の結果は，ほとん

ど全ての早期不適応的スキーマを持っているだろう，というものであった。ただし実際にスキーマのリストを見てみると，「これは非常に強くある」「これは自分そのものだ」というスキーマもあれば，尺度上は「強くありそう」という結果ではあるが，実際にスキーマの説明を受けてみると「そんなにピンとこない」「今の自分にはさほどないと思う」というものもあり，その場合はさゆりさんの主観を優先して数字をつけてもらった。さらに「ここに初めて来た時（※約3年半前）と今では違う」というスキーマも少なくなかったので，3年半前と今を分けて，その両方に数字をつけてもらうことにした。その結果を以下に示す。

第1の領域：断絶と拒絶
 1. 見捨てられ／不安定スキーマ……3年半前90％，今50％
 2. 不信／虐待スキーマ……3年半前100％，今70％
 3. 情緒的剥奪スキーマ……3年半前100％，今70％
 4. 欠陥／恥スキーマ……3年半前100％，今80％
 5. 社会的孤立／疎外スキーマ……3年半前100％，今80％

第2の領域：自律性と行動の損傷
 6. 依存／無能スキーマ……3年半前90％，今70％
 7. 損害や疾病に対する脆弱性スキーマ……3年半前90％，今80％
 8. 巻き込まれ／未発達の自己スキーマ……3年半前100％，今80％
 9. 失敗スキーマ……3年半前100％，今80％

注7）筆者はこの考え方には反対である。スキーマに関する尺度は，単にその人の持っているスキーマを特定するだけでなく，質問に回答したり尺度の結果を共有したりする中で，いろいろな思いが溢れ出てきて，その思いを確かめたりセラピストと共有したりすることに大きな意味があると思われるからである。

第3の領域：他者への追従

10. 服従スキーマ……3年半前90％，今70％
11. 自己犠牲スキーマ……3年半前100％，今60％
12. 評価と承認の希求スキーマ……3年半前50％，今50％

第4の領域：過剰警戒と抑制

13. 否定／悲観スキーマ……3年半前100％，今90％
14. 感情抑制スキーマ……3年半前100％，今70％
15. 厳密な基準／過度の批判スキーマ……3年半前90％，今60％
16. 罰スキーマ……3年半前90％，今60％

第5の領域：制約の欠如

17. 権利要求／尊大スキーマ……3年半前0％，今0％
18. 自制と自律の欠如スキーマ……3年半前70％，今60％

「権利要求／尊大スキーマ」が3年半前も今も「0％」で，さゆりさんによれば「これは自分の中には全くない」ということだった。また，「評価と承認の希求スキーマ」は3年半前も今も「50％」ということで，これについては「全くないとはいえないけど，強くあるとも思わない。普通の人と同じ気がする。だから50％」ということだった。この2つのスキーマを除く，残り16の早期不適応的スキーマは，特に3年半前には強烈にさゆりさんの中にあり，現在は若干強度が緩んだものの，それでもどれもが未だに強く維持されているということであった。3年半前に比べて多くのスキーマの強度が緩んだ理由については，さゆりさんは「C先生，伊藤先生と出会って治療を受けたり，認知行動療法を受けたりしているうちに，少し感じ方が変わってきた。少なくとも先生たちとの間では，こういうスキーマを感じないで話をすることができる」ということだった。実はこのような変化を報告するクライアントは少な

くない。スキーマ療法を導入しなくても，治療者との信頼関係の中で，そして精神科の外来治療や標準的なCBTを通じて，早期不適応的スキーマはある程度緩んでいくということなのだろう。ただしそれには限界があり，通常の治療やCBTでは，早期不適応的スキーマはある程度緩みはするが，大幅に緩和されることはほとんどない。だからこそヤングがスキーマ療法を構築したのである。

6-5　スキーマ分析のとりまとめ：徹底的な外在化とモニタリング

　筆者とさゆりさんは「スキーマ分析のためのヒアリング」の内容が外在化された用紙から，さゆりさんのスキーマを表していると思われるフレーズを抽出し，リスト化した。重複するフレーズもあったが，まずはそのまま羅列してみた。

- 「いつどこで恐ろしいことが起こるかわからないし，起きても自分にはどうすることもできない」
- 「自分は女だからどうでもいいし，しかも女のなかでもつまらない女なんだ」
- 「自分はこの家にはいらない子だったんだ」
- 「自分は弟の付属品にすぎない」
- 「自分がしっかりしなきゃ，お母さんを守らなきゃ」
- 「自分はつまらない人間だ」
- 「だから誰からも愛されない」
- 「誰も助けてくれる人がいない」
- 「警戒せずにうっかり外を歩いていた自分が悪いんだ」
- 「自分はいやらしいことをされた恥ずかしい人間なんだ」
- 「ぼんやりしてたら大変なことになる」
- 「どこにも自分の居場所はない」

- 「どこに行ってもなじめない」
- 「自分はダメなんだ」
- 「やっぱり自分はいらないんだ」
- 「自分なんかいても意味がない」
- 「悩み事なんか話したら嫌われるのではないか」
- 「せっかく優しくしてくれる先生に嫌われたらおしまいだ」
- 「私がもっとうまくやっていればこんなことにはならなかった」
- 「やっぱり自分は何をやってもダメなんだ」
- 「自分は役に立たない人間だ」
- 「お母さんがかわいそう」
- 「私がしっかりしてお母さんを支えなければ」
- 「本当のことを言ったら，皆，私のことを嫌いになるんじゃないか」
- 「やっぱり私は幸せになれないんだ」
- 「自分がしっかりしなければ」
- 「私なんかよりお母さんのほうがもっと苦しいんだ」
- 「私が家族を支えている」
- 「どうせ自分のことなんかわかってもらえるはずがない」
- 「両親に振り回されるのが自分の人生だ」
- 「自分の居場所はどこにもない」
- 「自分なんかどこにも行けない」
- 「自分なんかどこに行ってもダメだ」
- 「もう私は要らないんだ」
- 「自分はお払い箱になった」
- 「自分の居場所なんてどこにもない。どこにいても自分はよそ者」
- 「結局，ダメになったのは私だけ。私だけダメ人間のまま」

　これらのフレーズと，数字をつけた早期不適応的スキーマのリストを眺め，KJ法[注8]的にまとめてみたところ，さゆりさんのスキーマは，

第6章　事例1：BPDを持つクライアントと行ったスキーマ療法　　191

次の4つのフレーズに集約されていった。フレーズの下に記載されているのが，各フレーズに深く関わる早期不適応的スキーマの名称である。

① 「自分はつまらない，ダメ人間で，何をやってもうまくいかない」
　（欠陥／恥スキーマ）（無能／依存スキーマ）（見捨てられ／不安定スキーマ）（失敗スキーマ）（否定／悲観スキーマ）
② 「誰も自分のことをわかってくれないし，愛してくれないし，助けてくれない」
　（情緒的剥奪スキーマ）（不信／虐待スキーマ）（社会的孤立／疎外スキーマ）
③ 「私がしっかりして，家族（特に母親）を支えなければ」
　（巻き込まれ／未発達の自己スキーマ）（自己犠牲スキーマ）（厳密な基準／過度の批判スキーマ）
④ 「本当のこと（悩み事，本当の気持ち，打ち明け話）を言ったら，嫌われてしまうだろう」
　（不信／虐待スキーマ）（見捨てられ／不安定スキーマ）（社会的孤立／疎外スキーマ）（感情抑制スキーマ）

そしてこれまでのスキーマ分析の内容を，図3.2で示したスキーマのフォーミュレーション用のワークシートに外在化し，まとめた。それが図6.1である。

図6.1を共有し，あらためてさゆりさんの感想を尋ねると，「このシートは私そのものです。今まで生きてきた私と今の私がここにギューッと詰まっています」と話してくれた。長く時間をかけてヒアリングを行い，尺度に取り組み，スキーマのフレーズ出しを行い，コーピングスタ

注8）文化人類学者である川喜田二郎が考案した，データをまとめるための手法。集めたデータをカードに記入し，そのカードを分類して図解や論文などにまとめる。詳しくは川喜田（1967）を参照。

192　第Ⅱ部　事例で学ぶスキーマ療法

クライアントID：●●●

スキーマ／信念同定ワークシート：自動思考のもとになっているスキーマ／信念を同定する

氏名：●●さゆり様

X＋3年 12月 ●日（●曜日）

ストレス状況
・彼からメールの返事が来ない
・電車で知らない人と目が合う

自動思考とその他の反応

自動思考： 極端にネガティブな自動思考
「やっぱり」「もう終わった」
「馬鹿にされた」「どうせ自分はダメ人間だ」

その他の反応： 極端にネガティブな気分と身体反応
→その結果、自分を大切にしない行動を取る
（例：自傷行為と食べ吐き）

スキーマを埋め合わせるための対処
・誰にも心を開かない（回避）
・必死で頑張る（服従）
・リストカット、食べ吐き（回避）
・男性とつき合う（過剰補償）
・気持ちを抑え込む（回避）

埋め合わせのための対処
例：何事も必死で頑張る。他人に弱みを見せない。ラクをしない。他人の要求に合わせる。他人を信用しない、何でも自分のせいにする、何でも他人のせいにする。自分の気持ちを無視する。

スキーマ

媒介信念（思いこみ）
例：「仕事がうまくいかなければ、社会から排除されてしまう」「気が利いたことを言わないと、つまらない奴だと思われてしまう」

私がしっかりして、家族（特に母）を支えなければ［巻き込まれ／未発達の自己スキーマ］（自己犠牲スキーマ）（厳密な基準／過度の批判スキーマ）
「本当のこと（悩み事、本当の気持ち、打ち明け話）を言ったら、嫌われてしまうだろう」（不信／虐待スキーマ）（見捨てられ／不安定スキーマ）（社会的孤立／疎外スキーマ）（感情抑制スキーマ）

中核信念（コアビリーフ）
例：「自分はダメ人間である」「自分は何一つちゃんとできない」「自分は何かつまらない人間だ」「闇に葬られなければならない」「嫌われたらおしまいだ」

「自分はつまらない、ダメ人間で、何をやってもうまくいかない」（欠陥／恥スキーマ）（無能／依存スキーマ）（失敗スキーマ）（否定／悲観スキーマ）「誰も自分のことをわかってくれないし、愛してくれないし、助けてくれない」（不信／虐待スキーマ）（見捨てられ／不安定スキーマ）（情緒剥奪スキーマ）（社会的孤立／疎外スキーマ）

スキーマの起源　家庭環境、幼少期の体験、生育的な特徴　など

・両親は男の子を欲しており、弟を溺愛
・父親はいつも酔って母親を罵倒
・父親に「つまらない女でどうでもいい」と言われた
・母親はいつもおどおどしていた
・弟も父の真似をして私に威張った

・小2〜4 東北に転校していじめられた
・父親がますます荒んで家で荒れ出した
・小3時、性暴力を受け、さらにそのことを父親に知られた
・関西に行っても学校になじめず
・小6の担任にも相談できなかった

・母親に「あなただけが頼り」といつも言われていた
・小6時、父親の浮気相手の家に行ったことが父に知られて罵倒された。結局両親は離婚
・離婚後母親は何もかもを私に頼った
・だからあんなに必死に頑張ったのに、母親が急に再婚を決め、私は払い箱になった
・いつもバイトが長続きしない

備考：

copyright 洗足ストレスコーピング・サポートオフィス

図6.1　さゆりさんのスキーマのフォーミュレーション

イルについても確認し，さらにそれが日常のストレス体験にどのように表れているか，ということを全て外在化したのがこのツールであり，スキーマ分析の結晶のようなものである。これができあがることによって，ほとんどのクライアントは「一段落ついた」「大きな山を1つ越えた」と感じるようで，ツールを一緒に眺めつつ，「よくここまで頑張ったね」と互いにねぎらうことになる。

　ここまでくると，クライアントのスキーマはかなり対象化され，自我違和化されていることが多い。以前は「自分そのもの」「それがまごうことなき真実」だったスキーマが，「これまでの体験によって形成された認知構造」として相対化される。つまり「この世の真実」が「自分の頭の中のスキーマ」として再構成される。これは「天動説」が「地動説」に転換するぐらい衝撃的な変化である。筆者の経験では，これまで示したようなスキーマ分析の作業がしっかりできれば，それだけでクライアントは大きく変化する。「自分はダメな人間だ」というのが絶対不動の真実ではなく，自分の中に構築されたスキーマという認知にすぎないということを心底実感できれば，もうそのようなスキーマに振りまわされる必要はない。自分を苦しめるスキーマを，そうやすやすと自分の頭の中に君臨させ続ける必要もない。そのようなスキーマにはおとなしくしてもらうか出て行ってもらうかして，自分を応援してくれたり，生きるのを楽しくしてくれたり，人と素敵な関係を築くのを助けてくれたりするスキーマを新たに構築すればよいのである。そのようにクライアントが思えるようになれば，もうかなり回復の道のりは進んだといってよいと思われる。

　ただそうはいえども一方で，長年にわたって自分の奥深くに染み込んだスキーマを引き剥がし，新たなスキーマを身にまとうのは，口で言うほど簡単なことではない。それは筆者も経験済みである。だからこそ次のスキーマワークに進む前に，この「口で言うほど簡単なことではない」ということを，ここで改めて実感しておく必要がある。スキーマが

いかに自分の奥深くに浸透しているかということを，そして自らの早期不適応的スキーマがいかに自分を生きづらくさせているかということを，身をもって理解することが重要である。そしてそのことによってスキーマワークに対するクライアントのモチベーションがさらに上がっていく。

　ここで1つたとえ話をしてみたい。第2章でも例示したとおり，我々に共通するスキーマとして「青信号は進め，赤信号は止まれ」という信号スキーマがある。これは「青信号は進め，赤信号は止まれ」という交通法規が我々に内在化されてスキーマとなったものである。日本を始め，多くの国では，どうやら「青信号は進め，赤信号は止まれ」という交通法規を共有しているので，それらの国で暮らすぶんには，このスキーマは適応的に機能する。しかし仮に，ある日突然全く異なる文明で暮らすことになり，その国では，「赤信号は進め，青信号は止まれ」というルールが交通法規だったとする。我々は直ちにそれに適応できるだろうか。非常に難しいだろう。なぜなら我々の認知だけでなく，我々の感情や身体や行動が，「青信号は進め，赤信号は止まれ」と完璧に学習しきっており，それを修正するにはかなりの努力を要するからである。もし我々が「赤信号は進め，青信号は止まれ」という文明にそうと知らずに移住したとすると，最初は相当危ない目に遭うだろう。場合によっては車に轢かれてしまうかもしれない。そうこうするうちにこの文明の信号スキーマは自分のスキーマと真逆だということに気づくだろう。ということは，「赤信号は進め，青信号は止まれ」という新たなルールを自分に内在化させないと，自分が安全にこの文明で生きていけないことを悟るだろう。ただしそのように気づき，悟ってもなお，実際に路上にいると，ほぼ無意識に青信号の時には身体が前に行きそうになり，赤信号の時は身体が止まろうとすることに気づくだろう。そしてその都度，「あ，危ない！　また青信号で前に行きそうになっちゃった！」

「しまった！　赤信号だからついついブレーキを踏みそうになっちゃった！」と，その時々の自分の反応にリアルタイムでツッコミを入れるだろう。そして改めて「青信号は進め，赤信号は止まれ」という信号スキーマを「赤信号は進め，青信号は止まれ」に書き換える必要性を痛感するだろう。「自らの早期不適応的スキーマがいかに自分を生きづらくさせているかということを，身をもって理解する」というのは，そういうことである。

　したがって図 6.1 のようなフォーミュレーションができあがったら満足して終わり，ということではなく，しばらくの間，そのフォーミュレーションシートを持ち歩き，いかに自分がスキーマに振りまわされているか，スキーマに影響されているか，ということをモニターすることが重要になってくる。筆者も経験済みだが，スキーマは恐ろしいほど日々の生活に口出しをしてくる。「全てに口出しする」と言ってもいいぐらいである。無害なスキーマならいくらでも口出ししてもらってもよいが，有害な，すなわち早期不適応的なスキーマが口出しすることで，当事者の人生や対人関係が阻害される。そのことを明確に，実感をもって認識し，次の「スキーマワーク」に備える必要がある。

　さゆりさんにもしばらくの間，図 6.1 を持ち歩いてもらい，早期不適応的スキーマを含む徹底的なセルフモニタリングをホームワークの課題として実践してもらった。モニターすればするほど，さゆりさんは，日々の自分の反応や行動に，いかにそれらの早期不適応的スキーマが深く関わっているかを実感するようになり，「これらのスキーマを手放したい」「新たなスキーマを手に入れたい」という思いを強くしていった。ここまででトータルで約 150 セッション，時はすでに X＋3 年 12 月となっていた（CBT 開始から 2 年 8 カ月）。

6-6 早期不適応的スキーマに対する統合的認知再構成法

　さゆりさんの事例では、スキーマ分析がようやく終わり、スキーマの徹底的なセルフモニタリングを続けつつ（このセルフモニタリングはずっと続けるべき課題である。もちろん筆者も自分のスキーマのモニタリングを今でも続けている）、スキーマ療法としては次の段階、すなわち「スキーマワーク」に進むことになった。スキーマワークの目的は、早期不適応的スキーマを緩め、新たな適応的かつ機能的なスキーマ（筆者の言葉だと「ハッピースキーマ」）を創出し、その中で満たされなかった中核的感情欲求をある程度満たせるようになり、クライアントの内なるヘルシーアダルトモードを強化することである。そして新たなハッピースキーマのもとで、新たな行動パターンや人との関わりを再構築することである。

　第3章でも述べたとおり、ヤングは、スキーマワークのための技法として、認知的技法、行動的技法（行動パターンの変容）、体験的技法、治療関係の活用、さらにモードワークを提唱し、それらを統合的に実践することの重要性を述べている。ちなみにスキーマワークで最初に行われるのは、認知的技法である。認知的技法を統合的に実践するということは、認知的技法を行いつつ、そこに体験的技法、治療関係の活用、モードワークを組み込んでいく、ということになる（行動的技法はスキーマが再構成されてから、それを行動に移すというものなので、認知的技法がある程度進んだ時点で後から統合されることになる）。統合的技法実践を提唱するヤングのテキストも、それぞれの技法が別に章立てされており、テキストの目次を眺めると、それらの技法が別々に実践されるかのような印象をどうしても受けてしまう。これは文字によるテキストの限界であり、筆者もこれからさゆりさんと行った認知的技法をいかに統合的に実践したか、極力リアルに伝えたいと考えているが、それ

がどれぐらい成功するかははなはだ心もとない。ともあれ言い訳はこのぐらいにして，さゆりさんと行った認知的技法について具体的に紹介したい。

スキーマに対する認知的技法とは，基本的には認知再構成法である。Beckの認知療法で開発された自動思考を再構成するための技法をスキーマに拡大適用するものとお考えいただければよい。認知再構成法は扱う情報量が多いため，コラムや図など何らかの視覚的ツールを用いて，段階的に進めていくことになる。筆者は独自に開発した図的ツールを用いて自動思考を対象とした認知再構成法を行っているが（たとえば伊藤，2008)，スキーマ療法における認知的技法では，それをスキーマワーク用に改良したものを活用している。それが図6.2，図6.3である。

ではさゆりさんの事例に戻って，他の技法も交えた統合的な認知再構成法をどのように進めていったか，具体的に紹介する。

さゆりさんにとって最も重要だと我々が共有したスキーマは次の4つのフレーズに集約される。

① 「自分はつまらない，ダメ人間で，何をやってもうまくいかない」
② 「誰も自分のことをわかってくれないし，愛してくれないし，助けてくれない」
③ 「私がしっかりして，家族（特に母親）を支えなければ」
④ 「本当のこと（悩み事，本当の気持ち，打ち明け話）を言ったら，嫌われてしまうだろう」

自動思考レベルの認知再構成法と同様に，全てのスキーマを1回のワークでいっしょくたに扱うことは難しいので，まずはどのスキーマをターゲットにするか話し合ったところ，「せっかくなのでここまで来たら，自分の中の最も根源的なスキーマにがっぷりと取り組んでみたい」というさゆりさんの希望により，①の「自分はつまらない，ダメ人間

198　第Ⅱ部　事例で学ぶスキーマ療法

クライアントID：

スキーマ検討シート：否定的感情と関連するスキーマについて検討する

年　月　日（　曜日）　　氏名：

スキーマとその確信度（％）

（　　　　　　％）

スキーマの検討：さまざまな角度から、スキーマについて考えてみます

①スキーマがその通りである事実や根拠（理由）は？	⑤最悪どんなことになる可能性があるか？	⑨他の人なら、このスキーマに対してどういう対処をするだろうか？
②スキーマに反する事実や根拠（理由）は？	⑥奇跡が起きたら、どんなすばらしいことになるか？	⑩今後このスキーマに対して、どういう対処ができそうか？
③スキーマを信じることのメリットは？	⑦現実には、どんなことになりそうか？	⑪もし　　　（友人）だったら何て言ってあげたい？
④スキーマを信じることのデメリットは？	⑧これまで、このスキーマに対して、どんな対処をした？	⑫自分自身に対して、どんなことを言ってあげたい？

備考：

copyright 洗足ストレスコーピング・サポートオフィス

図6.2　スキーマ検討シート

第 6 章 事例 1：BPD を持つクライアントと行ったスキーマ療法　199

クライアント ID：

新たなスキーマを案出するためのワークシート

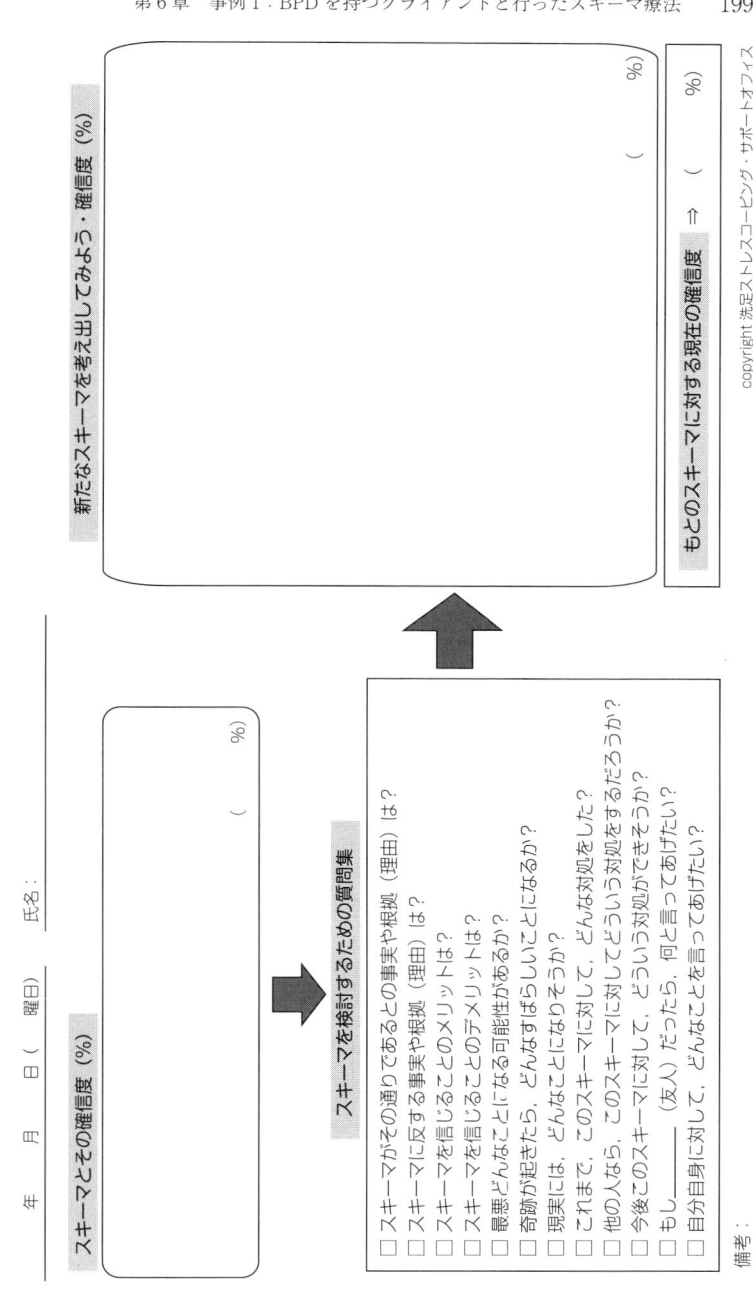

　　年　　月　　日（　曜日）　　氏名：

スキーマとその確信度（％）

（　　　　　　　　　　　　　　　　　　　　　　　％）

スキーマを検討するための質問集

- □ スキーマがその通りであることの事実や根拠（理由）は？
- □ スキーマに反する事実や根拠（理由）は？
- □ スキーマを信じることのメリットは？
- □ スキーマを信じることのデメリットは？
- □ 最悪どんなことになる可能性があるか？
- □ 奇跡が起きたら、どんなすばらしいことになるそうか？
- □ 現実には、どんなことになるそうか？
- □ これまで、このスキーマに対して、どんな対処をした？
- □ 他の人なら、このスキーマに対してどういう対処をするだろうか？
- □ 今後このスキーマに対して、どういう対処ができそうか？
- □ もし＿＿＿＿＿（友人）だったら、何と言ってあげたい？
- □ 自分自身に対して、どんなことを言ってあげたい？

新たなスキーマを考え出してみよう・確信度（％）

（　　　　　　　　　　　　　　　　　　　　　　　％）

もとのスキーマに対する現在の確信度　⇒　（　　％）

copyright 洗足ストレスコーピング・サポートオフィス

備考：

図 6.3　新たなスキーマの案出シート

で，何をやってもうまくいかない」という中核信念的スキーマを選択することにした。そして図6.2の「スキーマ検討シート」の当該部分にこのスキーマを記入して，シートにある12の質問を刺激として，「自分はつまらない，ダメ人間で，何をやってもうまくいかない」というスキーマをめぐってあれやこれやとブレインストーミングすることにした（図6.4を参照）。図6.2のツールでは，到底ブレインストーミングの内容を外在化するスペースが足りないので，実際には白紙に各質問を転記して，ブレインストーミングで出てきたさまざまな考えやアイディアを次々と書き連ねていくことになる。

以下，12の質問に対するブレインストーミングの一部を紹介するが，その前に強調しておきたいのは，ここでのブレインストーミングがただの知的な作業では全く意味がないということである。上にも「統合的な認知再構成法」とあえて書いた通り，治療関係を活用し，感情やイメージなどを用いた体験的技法を駆使し，さらにモードワークも使いまくってスキーマという認知を再構成するためにブレインストーミングを行う必要がある。そうでなければ「よし！　今後はこのスキーマを持って幸せに生きていこう！」などという「ハッピースキーマ」ができるはずはない。少々観念的な表現になるが，心と身体をフル回転して全身全霊でブレインストーミングの作業を進めていくことに意義があるのである。

①スキーマ（「自分はつまらない，ダメ人間で，何をやってもうまくいかない」）がその通りであるとの事実や根拠（理由）は？（※スキーマの根拠を問う質問である。ここでもう一度，自らの早期不適応的スキーマの起源をじっくりと振り返ることになる）
  ・そもそも女の子としてあの家に生まれたから。
  ・お父さんや弟から，「お前はつまらない」「お前はダメな女だ」など，何百回も面と向かって言われていた。

第6章 事例1：BPDを持つクライアントと行ったスキーマ療法　201

クライアントID: ●●●

スキーマ検討シート：否定的感情と関連するスキーマについて検討する

氏名：●● さゆり 様

X＋●年 ●月 ●日（●曜日）

スキーマとその確信度 (%)

「自分はつまらない、ダメ人間で、何をやってもうまくいかない」

(80 ％)

スキーマの検討：さまざまな角度から、スキーマについて考えてみます

①スキーマがその通りであるとの事実や根拠（理由）は？

②スキーマに反する事実や根拠（理由）は？

③スキーマを信じることのメリットは？

④スキーマを信じることのデメリットは？

⑤最悪どんなことになる可能性があるか？

⑥奇跡が起きたら、どんなすばらしいことになるか？

⑦現実には、どんなことになりそうか？

⑧これまで、このスキーマに対して、どんな対処をした？

⑨他の人なら、このスキーマに対してどういう対処をするだろうか？

⑩今後このスキーマに対して、どういう対処ができそうか？

⑪もし　　　　　　（友人）だったら何と言ってあげたい？

⑫自分自身に対して、どんなことを言ってあげたい？

備考：

copyright 洗足ストレスコーピング・サポートオフィス

図 6.4　スキーマ検討シート　さゆりさんの場合

- 弟と比べて，勉強も運動もできなかった。
- 学校になじめなかった。友だちを作るのが下手だった。
- 東北弁や関西弁をうまくしゃべれなかった。
- 小学校でいじめられていた。
- 東北で近所のお兄ちゃんにひどいことをされた。
- お父さんがつき合っていた女性の家に行って，両親の関係を滅茶苦茶にした。
- しかもせっかくその女性の家に行ったのに，お母さんに頼まれたことを伝えられず逃げ帰ってしまった。ちゃんと伝えられたら両親は離婚しなかったかもしれない。
- 中学受験で，両親の望むいい学校に合格できなかった。
- お母さんを幸せにすることができなかった。
- 専門学校を卒業できなかった。
- 万引きしてつかまった。万引きが止まらなかった時期がある。
- 数えきれないぐらいリスカした。その傷跡が残っている。
- 食べ吐きをしてしまう。
- 仕事が長続きしない。すぐにバイトを辞めてしまう。
- 医者やカウンセラーを何度も変えた。
- 男性ともすぐに別れてしまう。
- 30歳にもなって定職にもつかずに，自立もできず，人のお金で生活している。

②スキーマ（「自分はつまらない，ダメ人間で，何をやってもうまくいかない」）に反する事実や根拠（理由）は？（※①の質問と対になっており，スキーマの反証を問う質問である。これまでの人生を振り返ってスキーマの反論するための根拠を探し出すこともできるし，ここでモードワークを行うこともできる。またセラピストが治療的再養育的に，あるいはヘルシーアダルトモードになってクライアントのスキーマ

を優しく反証することもできる）
- 今の世の中は「男女平等」なのだから，女だからといってダメというわけではない。
- お父さんや弟が私のことを「ダメ」と言っただけであって，それは単にお父さんや弟の「考え」にすぎない。2人の考えは真実ではない。
- 弟に比べれば確かに勉強も運動もできなかったが，決して落ちこぼれていたわけではない。大体は中の上ぐらいだった。
- 私立中学を受験して，合格することができた。私が合格した中学に落ちた人だっている。
- いじめられてもめげずに学校に通っていた。
- お兄ちゃんにひどいことをされたということを，親に伝えることができた。
- お母さんに頼まれて見知らぬ女性の家を訪ねたこと自体が，すごく頑張ったということ。なかなか小学生にできることではない。
- 中学1年生の時は勉強も部活も活躍できた。転校しなければ引き続き活躍できたかも。
- 中学1年生の時は仲のよい友だちもできかけた。転校しなければもっと仲良くなれて，自分を「つまらない」とか思わずに済むようになったかも。
- マインドフルネスについて勉強したのと，スキーマ分析やスキーマのモニタリングでも教えてもらった通り，これらは心の中のスキーマにすぎない。それは真実ではなく，私がこれまで生きてきた中で作られたスキーマなのだから，これらのスキーマを鵜呑みにする必要はない。
- お母さんは再婚するまでずっと私を頼りにした。本当にダメ人間だったら，母親だって私を頼ったりはしなかっただろう。
- 両親が離婚して，お母さんが家事ができなくなってからは，私が

かわりに頑張った。食事作りも洗濯もお掃除も弁当作りも皆やった。だからダメ人間ではない。
・高校生からはバイトで家計を手助けした。私が稼がなければ家族は食べていけなかった。
・バイトを転々としているということは、いろいろなバイトを経験できたということ。あとその都度採用されているということ。本当にダメ人間なら、採用もされないだろう。
・認知行動療法を始めて、万引きも止まっているし、自殺未遂もしていない。自分は頑張って自分を助けようとしている。だからダメじゃない。
・何年もかけて認知行動療法を頑張って、少しずつ良くなっている。認知行動療法はうまくいっている。
・主治医のC先生も、伊藤先生も、私のことを認めてくれている。ダメじゃないと言ってくれている。

　③スキーマ（「自分はつまらない、ダメ人間で、何をやってもうまくいかない」）を信じることのメリットは？（※スキーマの機能を問う質問である。スキーマの内容的妥当性は置いておき、スキーマを持って生きてきたことのメリット、今このスキーマを持っていることのメリット、そして今後このスキーマを持って生きていくことのメリットを考える）
・そう信じることで、謙虚になれる。
・そう信じることで、「ダメ人間じゃないようにがんばろう」と思える。
・そう信じることで、何か悪いことがあっても、他人のせいにしたり他人を責めたりしないので、人間関係が悪くならない。
・そう信じることで、親を責めずに済む。
・そう信じることで、バイトをくびになっても、男に捨てられても、

全部自分のせいにするから，バイト先や男の人とトラブルを起こさないで済む。
・「どうせダメ人間だ」「どうせうまくいかない」と開き直ることで，本当にダメだった時に落ち込まなくて済む。
・「どうせうまくいかない」と思っておけば，うまくいかなかった時にショックを受けずに済む。
・自分のことをつまらない人間だと思っている限り，つまらない人間でいつづけるので，他人に興味を持たれずに済み，余計な人間関係のトラブルがなくてよい。
・そう信じていると，新しいことにチャレンジしなくなるので，無駄なお金と時間を使わずに済むかも。保守的な人間として，細々と生きていける。
・謙虚な人として，周りに好かれるかも。嫌われなくて済むかも。

④スキーマ（「自分はつまらない，ダメ人間で，何をやってもうまくいかない」）を信じることのデメリットは？（※③と対になっている質問であり，同じくスキーマの機能を問う質問である。スキーマの内容的妥当性は置いておき，スキーマを持って生きてきたことのデメリット，今このスキーマを持っていることのデメリット，そして今後このスキーマを持って生きていくことのデメリットを考える）
・そう信じてきたことで，いっぱい傷ついてきた。
・そう信じると，ますますつまらない，ダメ人間になってしまう。
・そう信じると，ますます何をやってもうまくいかなくなる。
・そう信じることで，ちょっとしたネガティブなことをすぐに自分に関連づけ，全部自分のせいにして，死にたくなるほどひどい気分になってしまう。
・実際にこのスキーマを信じることで，リスカや自殺未遂など，自分いじめをしまくった。

- 自分が卑屈になる。
- ダメな女が好きな男につけこまれる。
- 自分にそう思いこませた人（親，自分をいじめた人，東北のお兄ちゃん）が反省できなくなる。反省するチャンスを奪ってしまう。
- 助けてくれるかもしれない人に相談できなくなってしまう。
- 新しいことにチャレンジすることがなかなかできない。
- なげやりになりやすい。
- 自分を認められない。
- 自分を大事にできない。
- いつまでも幸せになれない。
- いつまでも自分を嫌い続けることになる。
- こういう暗い，ウジウジした人間は，誰からも好かれないだろう。だから孤独になる。

⑤最悪どんなことになる可能性があるか？（※⑤⑥⑦の３つがセットになっており，全てこの先の未来について問うている。想像力を働かせて，このようなスキーマを持って生きていくことで，どのような最悪の事態がありうるかをイメージする）
- 失敗だらけの人生を歩んで，失意のうちに死ぬ。
- 自暴自棄になって，生きることに対する希望を完全に失って身投げする。
- 自暴自棄になって，「もうどうなってもいい」と思い，逆恨みによって見知らぬ人を殺しまくり，最終的には死刑になる。
- 自暴自棄になって，「もうどうなってもいい」と思い，逆恨みによって見知らぬ人を殺しまくるが，精神の病気のせいで死刑にもならず，獄中で苦しみながら生き続ける。
- このスキーマを自分に思い込ませた父親と母親を恨み，今から２人とも殺して裁判にかけられるが，裁判官に私の気持ちはちっと

もわかってもらえず，裁判所で発狂する。
・将来誰かと結婚して，子どもを産んで，自分が母親のような人間になってしまい，同じ思いを自分の子どもに味わわせる。子どもが私と同じような苦しみを味わう。
・いい思いをしている弟を恨み，弟の家族を私がめちゃくちゃにする。
・仕事もできず，皆に見捨てられ，ホームレスになる。

⑥奇跡が起きたら，どんなすばらしいことになるか？（※⑤⑥⑦の3つがセットになっており，全てこの先の未来について問うている。想像力を働かせて，このようなスキーマを持って生きていくことで，どのような素晴らしい事態がありうるかをイメージする）
・私を傷つけた全ての人（親，弟，いじめた人，東北のお兄ちゃん，その他）が，心から反省し，土下座して謝ってくれる。私はその謝罪を心から信じられる。
・私を傷つけた全ての人が心から反省し，ものすごい金額の慰謝料を払ってくれ，自分は一生お金に困らないで生きていける。
・そういうことがあれば（心からの反省と謝罪），私のスキーマが一気に消滅し，スキーマに全くとらわれないで生きていけるようになる。
・急に記憶喪失者になり，これまでのことは全て忘れ，ノー天気な人間になって楽しく生きていく。
・ある日偶然出会った素敵な男性が，これまでのことを全て理解してくれたうえで，そういう私を心から愛してくれ，何ひとつ心配することなくその人と結婚し，完璧に幸せな人生を送る。
・何をやってもうまくいきまくり，お金をがっぽり稼いで，贅沢な暮らしをする。
・急に頭が天才的になり，大学に行って研究者になり，ノーベル賞

をもらって世界的に有名になる。
- お父さんがこれまで私にしてきたことの意味を急に悟り，悟ったついでに出家して，世界的に有名な仏教者になって多くの人を救う。
- 急に自信満々の人間になり，何をやっても「自分ってすごい！」と思い，高飛車に生きていく。
- タイムマシンに乗って小さい時の自分に戻って，全部を挽回する。
- 今のダメダメな私をそのまま好きになってくれる人が突然目の前に現れ，自分は何の努力をしなくてもその人に愛されながら，幸せな一生を送る。
- 「ダメダメで何が悪い」と急に開き直って，1人でたくましく生き抜く。

⑦現実には，どんなことになりそうか？（※⑤⑥⑦の3つがセットになっており，全てこの先の未来について問うている。⑤と⑥で最悪と奇跡という両極端な未来を考えたので，今度はその間にあるさまざまな現実的にありうる未来をあれこれとイメージしてみる）
- このスキーマを抱えつつも，C先生と伊藤先生に助けてもらいながら，少しずつ治療が前に進み，ちょっとでも楽な気持で生きていけるようになる。
- 「自分はつまらない，ダメ人間で，何をやってもうまくいかない」というのが真実ではなく，自分の頭の中のスキーマだということが心から信じられるようになり，そういう思いが出てきても，それにとらわれないようになる。
- ダメな面はたくさんあるかもしれないけれども，ダメじゃない面も自分の中に見つけることができるようになり，ダメ半分ダメじゃない半分ぐらいの気持ちで生きていけるようになる。
- スキーマに支配されない人生を送れるようになる。というか送れ

るようになりたい。
・今はスキーマにとらわれているけど，バイトとか習い事とか少しずつ長く続けられるようになって，「これなら私にもできる」と自信を持って言えることを増やしていく。そのうちスキーマにとらわれなくなる。
・少しずつ努力することで，「ダメ人間」とか「何をやってもダメ」とか思う頻度が減ってくる。そのうち「ちょっとはダメじゃない」と思えるようになって，このスキーマが緩む。
・むしろ「ダメでもいいじゃん」という開き直り的な気持になって，特に努力しなくても，今の自分をちょっとは認められるようになる。
・そこそこわかりあえる男性とめぐりあい，その人と一緒に暮らして，まあまあおだやかな生活を送る。
・これからも伊藤先生とスキーマ療法に根気強く取り組み続け，その結果，今のスキーマを手放し，新たなハッピースキーマを手に入れて，これまでとは違う生き方ができるようになる。自分を生かせる仕事を見つけて，自立して一人暮らしをする。趣味を楽しめるようになる。少なくてもいいから友だちができて，人づき合いを楽しめるようになる。これまでとは違う男性を好きになって，おだやかにつき合う。生きていればいろいろなつらいことはあるかもしれないけど，ハッピースキーマを持ちながら，他の人にも助けてもらいつつ乗り越えていく。そして寿命をまっとうする。

⑧これまで，このスキーマ（「自分はつまらない，ダメ人間で，何をやってもうまくいかない」）に対して，どんな対処をした？（※⑧⑨⑩の３つがセットである。スキーマに対するこれまでの対処，これまでどのようにスキーマとつき合ってきたのか，スキーマが活性化された時にどのように考え行動したのか，を挙げる。認知的対処と行動的対処の両

方を挙げてみたい）
- スキーマのいいなりになって，対処どころではなかった。
- スキーマのいいなりになると，あまりにもつらいので，リスカしたり自殺未遂したり食べ吐きしたりして，自分を助けてきた。
- ダメ人間だからこそ頑張らないと，と思って一時的には頑張るのだが，長続きしない。
- 「今度こそ頑張ろう」と自分を叱咤激励し，頑張ろうとはした。
- つまらない人間だということがばれないように，人に自分を偽ってきた。
- ダメ人間だということがばれないように，人とつき合う時に自分を出さないできた。
- 人を警戒した。特に東北のことがあってからは，警戒して外を歩くようにした。「いつどこで何があるか，わからない」と自分に言い聞かせて。
- お母さんを助けて，挽回しようとしてきた。
- 両親が離婚してからは自分が頑張って家族を支えようとした。これも挽回。
- 家事とバイトを頑張った。ダメ人間ということを忘れようとしていたのかも。
- うつ状態になった時は病院に行って薬をもらった。
- 自分を助けてくれる治療者を探し続けた。C先生に出会い，伊藤先生に出会った。
- 認知行動療法を始めた。最初は「どうせダメ」と思っていたけど（今思えばスキーマのせい），そのうち「もしかしたら楽になれるかも」と思い始め，根気強く取り組んだ。
- 認知行動療法でいろいろな対処法を身につけた。例：モニタリング，自動思考，マインドフルネス，アセスメント，認知再構成法，問題解決法，呼吸コントロール，壺イメージ療法。自分を助ける

メニューがいっぱいになった。今はスキーマが出てきても「あ，またスキーマが出てきたね。さてどうやって自分を助けようか」と思い直すことができる。
・スキーマ療法を始めた。ヒアリングの時はすごくしんどかったけど，「これを乗り越えるんだ」と自分に言い聞かせて乗り越えてきた。今はこれまでとは違う自分を感じられる。C先生にも，「すごいね。頑張ってるね。変わってきたね」と言ってもらえた。

⑨他の人なら，このスキーマ（「自分はつまらない，ダメ人間で，何をやってもうまくいかない」）に対してどういう対処をするだろうか？（※⑧⑨⑩の3つがセットである。さまざまな他者を想定して，その他者であればこのようなスキーマに対してどう対処するだろうか，ということをあれこれと想像する。あるいはこのようなスキーマを持っていない他者であれば，自分のスキーマが活性化されるような事態で，どう考えどう振る舞うか，イメージすることもできる。「他者」には尊敬する人，セラピスト，グループのメンバー，家族，友人，有名人など，誰を入れてみてもよい）
・もっとちゃんとした家庭で育った人なら，こんなスキーマはそもそもできないだろう。
・もっとちゃんとした家庭で育った人は，「自分は素晴らしい人間で，何をやってもうまくいく」と思い，実際，何をやってもうまくいくので，自信満々である。
・そこそこの家庭で育った人は，「自分は素晴らしくもないしつまらなくもない普通の人」と思って，普通に生きていくのかも。
・私と同じスキーマを持つ他の人だったら，本当に自殺する人もいるかもしれない。
・私と同じスキーマを持つ他の人の中には，10代でぐれて，家出をして，ヤンキーになってかえってたくましく生きていく人もいる

かもしれない。
- 私と同じスキーマを持つ他の人だったら，「どうせ何をやってもダメだ」と開き直って，ダメもとでやりたいことをやりまくって，結局成功はしないけれど，「やりたいことやったからいいや」と思って，満足して死ぬ。
- 私と同じスキーマを持つ他の人だったら，「どうせ何をやってもダメだ」と開き直って，ダメもとでやりたいことをやりまくって，そしたら偶然何かがうまくいっちゃって，「もしかしたらダメじゃないかも」と思えるようになって，気づいたらダメじゃない自分になっている。
- 私と同じスキーマを持つ他の人だったら，本を読んだり映画を観たりして，素敵な人をお手本にして，そういう人に近づけるように努力する。
- 私と同じスキーマを持つ他の人も，私と同じように認知行動療法とスキーマ療法に出会って，少しずつ上手に自分を助けられるようになり，スキーマを手放し，ハッピースキーマを手に入れ，そんなにダメとは思わず自分を生きられるようになる。
- 伊藤先生が万が一このスキーマの持ち主だとしたら，認知行動療法を駆使して，マインドフルネスでスキーマをかわす。
- 伊藤先生が万が一このスキーマの持ち主だとしたら，信頼できるセラピストを探して，じっくり時間をかけてスキーマ療法に取り組んで，ハッピースキーマを手に入れて，ハッピースキーマを持ちながら生きていって，最終的には幸せに生きていく。
- 伊藤先生が私だったら，モードワークをして，ヘルシーアダルトモードに「あなたはつまらなくなんかないよ。これまであんなに苦労しながら頑張って生きてきたじゃない。そのことにすごい価値があるんだよ。あんなにすごい苦労を生き抜いてきたこと自体，どう考えても"ダメ"の反対だよ。それに確かにこれまで仕事が

長続きしなかったかもしれないけれど，言い換えるとこれまでいろいろなことにチャレンジできた，ということになるよね。でも，もうこれまでのスキーマはいらないよね。これまでの経験を生かしつつ，早期不適応的スキーマとはバイバイして，これからはもっともっと自分を大切にして，あなたが幸せになれるように生きていけるといいよね。それも一人ぼっちではなく，応援してくれる人と一緒に」と言ってもらう。そして「そうだよね」と思って，そういう気持ちで生きていく。

- 春子ちゃん（※バイト先の友人）なら，「つまらなくっても，いいやん！」と笑い飛ばす。
- 春子ちゃんなら，「そんな難しいこと考えんと，手動かして働いとき！」とガシガシ仕事をする。
- 春子ちゃんなら，「これから幸せになって見返してやれ！」と強気になって自分を励ます。

⑩今後このスキーマ（「自分はつまらない，ダメ人間で，何をやってもうまくいかない」）に対して，どういう対処ができそうか？（※今後のスキーマとの付き合い方を幅広くブレインストーミングするための質問。イメージリハーサルをするように考えてみるとよい）

- 今後もスキーマはなくならないし，何かあれば出てくるだろうけど，まずはそれに気づいて，スキーマを鵜呑みにしない。「あ，またスキーマが出てきた」と思い，鵜呑みにせず，でもスキーマと闘いもせず，スキーマ君にはそのへんにいてもらう。
- スキーマ君には，座布団敷いて，お茶出して，あとは放っておく。そのうち飽きて，退散するだろう。
- ヘルシーアダルトモードに出てきてもらう。「つまらなくないよ。あなたは小さい時からいっぱい苦労して，それを生き抜いてきたんだよ。その経験を活かして，今後は自分を幸せにするために頑

- ヘルシーアダルトモードに出てきてもらう。「つまらなくてもいいじゃない。ダメ人間でもいいじゃない。他人がどう思おうと，あなたはあなたでいいんだよ」と言ってもらう。
- ヘルシーアダルトモードに出てきてもらう。「失敗は成功の元って言うじゃない。これまでの失敗を活かせれば，もうそれでいいんじゃないの」と言ってもらう。
- ムーミンママに出てきてもらう。「失敗なんか何ひとつしていないわ。大丈夫，あなたはあなたとしてそこにいるだけでいいのよ」と言って，抱きしめてもらう。
- 自分のその時々の気持ちを大事にする。「自分がどうしたいか」ということを自分に聞いて，それに沿って行動する。人の好みではなく，自分の好みを優先する。
- 「自分はつまらない，ダメ人間で，何をやってもうまくいかない」というのは自分の声じゃなくて，親の声と先生の声と私をいじめた友だちの声だということに気づき，それに振り回されない。
- 「自分の好きなことだったらきっとうまくいくよ。何が好きか，何をしていると楽しいか，自分は本当はどうしたいか，全部自分に尋ねてみよう。きっと何か答えが返ってくるよ」と思い直して，その答えに従うことにする。
- スキーマワークをしてみて，それでももやもやした気持ちが残ったら，これまで通り，壺にその気持を入れて，そこにいてもらうことにする。自分は自分で行動する。

⑪もし＿＿＿＿＿＿＿（友人）だったら何と言ってあげたい？（※「もしこのスキーマを持って苦しんでいるのが，あなたではなく，あなたにとって大事な友人だったら，その人にどういう声かけをしてあげられるだろうか」という想定のもとで，スキーマモードとヘルシーアダルトモード

のモードワークを行う。通常セラピストがスキーマモードでクライアントがヘルシーアダルトモードを演じるが，その後，役割を逆転させてもよい）

- あなたはつまらなくなんかないよ。
- あなたはダメ人間なんかじゃない。
- うまくいったことだってあったじゃない？
- 「つまらない」とか「ダメ」というのは，あなたの親があなたに言ったことであって，真実ではないと思うよ。
- 自分の娘に「つまらない」とか「ダメ」とか言う親のほうが，つまらなくてダメな人間なんじゃないの？
- そもそも「つまらない人間」とか「ダメ人間」って，この世にいるのかな。誰だって自分の人生を一生懸命生きているんでしょう？ あなただってそうでしょう？ 死にたい死にたいと思いながらも生き延びてきたから，今少し希望が見えてきているんでしょう？ そういう人がつまらない人間であるわけないじゃない。
- あんなにひどい家庭の中で，よく親を刺し殺さなかったね。それだけでも偉いんじゃない？
- 東北であんなひどい目にあったのに，あなたはそれを乗り越えたじゃない。私はあなたを尊敬するよ。
- 学校でもつらい思いをいっぱいしたけど，不登校にもならず，よく通い続けたね。もしかしたらものすごい持久力の持ち主なんじゃない？ その持久力を発揮できる仕事が見つかれば，きっと長続きできるよ。
- これがスキーマだってわかってよかったじゃない。これまではスキーマだって知らなかったから，鵜呑みにしてきちゃったけど，今はこれがスキーマだってわかっているから，出てきても振り回されず，置いておけるようになったよね。すごい進歩だよ。これからスキーマ療法をもっと続けていけば，もっと上手につき合え

るようになると思うよ。楽しみだね。
- 過去は過去。これから先のことを考えて生きていこう。そもそもこれまで過去にとらわれ，今を生き延びるのに精一杯で，先のことを考える余裕が全くなかったよね。でも今は落ち着いて先のことを考えられるようになったんだね。すごい進歩だね。よく死なないでこれまで生きてきたね。
- これまで自分の気持ちを閉じ込めて生きてきたけれど，これからは自分の気持ちを大切にして，それを開放していこう。そうしたらきっと何か見つかるよ。自分にとって大切なことなら，きっと長続きできるよ。認知行動療法がそうでしょう？ 自分にとって大事なことだから，もう何年も続けられているんでしょう？

⑫自分自身に対して，どんなことを言ってあげたい？（※自分の中のスキーマモードとヘルシーアダルトモードによるモードワークを行う。通常セラピストがスキーマモードでクライアントがヘルシーアダルトモードを演じるが，その後，役割を逆転させてもよい）
- それは本当のことじゃないよ。スキーマだよ。だから鵜呑みにしないほうがいいよ。
- 本当のことじゃなくても，そういう声が聞こえるとつらいよね。でもその声はあなたの声じゃなくて，あなたのお父さんやお母さん，あとあなたをいじめた人の声だから，気にしないほうがいい。
- でもこれまでずっと言われ続けてきたことだから，確かに気になっちゃうよね。それがスキーマというものだよね。
- 本当に自分がダメ人間か，つまらない人間か，よーく考えてみよう。
- 勉強だって運動だって，本当にそんなにダメだったかな？
- 弟は特別できたから，そういう人と比べるのは意味ないよ。
- 勉強だって運動だって，そこそこできてたじゃん。「中の上」ぐら

いだったよね。ということは，あなたよりできなかった「中の中」以下の人は，みんなダメ人間ってこと？　違うよね。
- そもそも人間の価値って，成績次第なわけ？　違うよね。父親が成績次第だと思い込んでいただけ。それはあの人の思い込み。あんな男の思い込みを自分が鵜呑みにして苦しむなんて，そっちのほうが馬鹿みたいだよ。
- 自分のことをつまらないとかダメとか思っても，いいことは何一つない。だからそういうスキーマはいい加減手放そうよ。
- たとえば「つまらない人間なんて誰ひとりいない。誰でも皆，その人として価値があって，その人として生きていく権利がある」と思ってみたら？　最初は嘘くさく感じるかもしれないけれど，たぶんこっちのほうが真実。どうせ何かを思い込むのなら，自分が生きやすくなる思い込みを持ったほうがいいんじゃない？
- 「自分は自分で価値がある。そんな当たり前のことをこれまで教えてもらえなかったから苦しかったんだ。その苦しみの中を生きてきたんだから，それはものすごい価値だよね」と自分に言ってあげよう。言い続けているうちに，だんだん信じられるようになるよ。
- つらかったらモードワークをやってみよう。ムーミンママに出てきてもらおう。
- それに「何をやってもうまくいかない」って，本当かな？　きちんと思い返してみよう。
- そうでしょう？　確かにうまくいかないこともあったけど，食事作りでも，掃除でも，洗濯でも，バイトでも，いっぱいいっぱいうまくできたことがあるから乗り切ることができたんでしょう？　バイトだって長続きしないこともあるけど，それはうつがひどくなったり，意地悪な人がいたりしたから。毎回ちゃんと理由があったよね。

・今までよく1人で闘ってきたね。でも今は1人じゃないよね。応援してくれる人が少しずつ増えてきているよね。C先生，伊藤先生，春子ちゃん。この5年で3人も応援団が増えた。これだって自然に増えたんじゃなくて，自分があきらめなかったから。これも自分のすごい実績。応援団に助けてもらいながら，ダメじゃない自分として，好きなことを探せば，きっと何か見つかるよ。
・人生は長いんだから，手遅れなんてことはないよ。60代になってスキーマ療法をやって生き方が変わった人がいるって伊藤先生も言ってたじゃない。私はまだ30代。これから時間がたっぷりある。30年かけて作ってきたスキーマだから，時間をかけて溶かしていこう。60歳の時に「幸せだなあ」と思えるような人生だといいよね。

以上がブレインストーミングを通じてのアイディアの一部である（紙幅の関係で全ては紹介しなかった）。このブレインストーミングには約1年をかけた。標準的なCBTにおける認知再構成法のブレインストーミングでは，通常，セラピストが問いかけてクライアントがアイディアを出す，というスタイルを取るが，スキーマ療法の場合は，セラピストもかなり積極的にアイディアを出し，クライアントを導いていく（このようにセラピストがクライアントを積極的に導くのも治療的再養育法の一環であり，モードワークの一環でもある。セラピストがヘルシーアダルトモードのモデルとなる）。スキーマ分析によってある程度自我違和化されてはいるものの，クライアントにとってスキーマはあまりにも「当たり前」なので，相対化して考えることが最初は非常に困難だからである。特に反証を問う②の質問や，奇跡を問う⑥の質問，そして他人の対処を問う⑨の質問などは，クライアントが自発的にアイディアを出すのが難しい場合がある。さゆりさんもそうであった。したがってセラピストである筆者がかなり引っ張って，「こういうふうにも考えられ

る」「ああいうふうにも考えられる」とアイディアを出し，どんどん外在化し，スキーマを相対化・対象化して，それについて自由にあれこれと考える，という見本を示すのが効果的である。ブレインストーミングなのだから，「よいアイディア」を出す必要はなく，何でもよいのである。それをクライアントに実感してもらう必要がある。

　1年もかけてブレインストーミングをしているうちに，さゆりさんのスキーマは徐々に緩んでいった。特に最悪と奇跡について思いを巡らせた後，⑦の質問（現実には，どんなことになりそうか？）についてブレインストーミングを始めた頃から，早期不適応的スキーマにとらわれない新たな生き方をする自分について，少しずつリアルにイメージできるようになり，そういうイメージができてしまう自分自身にさゆりさんが驚く，ということがセッションで何度も見られた。とりわけ「これからも伊藤先生とスキーマ療法に根気強く取り組み続け，その結果，今のスキーマを手放し，新たなハッピースキーマを手に入れて，これまでとは違う生き方ができるようになる。自分を生かせる仕事を見つけて，自立して一人暮らしをする。趣味を楽しめるようになる。少なくてもいいから友だちができて，人づき合いを楽しめるようになる。これまでとは違う男性を好きになって，おだやかにつき合う。生きていればいろいろなつらいことはあるかもしれないけど，ハッピースキーマを持ちながら，他の人にも助けてもらいつつ乗り越えていく。そして寿命をまっとうする」というアイディア（アイディアというよりはほとんどストーリーに近いのだが）を語った時は，ほとんど号泣に近い泣き方をし，その後，「私にも，こういう普通の生き方ができるようになるんでしょうか？」「こんなふうに，普通に生きても許されるんでしょうか？」としみじみと話していたのが強く印象に残っている。ちなみにこれらの問いに対して筆者は，「あなたの中のヘルシーアダルトモードは，何て答えてくれますか？」と訊いて，モードワークを促した。さゆりさんの回答は，「もちろんいいよ。いっぱい苦労してきたのだから，あなたは普通以上

に幸せになっていいよ」というものだった。

　さて，早期不適応的スキーマをめぐる徹底的なブレインストーミングがひと通り終わり，次に取り組むのは，ブレインストーミングで出てきた数多くのアイディアや考えを検討し，新たな適応的・機能的スキーマ（ハッピースキーマ）にまとめ上げる，という作業である。これは標準的なCBTにおける認知再構成法で，自動思考をあれこれと検討した後，新たな適応的代替思考をまとめ上げるのと，やり方としては全く同じである。ただブレインストーミングで出てくるアイディアや考えの数が，スキーマ療法のほうが圧倒的に多いので，それらを見渡して，グループを作ったり，それぞれを評価したりするのに，かなりの時間と労力を要する。さゆりさんの場合，やはりかなりの数のアイディアや考えがブレインストーミングで出されたので，それを個別に評価するのではなく，グループにできそうなものはグループにして，ある程度まとまったところで評価をしたり，さらにまとめたりして，少しずつ，新たなスキーマを作り上げていく作業を行ったが，それには約半年かかった。できあがった新たなスキーマは以下の通りである。「　」が新たなスキーマのフレーズで，（　）がその新たなスキーマにつけた名前である。

① 「自分はこれまで本当によく頑張って生き抜いてきた。生きているだけで十分立派。そんな自分を"つまらない"とか"ダメ人間"とか，絶対に誰にも言わせない。私は私として普通に生きて，人生をまっとうする価値と権利があるし，実際にそうするつもりだ」（自分肯定スキーマ）

② 「『自分はつまらない，ダメ人間だ』というのはこの世の真実ではなく，心の中に作られたスキーマにすぎない。しかもそれを作ったのは私じゃない。私はこのスキーマに責任がない。だからもしまたスキーマが出てきたら，鵜呑みにせず，『これはスキーマに過ぎない』と自分に優しく言って，スキーマをただ眺めてみるこ

第6章　事例1：BPDを持つクライアントと行ったスキーマ療法　　221

とにしよう」（マインドフルネススキーマ）
③「自分の中の思いや気持ちを何よりも大事にしよう。時間をかけて好きなことを見つけていこう。皆に応援してもらいながら，少しずつそれに取り組めば，きっと長続きするし，そういう自分を好きになれるよ」（自分応援スキーマ）
④「価値のある人間として自分を大切に生きていこう。人生は長く，私はまだ半分まで来ただけ。おばあさんになって『いい人生だったな』と思えるような生き方を今から始めればよい」（「人生は長い」スキーマ）

　筆者は，手間暇かけて一緒に創り上げたこれらの新たな適応的・機能的スキーマ（ハッピースキーマ）を，図6.3で示した「新たなスキーマの案出シート」に外在化するようさゆりさんに求め，さらにその新たなハッピースキーマの確信度を評定してもらったところ，「90％」ということであった。さらにこのようにして新たなスキーマを読みあげた後，元々の早期不適応的スキーマに対する確信度を再評定してもらったところ，たったの「10％」であった。これらを外在化したものが図6.5である。この時点でのさゆりさんのコメントは以下の通りである。「前は，元のスキーマがその通りだと思って，何の疑いもなく生きてきた。でもそれをスキーマだと知って，スキーマワークをやってみたら，思いもよらないスキーマを作ることができた。この新しいハッピースキーマを，時間をかけて作っているうちに，前のスキーマを信じていた自分が信じられなくなってきた。これじゃ自分があまりにもかわいそうだったと思う」。
　ところで当初，筆者とさゆりさんは，以下の4つのスキーマを同定した。

①「自分はつまらない，ダメ人間で，何をやってもうまくいかない」

②「誰も自分のことをわかってくれないし，愛してくれないし，助けてくれない」
③「私がしっかりして，家族（特に母）を支えなければ」
④「本当のこと（悩み事，本当の気持ち，打ち明け話）を言ったら，嫌われてしまうだろう」

　これまで取り組んできた統合的認知再構成法は，そのうちの①のスキーマを対象としたものだった。そこで残りの3つのスキーマ（②③④）についても，さらなる再構成が必要かどうかさゆりさんと検討したところ，新たな適応的・機能的スキーマは，残りのスキーマに対するハッピースキーマとしても十分使えるため「必要ない」という結論で合意した。筆者としては，もう1つの中核信念である②の「誰も自分のことをわかってくれないし，愛してくれないし，助けてくれない」に対するスキーマワークがもう少し必要なのではないか，という懸念があったが，さゆりさん曰く「新たなハッピースキーマの『皆に応援してもらいながら』という言葉に，『私のことをわかってくれる人，愛してくれる人，助けてくれる人がいる』という意味が含まれているから大丈夫。このスキーマで乗り越えていけると思う」ということだったので，ひとまず図6.5に示した4つのハッピースキーマで様子を見ることにした。

　せっかく手間暇かけて作った新たなスキーマは，「作っておしまい」ではなく，外在化したものを今度はさゆりさんに内在化してもらって，本当のスキーマとして機能するところまで持っていく必要がある。そこで図6.5が完成した後は，この用紙を持ち歩いてもらい，一日に何度も定期的に目を通してもらうほか，早期不適応的スキーマが活性化されたと気づいたらすぐに，用紙を取り出し，ヘルシーアダルトモードとして新たなスキーマを自分に優しく語りかける，というワークを繰り返してもらった。図6.5ができた時には，古いスキーマの確信度を「10%」と評価していたさゆりさんだったが，さまざまなストレッサーに曝さ

第6章 事例1：BPDを持つクライアントと行ったスキーマ療法　223

クライアントID：●●●

新たなスキーマを案出するためのワークシート

X●●年 ●月 ●日（●曜日）　　氏名：●● さゆり 様

スキーマとその確信度（％）

「自分はつまらない、ダメ人間で、何をやってもうまくいかない」
（　80％　）

スキーマを検討するための質問集

- □ スキーマがその通りであるとの事実や根拠（理由）は？
- □ スキーマに反する事実や根拠（理由）は？
- □ スキーマを信じることのメリットは？
- □ スキーマを信じることのデメリットは？
- □ 最悪どんなことになる可能性があるか？
- □ 奇跡が起きたら、どんなすばらしいことになるか？
- □ 現実には、どんなことになるのだろうか？
- □ これまで、このスキーマに対して、どんな対処をした？
- □ 他の人なら、このスキーマに対してどういう対処をするだろうか？
- □ 今後このスキーマに対して、どういう対処ができそうか？
- □ もし＿＿＿（友人）だったら、何と言ってあげたい？
- □ 自分自身に対して、どんなことを言ってあげたい？

新たなスキーマを考え出してみよう・確信度（％）

「自分はこれまで本当によく頑張って生き抜いてきた。生きているだけで十分立派。そんな自分を"つまらない"とか"ダメ人間"とか、絶対に誰にも言わせない。私は私として普通に生きて、人生をまっとうする価値と権利があるし、実際にそうするつもりだ」（自分肯定スキーマ）

「自分はつまらない、ダメ人間だ、というのはこの世の真実ではなく、心の中に作られたスキーマにすぎない。しかもそれを作ったのは私じゃない。私はこのスキーマに責任がない。だからもしまたスキーマが出てきたら、うのみにせず、『これはスキーマだ』と自分に優しく言って、スキーマをただ眺めてみることにしよう」（マインドフルネススキーマ）

「自分の中の思いや気持ちを何よりも大事にしよう。時間をかけて好きなことを見つけていこう。皆に応援してもらいながら、少しずつそれに取り組めば、きっと長続きするし、そういう自分を好きになれるよ」（自分応援スキーマ）

「価値のある人間として自分を大切にして生きていこう。人生は長く、私は人生まだ半分まで来ただけ。おばあさんになって『いい人生だったな』と思えるような生き方を今から始めればよい」（「人生は長いスキーマ）
（　90％　）

もとのスキーマに対する現在の確信度 → （　10％　）

copyright 洗足ストレスコーピング・サポートオフィス

備考：

図6.5　新たなスキーマの案出シート　さゆりさんの場合

れると，その確信度は容易に「50～60％」，場合によっては一時的に「90％」ぐらいまでに跳ね上がってしまうことがある。これはさゆりさんに限った現象でなく，スキーマとはそういうものであり，筆者も同様である。スキーマはそれだけしつこく手強い。その時にスキーマに巻き込まれるのではなく，すかさず新たなスキーマが外在化されているツールを取り出し，自分の中でスキーマモードとヘルシーアダルトモードの対話を始め，新たなスキーマを自分に定着させるチャンスとすればよいのである。

　ここまでが，スキーマワークの中でも，特に認知的技法を中心に据えた取り組みの紹介である。この時点でX＋5年1月，セッション数にして約210セッションであった。

6-7　治療関係の活用／体験的技法／モードワーク／行動パターンの変容

　前々節で紹介したスキーマ分析，そして前節で紹介した統合的認知再構成法を通じて，ヤングの提唱する「治療関係の活用」「体験的技法」という技法も実践した。またスキーマ療法における新たなアプローチである「モードワーク」も折に触れて実施した。さらに認知的技法がかなり進んだあたりから，「行動パターンの変容」のための話し合いやワークもなされた。本節ではこれらについて簡単に紹介する。

治療関係の活用

　本書でも何度か触れたとおり，従来の標準的CBTでも治療関係はもちろん重要だが，スキーマ療法ではさらに治療関係を重視し，従来の「協同的問題解決」「協同的実証主義」をベースに保ちつつ，「共感的直面化」「治療的再養育法」に基づく治療関係をさらに意図的に展開する必要があると言われている（Young, et al., 2003）。

さゆりさんの事例において筆者は，「ウェルカムの精神で受容する」「そこにはいない主治医を含めて，両親としての治療者・援助者と子どもとしてのクライアント，という三者関係を形成する」「セラピストに会い続けることを最優先にして，応急処置において諸対策（特に無軌道な異性関係に対して，セラピストは意図的に"姉"になった）を立てる」「ブレインストーミングでもセラピストはクライアントの"姉""母"として何度も登場する」といったことを通じて，標準的なCBTを踏み越えた治療関係を作っていった。さゆりさんの事例に限らず，このような関係がスキーマ療法をぐっと進展させることを，筆者はこれまでに何度も経験している。それはヤングが強調するように，このような関係性それ自体が，クライアントの満たされなかった中核的感情欲求を満たすからなのだろう。そしてそのような原初的で心満たされる関係性が「安全基地」となり，クライアントが新たなスキーマの模索へと旅立てるのだろう。同時に，次第に治療者・援助者の養育者としてのあり様がクライアントに内在化され，内なる養育者に支えられながら自立した人生を歩むことができるようになるのだろう。

体験的技法

さゆりさんとのスキーマ療法で筆者が心がけたのは，ヤングが強調する通り，単なる知的かつ論理的な領域での作業にとどまることなく，クライアントの感情や身体感覚，イメージなどを駆使して体験的な作業を推し進めたということである。ただし体験的な作業が重要なのはスキーマ療法に限ったことではなく，従来の標準的CBTでも同様であるので，ここではこれ以上この件については述べない（Beck, 1995, 2005を参照されたい）。

モードワーク

スキーマモードおよびモードワークについては第2, 3章に紹介した

通りであるが，さゆりさんの事例でも至るところでモードの概念を援用し，実践で活用した。

たとえばスキーマ療法に入る前の標準的CBTの段階でも，モードについては若干の心理教育を行った。というのも，事例の冒頭に書いたように，さゆりさんは自分でも気づかずにさまざまなモードに切り替わり，そのモードのままセッションにやってくるので，毎回別人が来ているようだった時期が最初の半年〜1年ほど続いた。筆者は当初，さゆりさんがあまりにも「別人」として来るので戸惑ったが，途中から，そもそも彼女のモードが極端で，しかも小さなきっかけによって，ある極端なモードから別の極端なモードに容易に切り替わってしまうことを目の当たりにし（セッション中にもモードが急に変ってしまう。ヤングの言葉で言えば，「遮断防衛モード」の"いい子ちゃん状態"から「懲罰的ペアレントモード」の"セラピストへの紛糾状態"など），「ああ，これはモードの切り替わりだと受け止めればいいんだ」と理解できるようになった。また「これだけ激しくモードが切り替わると，さゆりさん本人も困ってしまうだろうなあ」とも考えた。さゆりさんは時折，解離状態でセッションに来ることがあったが，これはモード切り替えの極端な例である。

このように理解した筆者は，応急処置のコーピングシートを作っていた時，そして標準的CBTにおいてセルフモニタリングやアセスメントを行っていた時に，折に触れてモードという概念について心理教育的に説明したところ，さゆりさんは「モード」という言葉をかなり気に入り，自発的に「モード」という言葉を使って自分の状態を描写するようになった（例：「今日は"ダメダメ落ち込みモード"で来ているので，あまりしゃべれません，ごめんなさい」「この間お店でキレちゃって……。たぶんその時は"ふざけるなモード"になっていたんだと思う」）。モードの概念を知ってからは，さゆりさん自身も，自分のモードが自動的に切り替わりやすいことを自覚し，その気づきがアセスメント

に活かされていった。

　スキーマ療法に入る際に，筆者はさゆりさんに対して，かなり詳細にスキーマ療法それ自体の心理教育を行ったが, その時は「モード」「モードワーク」について，さらに具体的に紹介した。すなわち「チャイルドモード」「ペアレントモード」「コーピングモード」「ヘルシーアダルトモード」についてさらにその内訳も含めて，ヤングのテキストを見せながら具体的に紹介し，モードワークでは，たとえば脆弱なチャイルドモードの気づき，その傷ついた心や悲しんでいる心に十分に目をやり，次にヘルシーアダルトモードに登場してもらい，まるで親のようにチャイルドモードをなぐさめたり，はげましたりするのだ，という説明をしたところ，さゆりさんは即座に筆者の説明を理解して，「ああ，本物のお母さんを自分の中に作るということですね」と非常に的確なコメントをした。その際筆者は「治療的再養育法」についても心理教育を行い，「本物のお母さん」が何をしてくれるか，クライアントはわからないことが多いので（だからひどく傷ついている），最初はセラピストが「本物のお母さん」そのものにはなれないけれども，セッションの中でそれに代わるような役割を果たすように努めるのだと伝えたところ，「前からそういう思いはありました。先生は時にはお姉さんみたいだし，時にはお母さんみたいだなって」と答えてくれた。筆者が当初から「治療的再養育法」を意識して実践していたことが，さゆりさんにも伝わっていたのだろう。モードワークでは，さらにそれを意識的，明示的に行うことになる。

　スキーマ療法に入っての最初の難関は，「スキーマ分析のためのヒアリング」であった。スキーマ，特に早期不適応的スキーマの基となるつらい体験を，あえて再体験するように想起するという課題が，つらくないわけがない。そういう時（つまりさゆりさんがそのつらさを訴えた時），筆者から「モードワークをやってみようか」ともちかけ，さゆりさんがどのようなモードにあるかを一緒に確かめ（脆弱なチャイルド

モード，怒れるチャイルドモード，遮断・防衛モード，懲罰的ペアレントモードのどれかであることが多かった。このモードのありようはBPD当事者の特徴でもある），その時々のモードに向けて，筆者がヘルシーアダルトモードとして話しかけたり，闘ったり，なだめたり，ねぎらったり，慰めたり，励ましたりした。それが奏効すると，さゆりさんの状態が落ち着き，ふたたびヒアリングに戻ることができた。慣れてくると，筆者がヘルシーアダルトモードを実践した後，さゆりさんに「同じことを自分に対して言ってみて」「さゆりさん自身が自分のヘルシーアダルトになってみて」と促し，さゆりさんが1人でモードワークをできるようにしていった。

その後のスキーマ分析やスキーマワークにおいても，折に触れてモードワークを行い，ホームワークでも「チャンスがあればモードワークを真剣に行い，次のセッションで報告する」という課題を毎回出した。「真剣に」という言葉をあえて入れたのは，モードワークをさゆりさん自身に任せると，ついつい「頭の中だけの言い聞かせ」になりがちだということがわかったからである。さらにさゆりさんはヘルシーアダルトモードのモデルとしてムーミンママを思いついた。そこで絵本からムーミンママの姿を切り抜いて，それを持ち歩き，折に触れてそれを取り出し，ムーミンママに話しかけたり何か言ってもらったりする，というモードワークも繰り返し行った。これが軌道に乗ってくると，さゆりさん自身のモードワークが煮詰まった時，それまでだと「先生，ヘルシーアダルトモードをやってください」と，筆者がそこに参加していたが，「ムーミンママなら何て言ってくれるかな，ちょっとムーミンママに訊いてみよう」というように「ムーミンママとさゆりさんとのモードワーク」という形式を取れるようになり，さゆりさん1人でのモードワークがより可能になっていった。

ちなみに上に紹介したスキーマワークにおけるブレインストーミングの中にも，モードワークの形跡があちこちで顔を出していると思われる

ので，読者にはご確認いただきたい。質問⑩のブレインストーミングの中で，「スキーマ君」という文言が登場しているが，これもモードワークの中で出てきたキャラクターである。スキーマが活性化した自分の状態（すなわちモード）を「スキーマ君」と名づけて，外在化し，対象化しようという試みである。あえて男の子にしたところにスキーマが自我違和化され，ユーモアをもってそれをとらえようとしていることがうかがわれる。この「スキーマ君」については，新たなハッピースキーマの文言としては採用されなかったが，筆者とさゆりさんとの対話ではしょっちゅう登場し，モードワークでも大いに役立てた。さゆりさんは，ムーミンママがスキーマ君を抱っこして「よしよし」とあやすというイメージを特に気に入り，モードワークに取り入れていた。

行動パターンの変容

　新たな適応的・機能的スキーマ（ハッピースキーマ）ができあがり，それをクライアントに内在化しようという段階まできたら，今度は行動に焦点を当てることになる。これまでのクライアントの行動は，早期不適応的スキーマに対する不適応的コーピング行動であった。スキーマに行動が振り回されていたのである。したがって早期不適応的スキーマが緩み，新たなハッピースキーマが形成されると，それに伴い行動も変化するということになる。ただしヤングも言うとおり，行動も認知と同様で，かなり強固にパターン化されているので，そう簡単に行動パターンが変わるとは考えづらい。スキーマが新たにリニューアルされても，なかなかそこに行動が伴わないのである。そこで「行動パターンの変容」ということをあえて意識して，新たなスキーマの下で新たな行動を意図的に実践していく必要がある。

　さゆりさんの実践した行動パターンの変容の例を以下にいくつか挙げる。

例：これまでだと仕事先で上司や先輩にちょっとしたお小言を言われると，「自分がダメ人間だということがバレた！　もうここではやっていけない」といきなり店を辞めたりしていたが，「自分肯定スキーマ」「マインドフルネススキーマ」「自分応援スキーマ」を駆使して，「すみませんでした」と淡々と答えて，自分の仕事に集中したら，次の日は普通に仕事に行けた。

例：これまでだと男性に誘われると，「こんなにつまらない私を誘ってくれる人なんて，この世にこの人しかいない」と思って，ほとんど自動的についていっていたが，「自分肯定スキーマ」「自分応援スキーマ」「人生は長いスキーマ」を駆使して，自分がその男性の何を知っているのか，自分はその男性をどう思っているのか，自分はその男性と時間を一緒に過ごしたいのか……などを自問するようになり，誘われるがままについていく，ということをしなくなった。誘いを断れるようになった。

例：これまでだとテレビや雑誌などで成功している女性の番組や記事を見ると，「どうせ私なんか何をやってもだめだ」「自分なんか早く死ねばいい」と思い自暴自棄になっていたが，「自分肯定スキーマ」「マインドフルネススキーマ」「自分応援スキーマ」「人生は長いスキーマ」を駆使して，「人は人，自分は自分」と思い直し，自分は何をしたいのか，自分はどう生きたいのか，年を取った時にどうであれば満足できそうか，といったことを自問できるようになり，やりたいことをじっくりと模索できるようになった。その目的のためにテレビを観たり雑誌を読んだりできるようになった。

このように「行動パターンの変容」を実践することで，新たなスキーマを駆使して行動を変え，その結果，状況や対人関係に望ましい変化が

起こり，それが新たなスキーマの強化となり，さらにその結果として新たな行動が定着していく，という良循環が起きてくる。

　以上が，さゆりさんと行ったスキーマワークの全容である。筆者とさゆりさんが，スキーマ療法でやるべきことを一通りやり終えたと合意したのは，X＋5年10月のことであった。スキーマ療法を開始して約3年後，CBT の開始から含めると約5年半，236 セッションであった。その際我々は今後のことを話し合い，急に終結にするのではなく，「長期フォローアップ」ということで1～2カ月に1度のセッションを長期にわたって続けていくことで合意し，今に至っている（現在X＋7年，258 セッション）。長期フォローアップセッションでは，橋渡しをした後，標準的 CBT とスキーマ療法で習得した全てのスキルや課題の実施状況を共有し，必要であればおさらいやワークをする，ということを行っている。雰囲気としては，「卒業生の近況報告」に近い。さゆりさんとしては，「いつかここに来なくても大丈夫なようになりたいが，今はまだ必要」とのことで，セッションの頻度の減らし方や終結をいつにするか，といったことについては，筆者は全面的にさゆりさんに任せている。なお C 医師との治療も，さほど頻繁ではないが現在も断続的に続けられているとのことである。薬物治療はすでに終了している。

　なおスキーマ療法終了時のさゆりさんの心理テストの結果の概要は，以下の通りである。

心理テストの結果の概要
・ストレッサー（自由記述）：「バイトが忙しいこと」「友だちに過去の話を聞かれて答えづらかったこと」
・GHQ28：4ポイント（問題なし）
・BDI-Ⅱ：7ポイント（問題なし）
・気分調査：全て中程度か軽症（緊張と興奮，爽快感（逆転項目），

疲労感，抑うつ感，不安感）
- コーピングスタイル：全てのコーピングが「中程度」「多い」にポイント。
- 反すう：反すうの頻度が中程度で，そのコントロールは「容易にできる」。反すうの内容は「いやなこと」と「よいこと」の両方があり，反すうの結果気分が悪化することもあれば良くなることもある。
- 自己効力感：ニュートラル
- 時間的展望：目標指向性と希望は高く，現在の充実感と過去受容はニュートラル
- 対人関係：被受容感，被拒絶感，甘えの断念，全て「中程度」
- サポート：上司，同僚，家族・友人，全て「多い」から「中程度」

心理テストの結果の解説

インテーク面接時に比べてストレッサーがより小さなものになっている。ストレス反応など状態は良好で，さまざまなコーピングをまんべんなく使えている。ネガティブな反すう傾向が大幅に軽減され，マインドフルネスやメタ認知が効いている様子がうかがえる。スキーマレベルでは，インテーク面接時にも標準的CBT終了時にも非常にネガティブだったが，今回はほとんどがニュートラルな結果。すなわちポジティブなスキーマが形成されたわけではないが，ニュートラル（ほどほど）なスキーマが，自分自身に対しても，過去・現在・未来という時間の流れに対しても，他者に対しても形成されつつあると解釈できる。さらに他者からのサポートをそこそこ受けられている状態であり，インテーク面接時の孤立状態とは大きく状況が異なる。

6-8 クライアントの回復の過程

　これまでCBTおよびスキーマ療法に焦点を当ててさゆりさんの事例を紹介してきたが，最後にさゆりさん自身の回復の過程を見渡して，本事例報告をしめくくりたい。

　さゆりさんが育った家庭は，かなり非機能的だった。父親はおそらくアルコール依存症でワーカホリック，母親はその父親と共依存的関係にあったと思われる。筆者がさゆりさんから聞いた話では，父親は地方の旧家の次男坊で，長男である兄と差別され，相当悔しい思いをしながら育ち，大学生から実家を離れて東京に住むようになったということである。一家で父親の実家に帰省することがたまにあったが，その後必ず，家で酒を飲んで荒れていたらしい。父親自身が，さまざまな早期不適応的スキーマを持ち，それに対して回避や過剰補償といったコーピングスタイルでしのいできた可能性が高い。一方母親は，おとなしく非常に依存的な人のようで，そのような父親に巻き込まれ，服従することで，波風立てないように家庭をきりもりしてきた人のように思われる（おそらく母親も，いくつかの不適応的スキーマを持っているだろう）。

　さゆりさんは，そのような両親のもとに第一子として生まれ，男の子を欲していた両親が年子の弟を溺愛する中で，半ば精神的ネグレクトに近い環境で育った。身体的および性的暴力，そして必要な世話をしてもらえないといった明確な虐待ではないが，両親がさゆりさんを放って弟ばかりに注目することと，父親のたびたびの暴言（言葉の暴力）は，さゆりさんにとっては十分に虐待的な環境だった。また父親が母親を罵倒したり，家族に「君臨」する様子を目の当たりにするのも，幼いさゆりさんにとっては，かなりの緊張感や恐怖心を惹起するものだったろう。

　さゆりさんとのセラピーでは，生得的な気質についてはほとんど検討しなかったが，おそらく彼女は生まれつき，母親似のおとなしくて気の

優しい子どもだったのではないかと思われる。そういう子どもが，このような家庭で生まれ育ち，さらに度重なる転校やいじめで学校にも適応できず，また性的暴力を受けるというトラウマティックな体験をすることによって（ただし，この件でも，暴力を受けたことと同じぐらいかそれ以上に，その後の父親の発言によってさゆりさんは傷ついていた），さゆりさんの中核的感情欲求が満たされず，さまざまな早期不適応的スキーマが形成されたであろうことは想像に難くない。

　それだけでも相当に大変なことなのに，さらに追い打ちをかけたのが，父親の浮気によってひどく傷つき，父親に依存できなくなってしまった母親が，さゆりさんを頼りにし始めたことである。わずか小学校6年生の少女が，父親の浮気相手の家に，電車に乗って住所を頼りに出かけていく，というのは，その姿を想像するだけで痛ましいとしか言いようがない。結局両親は離婚し，経済的に厳しくなったさゆりさん一家（母親，さゆりさん，弟）を支えるため，さゆりさんは私立中学を辞めて公立中学に編入し，うつ状態で家事ができなくなった母親の代わりに家事を行い，さらに高校時代からは家計を支えるためにアルバイトに明け暮れる，という生活を送っていた。この頃から自傷行為が始まっているが，これは自分を支えるためのコーピングであったと考えられる。

　さゆりさんのメンタルヘルスにはっきりと不調が現れたのは，専門学校に入り，高校生時代と同じく必死で家族を支えていたところに，母親の再婚が決まったことが大きなきっかけとなっている。母親の依存対象としてのさゆりさんは，自己犠牲的に母親に尽くすことで自分を保ってきたのが，母親が他に依存対象を見つけることで，自分の存在意義を見失ってしまったのだろう。そこからうつ，不安，過食嘔吐，自殺企図，触法行為（万引き）などの問題が生じ，また対人関係でもひきこもったり容易に怒りを爆発させたりするなど極端な言動が増え，ほとんど社会に適応できなくなり，そのまま20代の終わりまで経過してしまった。その間，精神科の治療は断続的に受けていたが，アルバイトや男性との

関係と同様，治療も長続きしなかった。

　さゆりさんにとっての契機は，X+1年にたまたま受診したBクリニックのC医師と巡り会ったことである。数々の医師やカウンセラーに会い続けて来たものの，どうしても心を開けなかったり，治療者・援助者から拒まれたりしてきたさゆりさんが，「少し信頼してもいいかも」と初めて思えたのがC医師だった。その意味では，さゆりさんの回復の過程の出発点はC医師との出会いであると言えるだろう。ただし正確に言えば，さゆりさんが医療をあきらめず，自分に合う医師を根気強く探し続けたこと自体が，さゆりさんを回復に導く原動力であったということになる。結局さゆりさんは何とか自分を助けようとしていたのである。

　その後の治療と援助の経過はこれまでに示した通りであるが，それ以外でのさゆりさんと彼女を取り巻く環境の経過をここで簡単にまとめておきたい。まず家族関係だが，スキーマ療法が進むにつれて，両親と弟に対して怒りの感情が強く出るようになり，一時期は母親をなじったり弟を罵倒したりし，そこに母親の再婚相手が仲裁に入るなど，家族関係がガタガタするような事態に陥ったことがあった。スキーマ療法に取り組むことで，両親に対する怒りの感情が高まるのはよくあることである。ため込んできた怒りの感情を自覚し，それを適切な形で放出するのも，むしろ望ましいことでもある。ただし母親や弟にしてみれば，これまで家族に自己主張しなかったさゆりさんが，急に自分たちに対して怒りを爆発させるのを目の当たりにすることは，「治療によってむしろ状態が悪化しているのではないか」という疑念を抱くことも当然で，結局筆者とさゆりさんは何度か話し合った結果，一度だけ母親と弟に来談してもらい，スキーマ療法について心理教育的に説明をするセッションを設けることにした。その結果，母親のほうは，暴力などに向かわない限り，さゆりさんが怒りを爆発させるのは一時的な現象でさほど心配する必要がないとわかって安堵したものの，彼女がなぜスキーマ療法を受け

ざるを得ない状態になったのか，というところまで深く理解してもらうには至らなかった。一方，弟は，スキーマ療法について非常に興味を持ち，またスキーマ療法を受けざるを得ない姉のつらさにも理解を示し，きょうだいの関係は改善された。

　その後もさゆりさんは母親に自分の苦しさやスキーマ療法について訴え続けたが，とうとう「母親にわかってもらうことはあきらめた。わかってもらえるぐらいなら，私はこんなふうになっていない」との結論を出し，それまでは実家に出たり入ったりしていたのだが，はっきりと実家を出て一人暮らしすることを決断した。そのための費用は，実家（正確には母親の再婚相手）に全て出してもらった。家を出てからは，さゆりさんの意思で実家には一度も帰らず，母親ともたまにメールのやりとりをするぐらい疎遠になっている。一方弟とは密に連絡を取るようになり，弟も彼女にとっては大切な「応援団」の１人となった。

　彼女のスキーマと深く関わっていたのは，仕事である。さゆりさんは仕事が長続きしないことを非常に気にしており，それがスキーマと悪循環を起こしていた。「ダメ人間」と思うから，仕事でのちょっとしたミスや指摘が彼女にとっては大ごとになってしまい，早々に仕事を辞め，それが「ダメ人間」というスキーマをさらに強化していたのである。しかし早期不適応的スキーマが緩み，適応的・機能的スキーマ（ハッピースキーマ）が形成されはじめた頃から，そのような悪循環が起きづらくなり，さらに行動パターンの変容に焦点を当てた後は，それまでの自滅的な行動を全く取らずに済むようになった。その結果，仕事のパフォーマンスが上がり，職場の人間関係もよくなり，１つの職場で長く仕事を続けられるようになった。同時に，「本当は，自分は何が好きなんだろう」「本当に自分がやりたいことって何だろう」という問いを常に自らに問うようになり，アルバイトや習い事，サークル活動などを続けながら，自分のこれからの生き方を模索するようになった。その中で，たまたまアルバイトをした割烹の仕事で和服を着ることになった際，彼女は

和服が大好きになり，もっと和服を勉強したい，和服の世界に入りたい，という気持ちが強くなった。その後も和服を着られる仕事を探したり，和裁の勉強をしたり，和太鼓のサークルに入ったりするなど，和服関係の仕事や活動を続けている。それは傍から見ていて微笑ましいもので，一度などは着物姿でオフィスに来てくれたことがあり，筆者などはほとんど晴れ着姿の娘を眺めるような気持ちに陥ってしまった。

男性とのつき合い方も大幅に変化した。BPD の女性クライアントが回復し，落ち着いてくると，ほとんど皆，おだやかで，ヘルシーで，クライアントを大切にしてくれる男性を見つけてくることに，筆者はしばしば感嘆するのだが，さゆりさんも同様であった。仕事先で知り合ったという男性と，安定した関係を続けられるようになり，現在は一緒に暮らしている。彼もまたさゆりさんの「応援団」の重要なメンバーである。

6-9　おわりに

BPD を持つクライアントと行ったスキーマ療法について紹介した。ヤングがスキーマ療法を，BPD 治療のために構築しただけあって，スキーマ療法の理論やモデル，そして治療技法は，BPD のクライアントには非常に導入しやすい。特に治療的再養育法やモードワークは，幼少期から傷つき体験を重ねている BPD の当事者にとっては，非常に助けとなる理論であり技法である。またそのような BPD 当事者の助けとなる理論と技法がある，ということは，BPD のよりよい治療や援助を模索するセラピストにとっても大きな助けとなるといえよう。

さゆりさんの事例のように，BPD を持つクライアントとのスキーマ療法は，長期にわたるものとなることが多い。ヤングも BPD とのスキーマ療法は基本的に年単位の長期のもの，場合によっては一生ものであると述べている（Young et al., 2003）。短期間の治療法であること

を「売り」にしていたCBTが発展して構築されたスキーマ療法が，長期のセラピーであるというのはある意味大変興味深い。ただし長期にわたるからといって，決してクライアントがセラピーに頼りきりになるということはなく，さゆりさんのように，少しずつ巣立っていくという経過をたどる場合がほとんどである。これだけの長期間のセラピーについては賛否両論あるだろう。しかし長きにわたって傷ついてきた当事者には，長い時間をかけて回復する必要があるし，その権利があるのではないかと筆者は考えている。スキーマ療法自体にさまざまなバリエーションがあってよいと思うが，このような1対1の長期にわたるスキーマ療法もそのバリエーションの1つとして，大切にしていきたいと考えている。

●文　献

Beck, J.S.: Cognitive Therapy: Basics and Beyond. Guilford Press, New York, 1995.［伊藤絵美，神村栄一，藤沢大介（訳）：認知療法実践ガイド基礎から応用まで：ジュディス・ベックの認知療法テキスト．星和書店，2004.］

Beck, J.S.: Cognitive Therapy For Challenging Problems: What To Do When The Basics Don't Work. Guilford Press, New York, 2005.［伊藤絵美，佐藤美奈子（訳）：認知療法実践ガイド困難事例編：続ジュディス・ベックの認知療法テキスト．星和書店，2007.］

Bell, L.: Managing Intense Emotions and Overcoming Self-Destructive Habits. Brunner-Routledge, 2003.［井沢功一朗，松岡　律（訳）：自傷行為とつらい感情に悩む人のために．誠信書房，2006.］

伊藤絵美：事例で学ぶ認知行動療法．誠信書房，2008.

伊藤絵美：認知行動療法実践ワークショップⅠ　ケースフォーミュレーション編（1）．星和書店，2010.

伊藤絵美，初野直子，腰　みさき：認知療法・認知行動療法事例検討ワークショッ

プ［2］．星和書店，2009．

伊藤絵美，丹野義彦：認知療法・認知行動療法事例検討ワークショップ［1］．星和書店，2008．

川喜田二郎：発想法：創造性開発のために．中央公論社，1867．

松本俊彦：自傷行為の理解と援助：「故意に自分の健康を害する」若者たち．日本評論社，2009．

田嶌誠一：壺イメージ療法：その生い立ちと事例研究．創元社，1987．

Young, J.E., Brown, G.: Young Schema Questionnaire. Cognitive Therapy Center of New York, New York, 1990.

Young, J.E.: Young Parenting Inventory. Cognitive Therapy Center of New York, New York, 1994.

Young, J.E.: Cognitive therapy for personality Disorders: A schema-focused approach（rev. ed.）. Professional Resources Press, Sarasota, FL, 1999．［福井至，貝谷久宣，不安・抑うつ臨床研究会（監訳）：パーソナリティ障害の認知療法：スキーマ・フォーカスト・アプローチ．金剛出版，2009．］［1999年版の翻訳＋5つの尺度（スキーマ，養育，回避，過剰補償，モード）の日本語版が記載されている］

第7章

事例2：社会適応は良好だが生きづらさを抱える　　　　クライアントとのスキーマ療法

（報告者：津髙京子）

　本事例では，社会適応が良好ではあるが，生きづらさを抱えるクライアントに対するスキーマ療法を紹介する。スキーマ療法の事例としては進みが早く，比較的短期で終結している。早期に認知行動療法(cognitive behavior therapy：以下CBT) で適切な対処が取れるようになっても生きづらさの感覚が残っており，スキーマ療法導入に至った。一見何の問題も抱えていないように思われるか，顕在化する問題があったとしても軽度で本人のつらさが周囲には理解されにくいケースである。スキーマの分析や検討を通じて，クライアントの感じる生きづらさが緩和されていくまでのプロセスを説明する。

7-1　クライアントと事例概要

　スグルさん（仮名），34歳，会社員。身なりをきちんと整え，細身で背がすらっとしており爽やかで，感じの良い男性である。しかし，にこやかな表情の中にどこか硬さがあり，疲れが見える。隙がなく，わずかに近寄りがたい印象を受ける。
　就職後，上司からの要求や仕事へのプレッシャーで疲れを感じやすく動けなくなって休むことが度々あり，断続的だが長期にわたり続いていること，また頑張っても物足らない感じや漠然とした不安にギャップを

感じてカウンセリングを受けることを決意した。

　動けなくなった当初に受診した内科で心療内科を紹介され，以後疲れや不安が強くなると受診するようになった。頓服薬である程度良くなるがまた疲れや不安が強くなる，といった繰り返しが続いており，服薬以外の方法を試したいと思うようになった，とのことであった。解消法を探しているうちに，CBTにたどり着き，カウンセラーの知り合いを持つ知人の紹介で当機関へ来談した。

　通常のCBTを開始し，さほど回数がかからずにアセスメントを終了。アセスメント時に多々のスキーマがあるとわかり，現在の生きづらさとの関連が少しずつ明確化された。自発的にCBTに関する書籍を読んでおり，1回のセッションで技法概要と使用法の説明を行ったところ，技法を習得しクライアント自身で使えることが確認できた。疲れがたまりすぎ動けなくなるという，日常生活に支障をきたしていた問題はほぼ解消されたが，むなしさや漠然とした不安など常にあるつらい気分の解消までには至らなかった。それがスキーマ療法導入のきっかけとなった。スキーマ療法の中で筆者と共同作業でスキーマの成り立ちを整理して自己理解を深め，スキーマを緩めるワークを進めたところ，クライアント自ら行動を変容していった。最終セッションで再発予防策を講じて終結となった。

　面接経過は次の通りである。

第1段階：CBT
・インテーク面接　#0（X年10月）
・テスト結果の共有　#1（X年10月）
・アセスメント　#2〜#9（X年11月〜X+1年3月）
・問題同定・目標設定　#10〜11（X+1年4月）
・認知再構成法　#12（X+1年5月）

第2段階：スキーマ療法
・スキーマ分析・スキーマワーク　#13〜34（X＋1年6月〜X＋2年11月）
・再発予防計画・終結　#35（X＋2年12月）
・フォローアップ

7-2　インテーク面接とテスト結果の概要

　インテーク面接は所長が行い，その後は担当者に引き継がれることになっていた。スグルさんの仕事の都合と筆者の勤務日が一致したため，筆者の担当が決定した（当機関では，曜日ごとに面接を担当するスタッフが決まっている）。

◇医療機関や相談機関の通院・通所
　現在は通院していない。仕事が忙しく，日々の疲れがたまり，数日動けなくなることがあった。以前，内科にかかった時に紹介された勤務先近くの心療内科を受診。通院は散発的で，頓服薬（安定剤）を処方してもらっていた。カウンセリング経験はない。

◇家族
　スグルさん（34歳），妻（32歳）の2人暮らし。妻は職場で知り合い結婚。フルタイム勤務している。関係は良好，自宅の居心地は良い。1歳年下の弟が知的障害のため，面倒を見ている父母の状態を含めて，時々休日などに様子を見に15分ほど離れた実家に帰っている。

◇職業
　シンクタンク会社の社員（コンサルタント）。深夜近くまで仕事することが多く，立て込むと休日出勤や徹夜もある。

◇生活状況

　プライベートでも，研究ネタを仕込むための調べものや読書をしている。家事は妻と分担。学生時代からの友人とのつきあいや，趣味のバンド活動など，交際範囲は広い。集まりの幹事を引き受けることもある。ジョギングが好きで，仕事が終わってから走りに行くこともある。

◇経済状態

　妻の収入などもあり特に問題はないが，漠然と「何かあったらどうしよう」という不安はある。

◇健康状態

　肩こりがひどい。たまに頭痛。他は特に問題ない。不安が募った時は頓服薬でしのいでいる。

◇生活習慣

　仕事後に気分が高ぶり，寝つけないことがたまにある。食欲は普通にある。飲酒は友人との飲み会で付き合い程度。タバコは吸わない。

◇原家族

　幼少期は，父（会社員），母（専業主婦），スグルさん，弟（1歳下，33歳）の4人暮らし。父は，仕事が忙しく家にはあまりおらず，休日もつき合いで不在がちだった。厳しく，人生訓が好きで，特に勉強にはうるさかった。小学校ごろまではごくたまに山登りに連れて行ってくれた。母は，優しく社交的。知的障害のある弟の世話や，関連団体主催などでかかりきりになっていた。弟は，軽度知的障害がある。10代後半〜20代は落ち着かず暴れることもあり，結構大変だった。自分も学校や仕事のかたわら，面倒を見るため父母の応援にまわることがあった。最近かなり落ちついてきた。

◇学歴・学校生活

　幼少時は手のかからない子と言われていた。保育園に預けられていた。小学校は公立校。成績良好で，父の方針で剣道やバイオリンなど稽古事が多かった。父からは100点を取らなければだめだといわれていた。受験のため，小学校4年から塾に通う。

　中高一貫の男子校に進学，剣道部に所属。徹底的に上下関係を仕込まれた。先輩からしごかれたが，同級生との間に立ってまとめ役に徹した。技術を磨き，試合に勝つことですっきりしていた。父が勉強についてうるさく，結構きつかった時期だが，充実していた。

　第一希望大学の政経学部に進学。父はあまり勉強にうるさく言わなくなった。国際政治研究サークルに入り，海外合宿に参加し，初めてのびのび過ごせた。大学院に進学。家では弟の面倒をみる手伝い。

◇職歴

　修士取得後，ベンチャーキャピタル会社に就職，3年勤務。X－9年，某シンクタンク系の会社に転職。X－6年，同期女性と結婚。

　仕事は非常にやりがいがある。基本は個人プレー。現在の上司の要求度が高い。自分以外の部下は退職や別の部署に異動するなど人の出入りが激しい。

◇主訴の経過と現状

　主訴①：疲れやすい。疲れが抜けず，たまに動けなくなってしまう。

　主訴②：それなりに仕事などこなしているつもりだが，いつも足りない感じや何かに駆り立てられている感じがある。何とかしなければならないと思うことが多いが，思うようにできずむなしさを感じる。先行きを漠然と不安に感じる。

◇主訴の発生時期と経過

　主訴②のいつも足りない感じやむなしさや漠然とした不安は，幼少期からあった。①②がはっきりしだしたのは，就職してから。特に，卒後就職したベンチャーキャピタル会社では全くの新人は自分だけで，ベテランや中堅が多くその人たちに近い仕事や成果を求められた。今思うと期待されていたのだと思うが，勉強することがあまりに多く，追いつかず体調を崩してしまった。そのため，以前就職活動時に先輩から打診を受けていたシンクタンクに転職することにした。体調がすぐに回復しなかったため，数カ月ブランクを置かせてもらった。今思うとそのころはかなりうつっぽかったと思う。現在の勤務先はそこまできつい仕事ではないが，あたりが厳しい上司がいて，強い口調で命令される。周囲は敬遠している。

◇これまで，および現在の対処法とその効果

　時間があれば寝る。頓服薬を飲む。ジョギングなど身体を動かす。仕事に打ち込む。その場はある程度しのげるが，効果が長続きしない，自転車操業状態。

◇主訴に関するソーシャルサポートの経過と現状

　妻が話を聞いてくれる。が，妻も忙しい。父母にも負担をかけたくないので話さない。

◇主訴に関する要望・見通し

　実際それなりにこなせているなら，ある程度満足できるようになりたい。むなしさや駆り立てられる感じや不安ではなく，もう少しゆとりをもてるようになりたい。立ち止まって休みたい。結果として，今後の生き方になんらかの展望や希望が持てるようになるといい。

◇当機関への要望・カウンセリングの種類や進め方

アセスメント⇒再発予防のCBT。平均30回，1年〜1年半の見通しを説明。2週に1回のペースで始めることになった。

◇インテーク面接の感想

進め方は理解できた。これで動けなくなるのが改善するなら，ぜひやりたい。

インテーカーの所見

筆者とのコミュニケーションは全く問題ない。的確な応答ができる方。

非常にアクティブなクライアント。仕事のストレスやプライベートの負担が重なり，身体症状が断続的に出現しているようだ。

うつ・全般性不安障害の傾向がありそう。身体症状や不安や焦燥のアセスメントは必須となるだろう。転職時の具合が悪くなった時期も関連していそうなので，もう少し事実関係を確認するとよいだろう。

CBTの理論やモデルについての理解度が高く，モチベーションもあり，内省力が高そう。ホームワークの使い方など工夫すれば，効率的に進められそうなので，クライアントとよく話し合うとよい。アセスメントだけでかなり展開する可能性もあると思われる。クライアントの要望があれば，幼少期からの不安やむなしさに関するヒアリングを実施してもよいだろう。

心理テスト結果の概要

当機関では，インテーク面接時に心理テストを受けていただき，その結果を＃1で共有している。以下に概要を示す。

過去1年間に経験したストレス状況：5つの自由記述欄の全てに記入あり。（　）内はストレス度（5段階）。

- 上司から要求が厳しいクライアントの案件対応をするよう言われた（高い）
- 将来，知的障害の弟の面倒をみることになること（高い）
- マッサージを受けても肩こりが取れない（高い）
- 仕事が忙しい時期にバンドの練習日を設定せざるを得なくなった（やや高い）
- バンド活動や仕事はもともと好きなのに楽しめず義務になっている（高い）
- ストレス反応：GHQ28 12ポイント（中程度）BDI-II 21ポイント（中程度）
- 身体症状中程度，不安と不眠・緊張興奮・疲労度が強い。活動障害・悲観中程度，抑うつは軽度。
- スキーマ・コアビリーフ：自己効力感，目標指向性，希望，現在の充実感は中程度。被受容感低い。被拒絶感，甘えの断念高い。
- ソーシャルサポート：家族友人は中程度。上司・同僚は少ない。
- コーピングスタイル：保留や回避・話を聞いてもらう（カタルシス）・他人に委ねる（責任転嫁）が少ない。反すうは中程度だが，いったん始まると内容結果ともに悪く，コントロールも非常に難しい。

　テスト所見：仕事・プライベート双方で，高いストレッサーが存在している。保留や回避的な思考のコーピングが少なく，とにかく動くことで解消しようとしているように見受けられる。常に不安緊張が続き，体力的・気分的にかなり疲れてしまっているようだ。
　コアビリーフはさほど悪くないが，被拒絶感・甘えの断念が高く，サポートを受け取りにくいと思われ，1人で頑張る傾向があるよう。反すうのコントロールが良くないため，ネガティブな気分になっていることが多そうだ。

7-3 第1段階：CBT

アセスメント（#2〜#9）
◇**主訴の再確認と項目についての話し合い**

転職時に具合が悪くなった経緯のヒアリングを筆者から提案するつもりでいたが，スグルさんが自主的に説明資料を持参していたので，その共有を短時間で行った。

◇**転職前後の勤務状況と経緯**

X-10年，独立系ベンチャーキャピタル会社に就職。同期は数名いたが，同業他社からの転職組や海外でキャリアを積んだ人であった。全くの新人は自分のみ。先輩と2人のチームで客先回り。フォローあまりなかった。終電での帰宅が常態化しており，徹夜も多かった。

X-7年，ある客先を任される。客先社長に突然契約解除を言い渡され，上司が対応（後に相手側の都合と判明）。これをきっかけにうつ的に（不眠，食欲・気力低下，不安感で出社できず）。かかりつけ内科受診，心療内科を紹介され，安定剤・睡眠導入剤を処方される。退職を決める。3カ月自宅にて静養後，大学の先輩の紹介で現在の勤務先に転職。当初，転職後すぐに勤務開始予定であったが，体調不良を名目に数カ月待ってもらった。

X-3年，現在の上司の下に配属。要求が厳しく，退職や異動など人の入れ替わり多い。このころより1日〜数日動けなくなることが転職直後よりも増えた。

◇**アセスメント項目の設定**

主訴を見直し，インテーク面接時とおおむね変わらないと確認された。アセスメント項目についての話し合いの中で，「がむしゃらに活動

しないではいられない，つい動いてしまう」「やる以上は常に完璧を目指そうとしている，しかし完璧だとは思えない。もっと労力をかけるところがあるのではと気にしてしまう。特に今の上司の配下についてから強くなった」「完璧を目指すなど生活をするうえでの心がけを持ち，できるだけのことをしているはずなのに，駆り立てられる感じとむなしさがいつもあり，自分ではなんともしがたい」という話が出てきた。そこで，以下の2項目を設定した。

①完璧を目指しがむしゃらに活動しすぎて疲れ切り，動けなくなる
②常に空しさや不安を感じる

ともかく①が今一番困っているとのことだったため，①のエピソードからアセスメントを始めることで合意した。たいていの場合，しばらく活動を続けた後に動けなくなる，仕事に絡む話が一番多いということであった。アセスメント項目に当てはまると思われる直近のエピソードをスグルさんに選択してもらい，ツールに記入を始める前にざっとエピソードについて概要をヒアリングした。数場面にわたるエピソードであることが予測されたが，ヒアリング内容とインテーク時の的確な応答や持参資料などの経緯から項目とのズレはあまりなさそうだと判断し，アセスメントツールに記入していった。

①完璧を目指しがむしゃらに活動しすぎて疲れ切り，動けなくなる：
　仕事でのエピソード
【状況】前月×日（木）6時，新規受注したクライアントの案件を任された時。条件厳しい。社内システム全体の改善提案書の概要案を週明けに渡すことになっている（通常より短い納期，他にも案件あり，電話対応などもしている）。上司に「来週まともなもの絶対出せ，そうじゃなかったらどうなるかわかってるな」と言われている。

【認知】「正直しんどい」「でもプロジェクトのためにも，ごちゃごちゃ考えずにやるべきことに取り組もう」「ちゃんとやらないと上司にも迷惑がかかる」。提案書の内容にのめりこみ考える。「ここまででもいいか」「何が起きるかわからない，やれることまだあるのでは」。どこかで「自分が完璧にすべき」「でないとクビになるかも」。もともと「ダメな自分」。

【気分・感情】しんどさ，駆り立てられる感じ，不安。興味や面白さ隠れる。常に，緊張・不安・恐れ，むなしさ。

【身体反応】もともと睡眠不足，疲れがたまっている，肩こり⇒徐々にまひ。

【行動】仕事をがむしゃらにやり続ける⇒気づくと徹夜で作業（図7.1）。

⇩

【状況その2】（翌日も同じように仕事。土曜日も出勤するつもりで，終電で帰宅し就寝）土曜日早朝（7時ごろ），家族から「弟が不安定になっているので，応援に来てくれ」と電話がある。妻はまだ寝ている。

【認知】「なんで今朝に……弟もつらいのだろうが」「大丈夫か，両親だけでは対応大変だから行かなくては」「しんどいとか言ってられない」「仕事は後でなんとかやろう」「妻も疲れているだろうからそっと出よう」。どこかで「自分のことは置いておけばいい」「ここでがんばらないと」「自分はいらない子と言われるんじゃないか」。

【気分・感情】しんどさ，駆り立てられる感じ，不安，緊張。気力少しうんざり。

【身体反応】眠気，疲れ取れていない感じ，身体が強張っている。

【行動】妻を起こさないよう静かに家を出る。栄養ドリンク剤を飲み，電車に乗り実家に駆けつける。弟を両親と一緒になだめる（図7.2）。

252　第Ⅱ部　事例で学ぶスキーマ療法

状況

①前月×日（木）6時，新規受注したクライアントの案件を任された時。条件厳しい。社内システム全体の改善提案書の概要案を週明けに渡すことになっている。
（通常より短い納期，他にも案件あり，電話対応などもしている）
上司に「来週まともなもの絶対出せ，そうじゃなかったらどうなるかわかってるな」と言われている。

認知

②「正直しんどい」「でもプロジェクトのためにも，ごちゃごちゃ考えずにやるべきことに取り組もう」「ちゃんとやらないと上司にも迷惑がかかる」
提案書の内容にのめりこみ考える。「ここまででもいいか」「何が起きるかわからない，やれることまだあるのでは」

どこかで「自分が完璧にすべき」「でないとクビになるかも」もともと「ダメな自分」

気分・感情

③しんどさ，駆り立てられる感じ，不安。興味や面白さ隠れる。

常に，緊張・不安・恐れ，むなしさ

身体反応

もともと睡眠不足，疲れたまっている，肩こり

⑤徐々にまひ

行動

④仕事をがむしゃらにやり続ける
⑥気づくと徹夜で作業

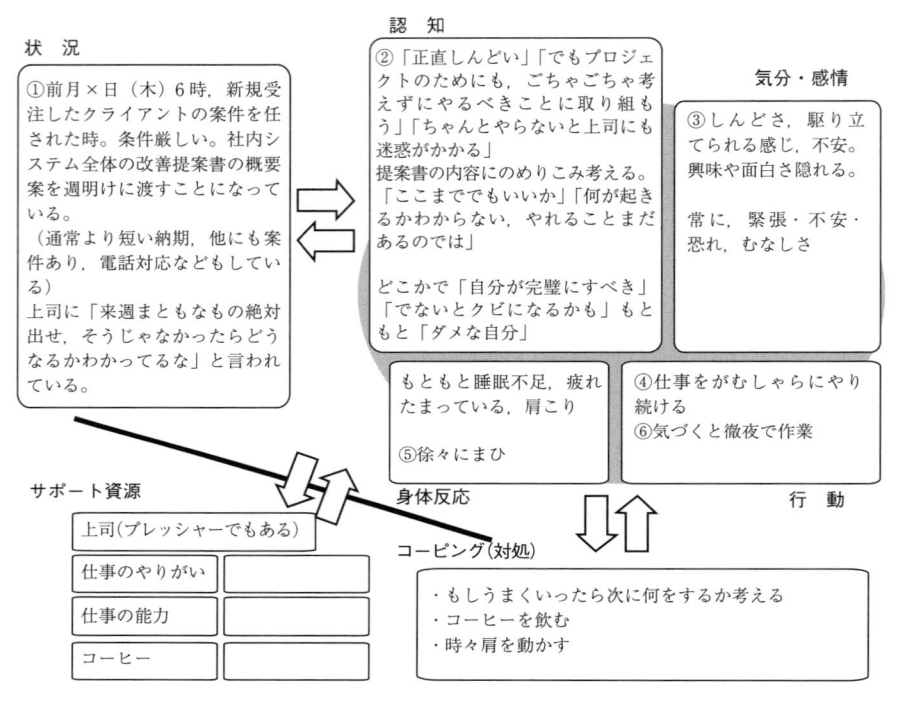

サポート資源

上司（プレッシャーでもある）	
仕事のやりがい	
仕事の能力	
コーヒー	

コーピング（対処）

・もしうまくいったら次に何をするか考える
・コーヒーを飲む
・時々肩を動かす

図7.1　仕事でのエピソード：状況その1

　当初，状況その②の認知に「ここでがんばらないと」と文章途中で終わる形式の認知があったため，頑張らないとどうなるかを尋ねたところ，しばらく考えて「いらない子と言われるんじゃないかと思っている」と答えがあった。スグルさんの話では，あまりにもいつもうっすらとある考えなので，逆に思いつきにくかったとのことであった。

⇩

【状況その3】弟が落ち着いてくる。弟の最近の様子について両親と話し合う。両親には「忙しいのに悪かったね，でもお前がいると本当に助かるよ」と言われる。
　【認知】「良かった」「早く寝たい」「疲れた」頭が回らない感じ
　【気分・感情】少しほっとする，疲労感

第7章 事例2:生きづらさを抱えるクライアントとのスキーマ療法　253

状況
①(徹夜明けの翌日,前日と同じように仕事。土曜日も出勤するつもりで,終電で帰宅し就寝)

土曜日早朝(7時ごろ),家族から「弟が不安定になっているので,応援に来てくれ」と電話がある。
妻はまだ寝ている。

認知
②「なんで今朝に……弟もつらいのだろうが」「大丈夫か,両親だけでは対応大変だから行かなくては」「しんどいとか言ってられない」「仕事は後でなんとかやろう」
「妻も疲れているだろうからそっと出よう」
どこかで「自分のことは置いておけばいい」「ここでがんばらないと」「自分はいらない子と言われるんじゃないか」

気分・感情
③しんどさ,駆り立てられる感じ,不安,緊張
気力少しうんざり

身体反応
③眠気,疲れ取れていない感じ,体が強張っている

行動
④妻を起こさないよう静かに家を出る。栄養ドリンク剤を飲み,電車に乗り実家に駆けつける。
弟を両親と一緒になだめる。

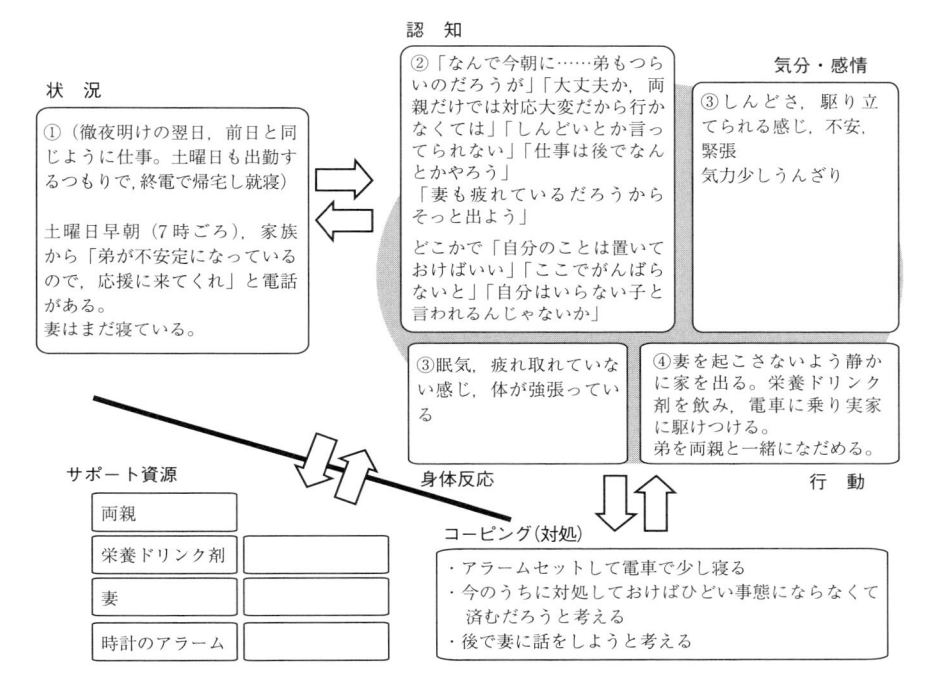

サポート資源
両親	
栄養ドリンク剤	
妻	
時計のアラーム	

コーピング(対処)
・アラームセットして電車で少し寝る
・今のうちに対処しておけばひどい事態にならなくて済むだろうと考える
・後で妻に話をしようと考える

図7.2　仕事でのエピソード:状況その2

【身体反応】強烈な眠気,身体・特に肩がバリバリに固まっている感じ
【行動】両親には「大丈夫,いつでも言って」と言って帰る。

⇩

【状況】昼前,電車に乗り帰宅。妻は起きていて「教えてくれれば車で実家まで送迎したのに」と言う。

【認知】「仮眠をとって,もうひと仕事したい」「もし突っ込まれて返せなかったら仕事がだめになるかも」「やってもやっても追いつかない」「妻にも心配かけちゃってだめだな。悪いな」「申し訳ない」「これがいつまで続くのか」

【気分・感情】焦り・不安,どこかで駆り立てられている感じ,申し訳なさ,むなしさ

254　第Ⅱ部　事例で学ぶスキーマ療法

状況

①弟が落ち着いてくる。弟の最近の様子について両親と話し合う。
両親には「忙しいのに悪かったね，でもお前がいると本当に助かるよ」と言われる。
⑤昼前，電車に乗り帰宅。妻は起きていて「教えてくれれば車で実家まで送迎したのに」と言う。
⑧時計のアラームが鳴る

認知

②「良かった」「早く寝たい」「疲れた」頭が回らない感じ
⑥「仮眠をとって，もうひと仕事したい」
「もし突っ込まれて返せなかったら仕事がだめになるかも」
「やってもやっても追いつかない」
「妻にも心配かけちゃってだめだな。悪いな」「申し訳ない」
「これがいつまで続くのか」

気分・感情

③少しほっとする，疲労感
⑦焦り・不安，どこかで駆り立てられている感じ，申し訳なさ，むなしさ

身体反応

③強烈な眠気
体・特に肩がバリバリに固まっている感じ
⑨動けず，起きだせない

行動

④両親には「大丈夫，いつでも言って」と言って帰る。
⑧「疲れていただろうから，起こさなかったよ」と妻に言う。時計のアラームをセットし，倒れるように寝る。
⑩そのまま寝る。翌日，午前半休とる

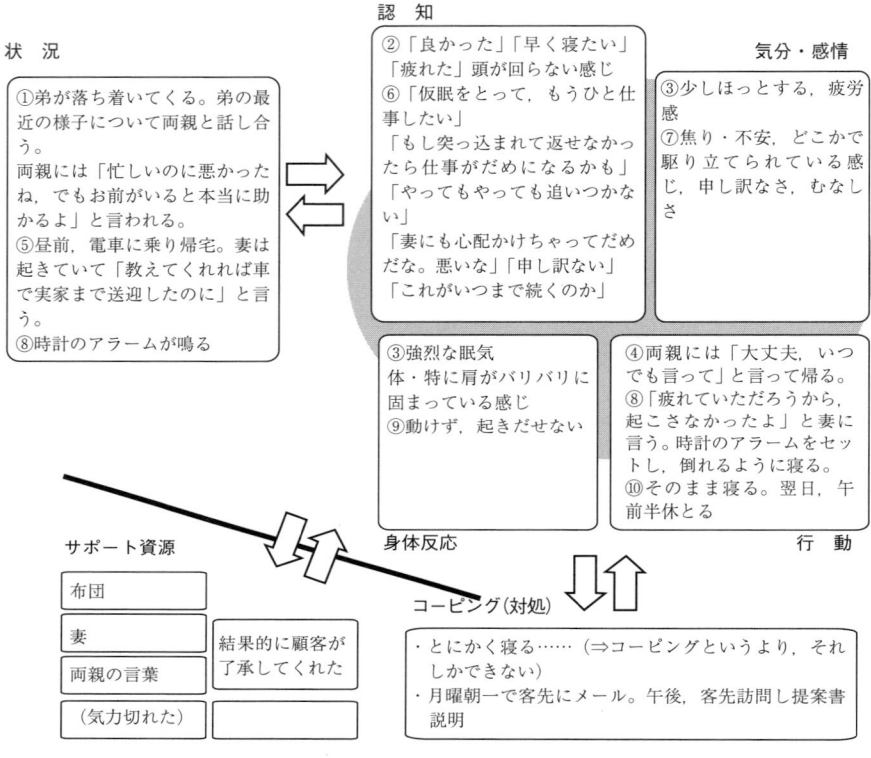

サポート資源

布団	
妻	結果的に顧客が了承してくれた
両親の言葉	
（気力切れた）	

コーピング（対処）

・とにかく寝る……（⇒コーピングというより，それしかできない）
・月曜朝一で客先にメール。午後，客先訪問し提案書説明

図7.3　仕事でのエピソード：状況その3

【行動】「疲れていただろうから，起こさなかったよ」と妻に言う。時計のアラームをセットし，倒れるように寝る。

⇩

【状況】時計のアラームが鳴る
【身体反応】動けず，起きだせない
【行動】そのまま寝る。翌日，午前半休とる（図7.3）。

アセスメントを通じて，がむしゃらに頑張る場面が何回か繰り返された後に動けなくなること，仕事に限らずプライベートでも同様に頑張る

場面があることが明確になった。妻がいても頼らずに1人で対処する点は，インテーク時の心理テスト結果（サポートが少なく，コアビリーフである「甘えの断念」が高い）と合致していた。また，状況や自分自身について悲観的認知があり，それらの考えと完璧主義的認知がセットになって出てきていることがわかった。いつもうっすらとある考えの存在についてスグルさんが述べたことから，スキーマ的認知の存在がうかがわれた。上司は厳しい要求を出す顧客をスグルさんの担当にすることが多いようだが，次もお前がやれと言われるとのことであった。筆者が聞いた限りでは，スグルさんが期待されており実際にかなりの成果をあげているように思われ，スグルさん自身の認知や気分とのギャップを感じた。また，疲労感やしんどさについては誰にも話していないため，周囲からは気づかれにくいのではないかと思われた。

　上記エピソードをまとめてみてのスグルさんの感想は，「大体いつもこんな感じだ。実際，自分でも動きすぎだとわかっていてやっている部分もあったが，こうして紙ベースでまとめてみると，改めて過活動だということがよくわかった。これでは動けなくなっても仕方ないだろう。実家に呼ばれなくても，仕事がダメになったらなどと考えると気分が落ちるので，解消するために仕事終わりに真夜中ジョギングすることもあった」「この問題を何とかしたくてカウンセリングを受けているので，思い切ってカウンセリングに集中するため，他の活動は絞りたい。このままの状態では動けなくなることが頻発し，結果的に会社や顧客に迷惑をかけるので，それだけはなんとしても避けたい」というものであった。

　転職時のエピソードについても同様のことが起きており，スグルさん・筆者ともに，今回のエピソードがこのアセスメント項目の典型例だと合意できたので，次回から項目②「常に空しさや不安を感じる」に進むことになった。

◇この期間のスグルさんの様子

　ふだんの生活では，飲み会の翌日に仕事をいつも通りこなそうとしたが，途中で体調が悪くなり会社を早退した日があったとのことであった。

　2週に1回のペースで面接を実施していたが，仕事を抜けて来所し，また会社に戻ることがよくあった。面接前後では，受付のスタッフに対し，必ずあいさつや天候の話など一言二言かけ，スタッフより先に予約日時の確認や料金支払いなどを済ませられるよう事前に準備するなど，スマートで隙のない様子だった。

　面接中は非常に熱心だが，顔色が冴えず疲れているように見えた。アジェンダ設定について初回で説明したところ，1つのアジェンダが終わると「次のアジェンダは○○ですね」とか，面接終了5分前を時計でチェックして「もう宿題を決めたほうがいいですかね」など，筆者が言う前にタイミングを計り述べていた。そのタイミングが絶妙で，筆者としては，自分がやるべき仕事をやってもらってしまったという感じがしてきまり悪く思うことも度々あった。毎回の面接で，ほんのわずかではあるが常に身構えているように感じられ，こちらも気の抜けない感じがずっとあった。

②常に空しさや不安を感じる：友人とのエピソード

　次に，「常にむなしさや不安を感じる」項目②のアセスメントに入った。楽しく過ごす場面のはずだが，当てはまるエピソードとして，趣味のバンド活動の場面を取り上げた。

　【状況】友人とのバンド活動の練習。しばらく仕事が多忙でサックスの練習時間があまりとれていなかった。みんなで初合わせの曲をやってみることに。他のメンバーは「初合わせでこれくらいなら上出来だ」という。

【認知】「思うように吹けない」「こんなんじゃ，まだまだだめだな」「やるからにはしっかり，完璧にしないと」「ああ，また完璧にと思ってる，肩も硬いしやりすぎないようにしよう」⇒「みんなはちゃんと練習してきてるのに悪い，申し訳ない」。

ちらっと「バンドにはもっと自分よりふさわしい人がいるんじゃないか」「皆が気持ちよく過ごせるよう，楽しくしなきゃ」。

【気分・感情】楽しさ⇒焦り，駆り立てられる感じ⇒少し冷静⇒申し訳なさ，むなしさ，寂しさ

【身体】慢性的な疲労感と肩こり，しんどさ

【行動】力まないようにしつつできるだけ良い演奏をする。「練習不足でごめん」と明るく皆にいう。練習後の飲み会を途中で帰る（図7.4）。

　エピソードをツールに記入し終わった後のスグルさんの感想は次のとおりだった。「仕事のエピソードの時にも思ったが，物理的に無理なのはわかっている。しかしもっとやらなくてはと思ってしまう。今回も単なる趣味なのだから少しくらい練習が足りなくても許容範囲なのかもしれないが……。周囲からそこまで自分を追い込まなくても，とよく言われる。もっと，周囲と協力してやればいいこともあるのではないか。自分ではダメだと思っていても，結構周りからは出来がいいと言われることもあった。動けなくなるよりはましだから，多少手を抜いてもいいくらいの思いで取り組めたら楽なのに」。

「裏に，自分の信条というか，『……すべき』という考えが結構ある。例えば，『あらゆる可能性を追求しなくてはならない』『常に人より先回りして物事を考えるべき』『人に気を使わせてはいけない』など。皆が気持ちよく過ごせるために，努力を惜しまない人でなくてはならないと思っている」。

258　第Ⅱ部　事例で学ぶスキーマ療法

状　況
①友人とのバンド活動の練習。しばらく仕事が多忙でサックスの練習時間があまりとれていなかった。
みんなで初合わせの曲をやってみたとき。
他のメンバーは「初合わせでこれくらいなら上出来だ」という。

認　知
②「思うように吹けない」「こんなんじゃ，まだまだだめだな」「やるからにはしっかり，完璧にしないと」「ああ，また完璧にと思ってる，肩も硬いしやりすぎないようにしよう」
④「みんなはちゃんと練習してきてるのに悪い，申し訳ない」ちらっと「バンドにはもっと自分よりふさわしい人がいるんじゃないか」「皆が気持ちよく過ごせるよう，楽しくしなきゃ」

気分・感情
①楽しさ
③焦り，駆り立てられる感じ，少し冷静
⑤申し訳なさ，むなしさ，寂しさ

身体反応
①慢性的な疲労感と肩こり，しんどさ

行　動
⑥力まないようにしつつできるだけ良い演奏をする。「練習不足でごめん」と明るく皆にいう。

サポート資源
演奏
湿布
メンバー
妻の存在
初合わせだったこと

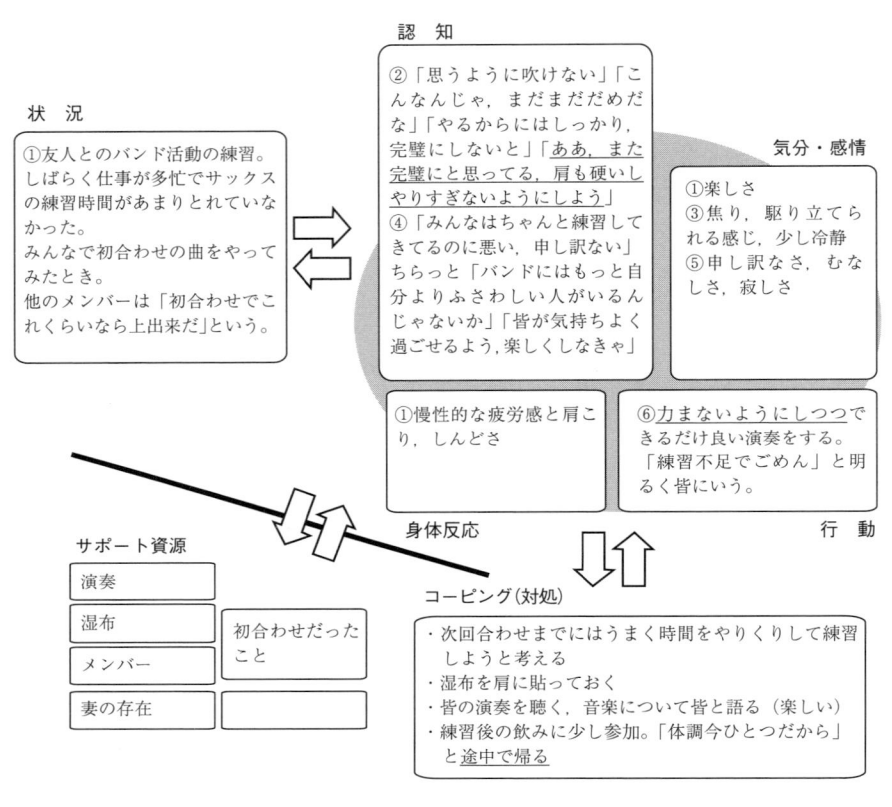

コーピング(対処)
・次回合わせまでにはうまく時間をやりくりして練習しようと考える
・湿布を肩に貼っておく
・皆の演奏を聴く，音楽について皆と語る（楽しい）
・練習後の飲みに少し参加。「体調今ひとつだから」と途中で帰る

図7.4　友人とのエピソード

　エピソードの結果について筆者とスグルさんで検討を行った。完璧に気付いて活動をセーブする考えが生じ，実際ある程度はセーブできている（図7.4の下線で示した部分）。疲労感は以前ほどではなくなってきている。実際は周囲の人はそこまで求めていないし本来の目的は達成できているが，自分を追い込む考えはかなり強く，つらい気分が続いていることが共有された。また，心理テストの結果では反すうの頻度が中程度ありコントロールも悪かったが，その点をスグルさんに確認したところ，「自分はダメ」「自分はいらない子なんだろうな」などの考えがずっ

と頭の片隅にあり，頭から離れないとのことであった。このことから反すうの内容は主にスキーマで，きっかけとなる状況では自動思考として浮かんできている可能性が考えられた。

　筆者からは，これでは，確かに疲労困憊して動けなくなるのももっともだろうということを伝えた。また，スグルさんがコメントした周囲の人からの指摘にもあったように，そこまで追い込む必要はないのになぜそうするのか理由を尋ねると，もともと「自分はダメ」「完璧にできて初めて自分の存在意義がある」という考えがあることがわかった。弟の面倒を見ている時や勉強ができた時は両親からほめてもらえたが，それ以外は2人とも忙しくずっとさびしい思いをしていたことが語られた。どこかで「いらない子と思われる」という考えが小さいころからずっとあり，常にそう思われないように努力してきたのだという気がする，とのことであった。

　筆者から，スグルさんがたくさん持っている信条や「〜べき」という考えはスキーマという概念にあてはまり，幼少期の体験によって形成されその後の体験で強化・維持されることを説明した。すると，スグルさんからは「まさにそれが自分の根幹にある，今の問題は自分を追い込む認知からきているものだと思う。いらない子と思われることがとても恐ろしく，そんなことはないだろうと否定しきれなさが常にあった。スキーマの説明がとてもしっくりきた。だいぶ見えてきた。ここで腰を据えて取り組んで，なんとかしたい」との要望が出された。

　エピソードを見直して出てきたスグルさんのこれらのコメントを反映させて，アセスメントのまとめシートを2人で作成した。スグルさん自身を追い込んでいる数々のスキーマ群を，「追い込みスキーマ」と命名することにした（図7.5）。

◇この期間のスグルさんの様子
　上司に体調面での不調で仕事をセーブすることを伝え，了解をもらっ

260　第Ⅱ部　事例で学ぶスキーマ療法

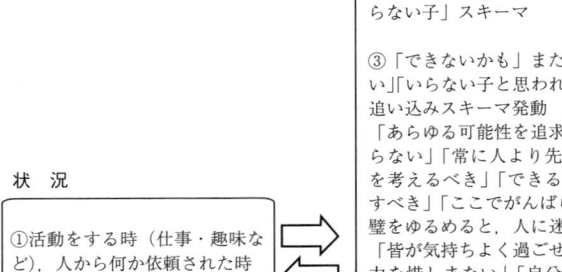

認　知

もともと「自分はダメ」「(自分は)いらない子」スキーマ

③「できないかも」または「できてない」「いらない子と思われないように」追い込みスキーマ発動
「あらゆる可能性を追求しなくてはならない」「常に人より先回りして物事を考えるべき」「できる限りのことをすべき」「ここでがんばらないと」「完璧をゆるめると、人に迷惑がかかる」「皆が気持ちよく過ごせるために、努力を惜しまない」「自分が完璧に成果出すべき、それで初めて自分に価値がある」

④人の先を読む、何がやれるかできる限り考える

気分・感情

常にどこかむなしさ、寂しさ、怖さ

②楽しさ・やりがい
③焦り、不安、駆り立てられる感じ。楽しさ・やりがい隠れる

状　況

①活動をする時（仕事・趣味など）、人から何か依頼された時

身体反応

③疲労　肩の緊張
⑥疲労、肩こりどんどんひどくなり、極限まで達する

行　動

②活動始める
⑤人より先に動く、がむしゃらに活動する。しんどいことは言わない
⑥動けなくなる

図7.5　アセスメントのまとめシート

ていた。取引先からは「困る。納期に遅延のないようくれぐれも頼む」と言われたが、上司は意外にも、「しっかり働いてもらわないと困る。早く回復に努めろ」と彼の申し出を割とすんなり受け入れてくれたとのことだった。また、ふだんからモニタリングするよう自ら心がけるようになり、体調面についても注意を向けるようにしていて、動けなくなるまで活動することがなくなってきた。インテーク面接当初の疲れた表情は少し和らいでみえるようになってきた。

問題の同定と目標設定（#10〜#11）

悪循環につながる認知や行動を切りわけて問題として扱うと説明し、ホームワークで案を考えてもらった。スグルさんはほぼ的確に問題案を

作成してきたので，まとめに沿って問題リストを作成していることを確認し，面接内では文章の体裁などを多少整えるだけですんだ。

問　題

①「自分はダメ」「いらない子と思われる」という考えがあると，常にどこかむなしさ，寂しさ，怖さを感じ続けてしまう。

②「自分はダメ」「いらない子と思われる」という考えがあると，活動時や人から依頼された時に，「できないかも」または「できてない」という考えや「いらない子と思われないように」という考えが出やすくなり，さまざまな追い込みスキーマが発動されてしまう。

③さまざまな追い込みスキーマが発動すると，人の先を読み，何がやれるかできるだけ考える認知が生じる。不安や焦り，駆り立てられる感じが募ってしまう。

④人の先を読み，何がやれるかできるだけ考える認知によって，がむしゃらに活動し，身体の状態を無視する。人にしんどいことを言わなくなってしまう。

⑤がむしゃらに活動すると，疲労がどんどんたまっていき，肩こりがひどくなる。

⑥身体の状態を無視して活動をつづけると，最終的には動けなくなる。

⑦人にしんどいことを言わないと，体調や辛い気分は相手にはわからず，人から仕事などの依頼が続いてしまう。

⑧結局のところ，動けなくなるまでやっても，「自分がダメ」「いらない子と思われる」考えはぬぐえずに残り続け，追い込みスキーマも残る。むしろ，強められてしまう。むなしさ，寂しさ，怖さも残り続ける。

⑨なぜこれほどたくさんのスキーマがあるのかわからない。これほ

ど多いということは，他にもスキーマがあるかもしれず，今わかっているスキーマを改善しても，スキーマが他にあれば今のつらさが続く可能性がある。

◇目標と技法についての話し合い

　アセスメントの結果を振り返り，仕事をセーブするつもりだと上司に伝え実際に仕事量を減らし，動けなくなることが少なくなってきたなど，スグルさん自ら活動を調整し始め，効果も出始めていることを筆者から指摘した。スグルさんからは，アセスメントの後半ごろからCBTに関する書籍を自発的に読んでコラム法を実践してみたとの報告があり，それで活動にストップをかける認知を実際に出せたとのことであった。しかし，疲労感や身体的不調の増悪を防止し回復する手立てはまだ十分とは言えず，強化する必要性を両者で確認し，目標を立てた。

　CBTでは複数の技法を組み合わせて提示する場合が多いが，スグルさんはすでにコラム法をすんなりと使い始めており，上司に伝えるなどコミュニケーションの改善を図り活動調整をする力があると判断できた。そのため，適応的な行動を促す認知を持って実際に行動できる技法として，認知再構成法に絞って提示した。

　また，さまざまなスキーマが今の問題をアセスメントするうちに見えてきたが，まずは目の前にある問題を解消するため，目標が達成できたところで再検討することとした。認知再構成法において自動思考の検討の実践をしていくうちに徐々にスキーマが変わり得るし，また自動思考の検討に慣れたところで直接スキーマを取り上げることもできると説明した。

目標と技法
・身体の状態に注意を向け，がむしゃらに活動することに待ったをかける．しんどいことを人に伝える認知を出し，活動調整する。⇒認

知再構成法を適用

　また，技法導入の前提として，アセスメントでは周囲の状況や自分の状態について把握するための自己観察＝セルフモニタリングをしていたことと，アセスメントで判明した悪循環パターンにあてはまる認知や行動が生じた時を捕まえて技法を適用するためには，さらにセルフモニタリングが重要となることを心理教育した。

認知再構成法（# 12）

　当機関が使用しているツールの紹介をし，スグルさんがコラム法を知り使ってみたという書籍とつきあわせて，認知再構成法についてレクチャーした。このセッションの中で，がむしゃらに活動しようとする認知が生じた場面を取り上げ，実際にツールを使ってみてもらった。報告されたエピソードでは，アセスメント時（図 7.4 参照）よりさらに身体の状態をモニターして過活動をとどめ，人に伝える認知（「やりすぎてないか？」「1人で抱え込むな，まずは他の人に疑問を投げかけてみよう」「動けなくなったらもっと迷惑かける，その前に自制しよう」「手を抜けるところは抜いたほうが効率的だ」など）を出せており，実際に活動をセーブできているのが見て取れた。スグルさんも疲労感や身体症状（肩こり・頭痛）の減少を通じて調整できている実感が持てていることがわかった。

　スグルさんの感想は，「さまざまな質問が用意されているのが良かった。多面的に自分を追い込む認知を検討できる。メリットや奇跡という質問も面白い。特に他者の対処を参考にしてみると，やりすぎにストップをかける認知の出し方がわかってきた」というものであった。

　自動思考の検討，新しい認知の案出までスムーズにできることがわかった。そこでホームワークとして，ツールを使って自分で新しい認知を案出し，行動実験した結果を面接時に報告してもらうことにした。

◇この期間のスグルさんの様子

思い切ってバンドを当面休むとメンバーに告げた。もともと，大学時代にメンバーから持ちかけられての加入であった。演奏するのも好きだが，実は聴くことや仲間と音楽についての話をするほうがもっと好きだったと気づいた。休日は休養にあて，睡眠不足が解消されてきた。顔色もかなり良くなった。ただし休むつもりで家にいても，つい家事や片づけものを妻よりも率先してやったり，趣味のジョギングに熱をあげるなどはあり，コラム法を使うチャンスになっていると報告があった。妻からも，「今までスグルさんが何も言わずにやってくれていたので助かるし，やるのが好きなのかと思っていたが，そんなにしんどかったとは初めて知った」と言われたとのことであった。

7-4　第2段階：スキーマ療法

スキーマ療法導入までの経緯
◇技法の使用状況と目標達成度の確認（#13）

次のセッションで，ホームワークでスグルさんが作成してきた認知再構成法のツールを共有した。2週間でエピソードがいくつかあったとのことで，完成したシート数枚を持ってきていた。2人で確認したところ，顧客からの難しい要求や突発的な対応要件があっても上司に協力や対応を依頼しており，仕事場面で1人で抱え込むことはかなり減っていた。プライベートでも，休日疲れている時は散らかっている部屋でも片づけずに横になっているなど，体調に気を配り休養をしっかり取る行動がとれているとの報告があった。順調に認知再構成法を活用できていることがうかがえ，スグルさんが認知再構成法を習得し当初の目標はほぼ達成できたと考えられた。

その一方で，駆り立てられる感じは減ってきているもののまだあり，むなしさや寂しさといった気分も続いていた。また上記のような行動を

とることで罪悪感が生じるとのことだった。スグルさんとの話し合いの結果，認知再構成法により新しい認知を持って行動しそれなりに成果がでてきてはいる。しかし対抗する認知を持って行動が変わってきていても多くの追い込みスキーマがまだがっちりと存在しており，それらを持ったまま生活を続けている状態でつらい気分が依然として続いているということが共有された。

◇スキーマ療法の提示と導入についての話し合い

技法の使用状況と目標達成度の確認はできたが，スグルさんの場合，わかってきただけでもかなり多くのスキーマが絡み合って現在の困り事である生きづらさの感覚が生じていた。少しずつその関連は見えてきはじめていたが，さまざまなスキーマがどのように絡み合っているのかまではまだわからなかった。そしてたくさんのスキーマが出来た背景やスキーマの全体像を知りたいという希望があった。

そこで，認知再構成法で見えているスキーマを一つ一つ扱うやり方もあるが，スキーマを包括的に扱うことができる方法がある，ただし時間とエネルギーはかなりかかる，とスキーマ療法の説明をした。するとスグルさんは非常に乗り気になり，せっかくわかってきたのでここで整理をしたい，つらい気分を生じさせるスキーマ全体を弱める作業をぜひやりたい，とゆるぎない口調で述べた。筆者は，スグルさんの回復水準からすると，認知再構成法でいくつかのスキーマを弱め，そのうえでスキーマを持ちつつ生活していく道もあるのではないかと思っていたが，改めてスグルさんの生きづらさの感覚の強さを知った思いがした。

スキーマ療法の導入を決めた時点で，もう一度問題を見直し，スキーマ療法を導入する狙いについて話し合い，見通しをたてた。

スキーマ療法導入の狙い

・スキーマの洗い出しをして，スキーマの全体像を把握する。スキー

マの成り立ちを理解する。
・現在の生きづらさにつながるスキーマを同定して緩める。対抗できる新しいスキーマを身につける。
　※現在見えているのは追い込みスキーマ，「自分はダメ」「いらない子と思われる」スキーマだが，洗い出しをして同定していく。

スキーマ分析・スキーマワーク（＃13〜＃34）
◇スキーマ分析の進め方についての話し合い

スグルさんの持っているスキーマを明らかにするために，4つの方法を提示した。(1) Youngのスキーマ質問紙で存在する可能性のあるスキーマの洗い出しを行う。(2) 今までのアセスメントの中にスキーマ的な認知がいろいろ出ていることが共有されていたので，ピックアップする。(3) 上記 (1) (2) 以外にいつもある考えについて書き出す。(4) スキーマの起源となった可能性のある出来事やエピソードについてヒアリングを実施し，新たに気づいたものをさらに付け加えていく。

スグルさんと進め方について話し合い，(1) を実施してから，(2) (3) をホームワークでリスト化してもらい，面接の中でどのスキーマに該当するかどうか検討し，(4) スキーマの起源をヒアリングしつつリストに追加していくことになった。

◇スキーマ質問紙の実施と共有

面接内で筆者が質問を読み上げ，スグルさんに該当有無と程度を答えてもらった。
　強かったもの：見捨てられ／不安定スキーマ，自己犠牲スキーマ，厳密な基準／過度の批判スキーマ，服従スキーマ，欠陥／恥スキーマ
　中程度だったもの：情緒的剥奪スキーマ，不信／虐待スキーマ，失敗スキーマ，疾病と損害の脆弱性スキーマ，感情抑制スキーマ

◇スキーマ起源のヒアリング

　インテーク面接での情報や今までのアセスメントシート・記録用紙を振り返って，改めてヒアリングした出来事と，今まで出てきていないが，スキーマの起源に関連のありそうな過去の出来事やエピソードについてヒアリングした。スグルさんが覚えていることだけでなく，実家で聞いてきた話も含まれている。以下にその一部を記載する。

- 弟出産時に，母が半年ほど入院生活をしていた。父は仕事でほとんど家におらず，叔母（母の姉）が面倒見てくれていたが，「ママー」と泣き出すことがよくあったらしい。
- 保育園では，ほかの子の面倒をみるなど世話好きな反面，急に甘えてくると先生に言われたそうだ。
- 弟が生まれた後，母は世話でかかりきりの時が多かった。家の中で遊んでいて，お絵かきをしてうまくかけたと思い，「見て」と呼んだが，「後でね」と言われた。その後母と弟が病院に出かけてしまい，１人で家に残された。入れ違いに父が帰ってきたが，ものすごく心細くさびしくてわんわん泣いた覚えがある。「捨てられた」と思った。
- 母が弟の面倒を見るのに苦労しているのを見ていたので，弟をあやしたり，母が弟の世話をしている時に必要なものを持っていくようになった。すると母がとても喜んで褒めてくれた。すごく嬉しかった。母はちゃっかりしたところがあり，人を使うのがうまい。しかし，それ以外はあまりかまってくれなかった。かまう余裕もきっとなかったのだと思う。
- 小学校低学年時，父と山登りに行き，水筒を忘れたことをひどく怒られた。山で水がないと命に係わる大変な事態になることもあるのだから，前もってしっかり確認しておくものだと言われた。半べそをかいていたら，「お前が悪い。男はめそめそするものではない」

と言われた。
- 小学校4年から勉強一色の生活。母はさほどうるさくなかったが，父は忙しいにもかかわらず弟の様子をみながら休日や夜に勉強を見てくれていた。弟のこともあり，子ども心に父の期待を感じて「自分が頑張ればいいんだ」と思っていた。本当は友達とサッカーしたかった。しかしそれを言える雰囲気ではなかった。一方で，父の思うような点数が取れていないと，お説教された。30分くらい続くこともあった。
- 勉強のことで母に相談や質問をしようとすると，「お父さんに聞きなさい」と言われた。90点の答案用紙を持ち帰ると，ため息をついて「またお父さんに教えてもらわなくちゃね」と言われた。「100点じゃなきゃやっぱりだめなんだ」と思った。
- 弟は何か気に入らないことがあると急に叫んだり，暴れることもあった。急に起こるのでびっくりしていた。そういう時は必死で弟をなだめたが，かえってさらに暴れることもあった。いつ何が起こるかわからないと身構えるようになった。落ち着いていられなかった。
- 弟のことでからかったり，避けたり，悪口を言う同級生もいたが，弟は天真爛漫さがあり好きだったので必死に耐えていた。
- 中学，高校は一貫校のため，剣道部で高等部の在校生が中等部を指導していた。礼儀について徹底的に仕込まれた感じ。あまりに厳しかったので同級生が陰で悪口を言っていたのが先輩に見つかってしまい，喧嘩になってしまった。自分は黙っていたが，「なんで周りを止めないんだ」と先輩になじられ，それからは同級生のガス抜きをしようと心がけた。自分の思いは抑えて周囲を優先するようにしていた。
- 勉強や剣道は努力すれば上達し成績も上がるとわかり，達成感があった。実際，身体を動かすと気分がすっきりしたので，動いて解

消するパターンがこのころにはできていた。
- 高校頃から弟が時々暴れるようになり，そのたびに母と自分，時々父も加わりなだめていた。施設に一時預かってもらうこともあった。進学校で周囲は猛勉強しているのに自分は時間がかけられず，できるだけ効率のいい勉強法を必死に考えて実行した。
- 就職したベンチャーキャピタル会社では，皆忙しく新人教育の機会はあまりなかった。「現場で鍛えろ」と先輩と客先に同行，仕事を分担して進める感じだった。専門知識が足りず，休日に何冊も専門書を読んだりしていた。連日深夜まで勤務，徹夜もしょっちゅうだった。その後自分にまかされた客先の社長から，「契約解除だ。お前じゃ話にならん。上司を呼んで来い」と急に切れられ，「これ以上無理だ」「自分は全くできてない，ダメ」という思いが強くなり，ひどい身体のこわばりと胃痛に加え，眠れなくなり，気分が落ち込み家から出られなくなってしまった。仕事は上司が引き継いだ。実は客先の資金繰りがうまくいってなかったためあたられただけだったと後からわかったが，「この会社で自分の能力では働けない，いても足手まといになるだけだ」と思い，2週間ほど休んだ後，父の勧めもあって退職を決意した。

◇ **スキーマの洗い出し作業を阻害する感情抑制スキーマを扱う：体験的ワーク**

ヒアリング当初，スグルさんは淡々と話をしていた。筆者からは，こちらが聞いてもつらい話なのだから，つらい感情がたくさん出てくるはずの場面であり，なぜなのだろうか？と問うたところ，スグルさんは，今まで抑えるよう努力してきたからだろうと思う，と述べた。

筆者は感情抑制スキーマが活性化されている可能性を指摘した。そして，感情抑制スキーマが形成され強化されたと思われる出来事（例えば，弟が感情を爆発させて両親が困っているのを見聞きしていたこと，

山登りで水筒を忘れめそめそして父に怒られたエピソード，高校時に先輩にとがめられたエピソードなど）を具体的に挙げて，こんな出来事があれば，感情や自分の欲求を表に出さないように努めたくなるのはごく自然の成り行きであっただろうと告げ，そうすることでその場を切り抜けてきたのではないかと聞くと，スグルさんはそうだと答えた。

　そして，できるだけその場面を詳しく思い出せるよう，周囲に誰がいたのか，何時ごろだったのか，場所の情報やどんな服を着ていたのかなど，イメージを想起できるような質問をした。ありありとその情景を思い浮かべることによって，当時の思考（スキーマ）を明確にする目的とともに，当時の感情を再体験してもらうことでその感情の処理を促す体験的ワークの要素を盛り込むためであった。スグルさんには，スキーマの明確化のためと，感情を見つけて出すことでたまっていた感情の処理が進むと説明した。このような試みで，少しずつ当時の感情や思いに改めて気づいていった。

　スグルさんの中でかなり印象深かったエピソードの1つとして，3〜4歳ごろの「母が弟の面倒にかかりきりで自分の描いた絵を見てもらえず，大人しくしていたことにも褒めるどころか何も触れられず，そのうえ自分を置いて母と弟が病院に行ってしまい1人置き去りにされた」出来事があげられた。この話をした時にスグルさんは絞り出すように「『捨てられた』と思いました」と言って，目を潤ませ，ハンカチを目元にあてた。それは初めて見るスグルさんの表情であった。筆者も思わず目頭が熱くなってしまった。小さなスグルさんの感じた圧倒されるような不安や恐怖や寂しさがこちらにも伝わり，しばらく黙ってその時間を共有していた。そして，自身が感じたままに，「この時のスグルさんがかわいそう。そばに行って一緒にいるから大丈夫だよと言ってあげたいですね」と言葉をかけた（この時，筆者は意図していなかったが，後のスーパービジョンで筆者の言葉はヘルシーアダルトモードにあたると指摘された）。

このようなやり取りを重ね，ホームワークで作成したスキーマリストに新しいスキーマを追加して，リストを作り上げた。スグルさんがホームワーク資料を出しながら「少ししか出なくて……すみません」というので，「ホームワークはもともと，1つでもよいから思いついたら書くという設定でしたよね。『完璧に成果を出さなければいけない』スキーマが出ているのでは？」と言うと，スグルさんは「あっ！　そうでした。また出てきた」と言って，筆者と笑いあった。スキーマが活性化していると考えられるスグルさんの言動があった時には指摘して，スキーマのモニタリングを促すようにした。また，多少スキーマそのものについてわかってきた点もあった。追い込みスキーマの前提となるスキーマがあることをリストに追加した。

　作成したスグルさんのスキーマリスト
　・追い込みスキーマの前提
　　「何か良くないことは急に起きる」
　　「できない，できてない」
　・追い込みスキーマ
　　「あらゆる可能性を追求しなくてはならない」
　　「常に人より先回りして物事を考えるべき」
　　「できる限りのことをすべき」
　　「ここでがんばらないといけない」
　　「人に気を遣わせてはいけない」
　　「皆が気持ちよく過ごせるために，努力を惜しんではいけない」
　　「つらくても，顔には出さないようにしなくてはいけない」
　　「信条が満たされて初めて自分の存在意義がある」
　　「自分のことは置いておけばいい」
　　「完璧に成果を出さないと，価値がない」
　　「完璧にしないと，人に迷惑がかかる」

「人に迷惑をかけてはいけない」
「人は人のために生きるものだ」
「人のために役に立てなかったら，その場にいてはいけない。自分はいらない，邪魔と思われる」
「自分のことは人にとっては関係ない，どうせ理解されない」
「自分はダメ，いらない子」
「いらない子は捨てられる」

　スキーマ起源のヒアリングを行い，またヒアリング中にスキーマのモニタリングを促すことで，スグルさんが自身のスキーマを同定し，外在化していった。この作業を通じてスキーマから少し距離を取って見つめることができるようになってきた。この時点で完璧主義的なスキーマや感情抑制スキーマが少しずつ緩んできていることが，スグルさんの面接時の感想や日常生活上の変化の報告からうかがえた。

◇この期間のスグルさんの様子
　面接最後の感想で，「ここまで洗いざらい話したことは今まで一度もない。自分としてはかなり慣れない作業をやったと思う。大変だったが，すごく重い荷物をちょっとおろしたような気分になった。今まで相当，"背負って"いた。話すということが大事だと身に染みた」と述べた。徐々に自宅でも妻にふだんの生活上の出来事について思ったことを話すようになり，最近会話が弾むねと言われた。職場でも後輩に雰囲気が少し変わったと言われたとのことであった。

スキーマ分析途中での認知的ワーク適用についての話し合い
　スキーマ療法では本来，スキーマ分析の際にスキーマ・信念同定ワークシートへの外在化を行い，そのうえでスキーマワークに入って新スキーマを作る，という流れがある。しかし今回はその流れとは異なる経

過となった。

　スキーマのリストができあがった時点で，追い込みスキーマに該当すると思われるスキーマがかなりの数にのぼるとわかった。筆者からは，引き続きスキーマのモニタリングを続け，スキーマ間の関連を探り全体像を解明していくことを提案した。その後，ワークシートを作成してスキーマ分析のまとめをするつもりであった。するとスグルさんは，以前，認知再構成法でスキーマを扱うこともできる，という説明をしたことを覚えていて，モニタリングをしながらスキーマを緩めることもできるかと聞いてきた。理由を聞くと，以前ほどではないが現在の生活に支障がある。仕事をセーブさせてもらっており，会社には負担をかけていると思うので，できるだけ早く改善できるところはしていきたいからだ，と答えた。

　「人に迷惑をかけてはいけない」スキーマが活性化されていると思われたが，できるだけ早く改善できるところはしていきたいというスグルさんの主張も理解できた。スグルさん，筆者双方とも，現在の問題に直結しているスキーマ群，つまり駆り立てる認知を生じさせている追い込みスキーマについてはほぼ同定されていると合意しており，スキーマを緩める必要性の認識は変わっていなかった。また，分析作業も半ばを過ぎ，かなり明確になってきてはいるが，スキーマの関連をスグルさんと筆者の双方が実感をもってまとめるまでにはまだもう少し時間がかかりそうだという見通しを持っていた。というのは，感情抑制スキーマなどにより明らかになっていないスキーマが存在するという可能性があること，多少明確になった部分があってもスキーマ同士の関連が全て見えたとはいえなかったからである。

　筆者の見立てではスグルさんはもともとの機能の高さがあり，スキーマ分析と認知的ワーク両方の作業を同時にこなせる力がある人だと思えた。ただし，中核的なスキーマを同定するというスキーマ療法の考え方からすると，どれでも良いのではなく駆り立てる認知を生じさせている

追い込みスキーマの中心のスキーマを扱う必要性があると思われた。そこで，これらの点についてスグルさんに全て説明した。スキーマ・信念同定ワークシートはこの段階では記入せず，分析が終了したと思える時点で作成することにした。そしてスグルさんの要望を受けて，分析を続けながら追い込みスキーマを緩めるための認知的ワークに入ることを決め，扱うスキーマについて話し合った。

◇スキーマの検討①「完璧に成果を出さないと，価値がない」

まず現在の生活に直接支障をきたしているスキーマを同定し，その関連について話し合った。追い込みスキーマの中で，最も気分がつらくなり駆り立てる方向に向かわせるスキーマをスグルさんに聞いたところ，「完璧に成果を出さないと，価値がない」が一番あてはまるとのことであった。厳密な基準・過度の批判スキーマと欠陥・恥スキーマにあたると考えられた。そこでこのスキーマをとりあげ，認知的ワークで扱うことに決めた。他のスキーマのうち，「頑張らないといけない」「あらゆる可能性を追求しなくてはならない」「常に人より先回りして物事を考えるべき」「できる限りのことをすべき」は，完璧を達成するためのスキーマであるとスグルさんは言った。筆者も納得できたので，この内容についてもリストに書き込んだ。

認知的ワークを開始するにあたり，このスキーマは「完璧に成果を出さなければいけない」と「（自分は）価値がない」という2つのスキーマが組み合わさっていると考えられた。分けて検討することも可能だと提示したが，この文言がスグルさんにはしっくりきているとのことだったので，そのままの形で検討を始めることにした。それぞれの質問項目について，2つのスキーマに対して検討を行うよう注意して進めた。

認知的ワークはCBTにおける認知再構成法とほぼ同様の手続き（12の質問によるブレインストーミング後，筆者とクライアントとのロールプレイでさらに案出を進め，出し切ったところで新しい認知をまとめ

る）で検討を行うが，スグルさんはすでに認知再構成法を習得していたので，すんなりと入ることができた。
　以下はブレインストーミングで出た内容の一部である。

　(1) スキーマがその通りであるとの事実や根拠（理由は）？
・小学校の時から，80点，90点を取るとそんな点数で満足するなと父に叱咤された。母にもため息をつかれた。
・中学，高校の剣道部で，コーチが決めた角度に礼をしていないと，そんなことでは試合する資格がないと言われて，竹刀で床を激しく叩かれた。上級生がすぐに練習に取り掛かれるよう下級生が準備しておくが，不備があると連帯責任を取らされた。
・中学，高校で常に成績上位だったが，父からは一番を目指せ，頂点に立つことだけを考えろと言われ続けていた。学校でも，成績がトップクラスの生徒の要望が優遇され，成績が悪いと先生や他の生徒から白い目で見られた。「成績悪いくせにでしゃばるなよ」と部活の時悪口を言っていたのを聞いてしまった。

　(2) スキーマに反する事実や根拠（理由）は？
・趣味のバンド活動で，自分がサックスの練習不足でも，バンドメンバーはやめろとは言わない。
・大学で自分のやりたい勉強とサークル活動に精をだしたが，周りには自分より優秀な人がたくさんいた。到底自分は追いつかなかったが，好きなことができたので悔いはなかった。
・仕事である顧客に提案した時，結局当初の計画ではなく次善の策をとることになったが，結果的に良かったと言われたことがあった。

　(3) スキーマを信じることのメリットは？
・万全に近い準備ができる。本番で実力を発揮するのにつながる。

- 実力以上の力が発揮できる時もある。
- 人から存在を認めてもらえる。
- うまくいけば優秀な人たちと同じ場にいてもいいと思える。

(4) スキーマを信じることのデメリットは？
- どんなに頑張っても，裏目に出て予想と違う結果になることがある。
- 気力体力ともにものすごく疲れる。無理に無理を重ねてしまう。
- 結果を気にしすぎて焦り，不安が常に生じてしまう。
- 本来好きだったことが義務になってしまう。
- もう自分はダメだという思いにつながってしまう。生きることが無意味に思えてしまう。
- 相手にも求めてしまい，人が離れていく。部下にも信望がなくなってしまうと思う。

(5) 最悪どんなことになる可能性があるか？
- 職場を追われる。首になり，再就職先も見つからない。
- 家族も離れていく。
- 身体を壊して二度と働けなくなる。何もできず，人に迷惑をかけるだけの存在になる。生きていてはいけないと思うようになり，気が狂って死ぬ。

(6) 奇跡が起きたらどんな素晴らしいことになるか？
- 少しの努力でなんでも完璧だと皆に言われる。趣味のサックスも，仕事も。
- 完璧かどうかは関係なく友人でいてくれと言われる。
- 失敗したのに，それがかえってよい結果だと喜ばれた。
- 誰にも叱られない。一緒にいてくれる。見守ってくれる。

(7) 現実は，どんなことになりそうか？

- 常に不安と焦りで気分が落ち着かず，ずっと活動を続ける。疲れている。
- 自分ではまだまだと思っているのにやりすぎと言われる。
- できる人だと思われている。失敗だと思っても次のチャンスをもらえる。
- 人はそこまで結果を気にしていない時がある。

(8) 以前，似たような体験をした時，どんな対処をした？

- 無理な依頼が来ても断らない，断れない。無理を通して道理をひっこませた。
- とにかくがむしゃらにできる限りのことを考え実行し，エネルギーを使い果たした。
- 部下にも完璧を求めた。できないと部下の意味がないと思い，あまり接さなくなった。結果疎まれた。

(9) 他の人なら，この状況に対してどんなことをするだろうか？

- どんなに予測したところで予想外の結果が出るかもしれないので，6割くらいやったところで十分と考える。
- 無理だと思ったら断るか，適当に合わせてうまくサボる。自分がつぶれないように。
- 気分転換する。適度に力を抜く。そもそも完璧を目指さない。
- 楽しんでやれればいいと考える。自分中心に考える。好きだという気持ちを優先する。
- やらなくてはいけなかったことを忘れる。なかったことにして，しらを切る。
- できているところをちゃんと認めてあげる。大事に扱う。

(10) この状況に対して，どんなことができそうか？
・変にフィルターをかけず，自分の今の実力とエネルギーを見極める。
・無理な依頼は勇気を出して断る。締切を延ばしてもらう。疲れたら休む！
・常に完璧はあり得ない状態。たまにかなりいい線までできたと思えればラッキーと考える。大体完璧って何なのか。自分の基準でしかない。
・気分転換したりして，いざという時に自分の最高出力ができるよう遊びを残しておく。

(11) もし＿＿＿＿＿＿＿（友人）だったら何と言ってあげたい？
・ふだんある程度やっていれば，何か起きてもそれなりに対処できる。それでよしとすればいい。
・そんなに頑張らなくても大丈夫。いてくれることが大切。
・力を抜いてるほうがゆとりがあって大物に見えるよ。
・完璧じゃなければ学べることがたくさんあるよ。一緒に学んでいけばいい。
・努力と結果はイコールではない。起きることは予測不能だから，完璧を求めることは不毛だ。

(12) 自分自身に対して，どんなことを言ってあげたい？
・人は完璧な存在ではない。ありのままを受け入れよう。皆そうやって生きている。人にも寛容になろう。
・力を抜いて，リラックスして，今できることを粛々とやればよい。それでも十分。
・必死でがむしゃらにやる時もあってもいい。でも，いつもでなくていい。
・完璧であろうとなかろうと関係なく，唯一無二の存在には変わりは

ない。完璧かどうか気にしている自分もいじらしいじゃないか。そういう自分もありだ。

　スグルさんは，すでに自動思考レベルで認知再構成法を実践し慣れていることもあって，質問に取り掛かる時に全く案出できないということはなかったが，それでも途中で検討に行き詰まることはあった。そんな時は筆者からちょっとした促し（「次にどういう状況になるのですか？」「具体的に言うとどういうことをするのですか？」など）をするだけで，すぐに思いつき，ツールに書き込んでいった。その様子を見て，筆者はスグルさんのもともとの能力の高さとスキーマの強固さのギャップを感じずにはいられなかった。

　出し切ったと思えた時点で，ブレインストーミングの内容を基に，今までなかった考えやこの考えがあると気分が楽になる，気に入ったなどの観点から新しいスキーマの案を組み立て，まとめのツールに記入していった〔（　）内は確信度〕。

・いつも完璧である必要はない。というか，それは無理な話。自分にとっても，他の人にとっても，同じことである。だからそんなに目指さなくてよい。（70％）
・ここぞと思う時に実力や実力以上を発揮するためには，ふだんはむしろ力を抜いて，エネルギーをためておくことが大切。いざという時こそがむしゃらにやってもいい。（90％）
・自分の基準が全てと思わない。その時と場所，そこにいる人々やコミュニティで変わってくる。全てが予測できるわけではない。予想と異なることが起き，自分のやったことが完璧でなくても，良しとしてくれる人がいる。結果的にそれが最善の場合もある。（80％）
・努力と結果と人の評価はそれぞれ別個のものだと考え受け止めること。（100％）

・周りの状況，自分の実力をありのままに受け止めれば，自然体でいられる。焦りや不安を感じることもなくて済む。（60％）
・完璧に振り回されずに，自分の思い通りにやる・やらないを判断してよい。周りも気楽でいられる。結果，人と一緒にいられる，受け入れてもらえる。（70％）
・粛々とやれることをすればよい。それも結構大変なことだ。（90％）
・ゆとりがあるというのは，素敵なことだ。自分にも他人にも，寛容になれる。（100％）
・完璧であろうとなかろうと，唯一無二の存在には変わりはない。自分にとって大事な人なら，できるかできないかは関係なく，ただ大切に思えるものだ。（100％）

もとのスキーマに対する現在の確信度：100％⇒30％（図7.6）

　一通り記入が終わったところでスグルさんに感想を尋ねた。「完璧にやって成果を出すことで，自分の生きる意味を見出そう，居場所を作ろう，人に受け入れられようとしてきたのだなと思った。実際できることがわりとあったので，かえって強められてしまっていたのかもしれない。でもそれでいつも苦しめられてきた。がんじがらめだったな，と思う。今までの認知再構成法でも，追い込みスキーマを止めたり，避ける認知を出してきた。それで以前よりは完璧が絶対だというのが少しゆらいだが，やっぱりまだがっちりとあった。今回，検討作業は結構大変だったが，完璧の根拠が崩れ始めたように思う。早く自然にこう思えるようになりたい」。

◇新スキーマのなじませ作業
　新スキーマのまとめ作業は終えたが，クライアントにとってはなじみのない考えなので，案出しただけではもともとのスキーマが活性化され

第7章　事例2：生きづらさを抱えるクライアントとのスキーマ療法　281

クライアントID：●●●

新たなスキーマを案出するためのワークシート

● 年 ● 月 ● 日（● 曜日）　　氏名：●●スケル様

スキーマとその確信度（%）

「完璧に成果出さないと、価値がない」

（　100　%）

スキーマを検討するための質問集

- □ スキーマがその通りであるとの事実や根拠（理由）は？
- □ スキーマに反する事実や根拠（理由）は？
- □ スキーマを信じることのメリットは？
- □ スキーマを信じることのデメリットは？
- □ 最悪どんなことになる可能性があるか？
- □ 奇跡が起きたら、どんなすばらしいことになるそうか？
- □ 現実には、どんなことになるそうか？
- □ これまで、このスキーマに対して、どんな対処をした？
- □ 他の人なら、このスキーマに対してどういう対処をするだろうか？
- □ 今後このスキーマに対して、どういう対処ができそうか？
- □ もし〇〇〇（友人）だったら、何と言ってあげたい？
- □ 自分自身に対して、どんなことを言ってあげたい？

新たなスキーマを考え出してみよう・確信度（%）

- いつも完璧である必要はない。というか、それは無理な話。自分にとっても、他の人にとっても、同じことである。だからそんなに目指さなくてよい。（70%）
- ここぞと思う時に実力以上を発揮するためには、ふだんはむしろ力を抜いて、エネルギーをためておくことが大切。エネルギーを抜く時こそがちゃらにやっていい。（90%）
- 自分の基準が全てと思わない。その時と場所、そこにいる人々やコミュニティで変わってくる。全てが予測できるわけではない。予想と異なることが起き、自分のやったことが完璧の場合もあるし、してくれる人がいる。結果的にそれが最善の場合もある。（80%）
- 努力と結果と人の評価はそれぞれ個別のものだと考え受け止めること。（100%）
- 周りの状況、焦りや不安を感じることもなくて済む。（60%）
- 完璧に振り回されずに、自分の思い通りにならない・やらないを判断してよい。焦りも気負っていられる。結果、人と一緒にいられる、受け入れてもらえる。（70%）
- 楽をやめることをすればよい。それも結構大変なことだ。（90%）
- ゆとりがあるということは、自分にも他人にも、寛容になれる。（100%）
- 完璧であろうとなかろうと、唯一無二の存在には変わりはない。自分にとって大事なことは、できるとかできないかは関係なく、ただ大切に思えるものだ。（100%）

もとのスキーマに対する現在の確信度　⇒　（　30　%）

備考：

copyright 洗足ストレスコーピング・サポートオフィス

図7.6　「完璧に成果を出さないと、価値がない」スキーマの検討ワークシート

た時に忘れてしまったり，すぐに思い出せない。そこで新スキーマを日常生活の中でなじませていく方法についてスグルさんと話し合った。会社の机と自宅の机に新スキーマをまとめたツールを入れておき，休憩時に眺める，音読する。手帳に貼りつけ目にする機会を増やす。これらを毎日実践することで少しずつ旧スキーマが活性化された時に新スキーマを使えるように準備し，実際に使用していく体験を積み重ねてなじませていくことにした。そして，次に取り上げるスキーマについて，話し合った。

◇スキーマの検討②「人は人のために生きるものだ」

「完璧に成果を出さないと，価値がない」スキーマは緩みはじめてきた。しかし，新スキーマをなじませ実行するのに，阻害している別のスキーマがありそうだということになった。スグルさんとの話し合いの結果，追い込みスキーマ群の中の「完璧を緩めると，人に迷惑がかかる」が直接の関連があると思われたが，その理由として「人は人のために生きるものだ」（自己犠牲，服従）スキーマが存在し，このスキーマが一番阻害していると思われた。この点をリストに書き加え，次に検討することを決めた。最初のスキーマと同様にホームワークで案出し，さらに面接で検討を加えて進めていった。「この作業が結構エネルギー使う」と言い，面接のペースは月1回となった。

以下はブレインストーミングの中から抽出し，新スキーマとしてまとめたものである。

・人間には必ず欲求があるはずだから人のためだけに生きることは不可能だ。自分の欲求があるのにないというふりをすることになり，自分を偽らなければならなくなる。
・常に人のために生きるなら自分がなくなってしまう。
・自己中心的な人に都合よく利用されてしまう。常にその役割を期待

され，とらされてしまう。
- やっていることが実際その人のためになっているかどうかはわからない。
- 相手の自立を妨げてしまう。自分の思いをおしつけているだけだ。所詮，自己満足に過ぎない。
- いつも人のためばかり思って生きていても，楽しくない。自分のやりたいことがわからなくなる。
- 人のためというのが始まりでも，その中から自分の好きなことややりたいことを見つければいい。
- 相手は自分ではないから自分の限界はわからない，だから果てしない。いつか倒れてしまう。
- 人のために生きることが自分の価値を決めるのではない。価値と人のために生きることは別物だ。
- 人のためという言葉で実は自分が相手にもたれかかっていたのかもしれない。自分のために生きれば，自分の足元が見えてくる。それが自立しているということだ。
- 出しゃばったり，傲慢に押しつけずに，自分のために生きていれば，自然と自分も周りも見えてくる。そのうえで，できることをすればいい。
- 必要があれば，助けを求めてくるだろう，その時に何かやれることをしよう。謙虚に，できることを見極めてやれば，自分も相手もつらくならずにすむ。
- 人のためと思えば自分が動く原動力になるし，たいていは喜んでもらえる。しかしその原資は自分なんだから，まず自分を大切にしよう。

元のスキーマに対する現在の確信度：100%⇒40%

スグルさんが新スキーマを作成して気づいたことがある，と次のように述べた。「人のためを思ってやって喜ばれることも多々ある。今までは仕事も必ず引き受けていたし，親から来てと言われたら断らなかった。それでうまくまわる部分も多かった。でも，自分の傲慢さに気づいた。良かれと思ってしていたことも，もしかしたら迷惑だったことがあったかもしれない。相手が戸惑ったような表情をしていた時があったが，その意味が今になってわかった。楽な方法があったんだ！と目から鱗が落ちた思い。先日別部署から，以前担当していた自分の客先の件で直接対応を頼まれたが，それは自分の今の業務ではないと言って断れた。別に何の問題も起きていない。このスキーマも自分で自分を追い込む原因だったのだと思う」。この話を受けて，筆者から，すでに旧スキーマが弱まってきていること，行動が変化してきていることを指摘し共有した。
　このスキーマの検討に入ってからさらに作業に慣れてきたようで，前のスキーマ検討よりもブレインストーミングのスピードがアップした。また，検討まとめのツールを作成する頃には自分の領域でない仕事も断れるようになっていることから，まとめる前から少しずつ新スキーマを使って今までとは異なる行動をスグルさん自身でとれるようになってきていることが確認できた。面接内で行動的ワークをすることもできたが，スグルさん自身で行動変容を自覚し意識づけできていることから，行動的ワークの説明と確認にとどめた。

　◇この期間のスグルさんの様子
　新スキーマのなじませの確認では，「『完璧に成果を出さないと，価値がない』スキーマはだいぶ和らいできた。仕事が完璧でなくても結構成果を出せていることがわかってきたし，受け入れてもらえている。最近会社の机が散らかり気味だが誰も何も言わない。実際周りの人でもっと乱雑な人もいるし，それでもしっかり仕事している人や好かれている人

がいることが見えてきた。全てにおいて完璧である必要もないと実感できた」とスグルさんは述べた。仕事場面で活性化されることの多かったスキーマであるが，その場で新スキーマを使えており，なじみ始めていることがわかった。また，周囲の人を見渡す余裕が生まれてきていると考えられた。

◇スキーマの認知的ワーク③「自分はダメ，いらない子」

これまでの面接を振り返り，スキーマワークが順調に進んでいることがスグルさんと筆者で確認できた。しかし，スキーマ起源のヒアリングで一番印象に残ったエピソードの1つにあげられた中に「捨てられた」という思いがあったことが共有されており，それが「捨てられる」（見捨てられ・不安定）スキーマとして今も強く残っていて，イコール「愛されない」という考えがあるとのことだった。「愛されない」スキーマもあることがここで判明した。そしてこれに最もつながっているのは，一番根底にあると思われる「自分はダメ，いらない子」スキーマだということであった。「自分のことは人にとっては関係ない，どうせ理解されない」（情緒的剥奪，不信・虐待，社会的孤立）スキーマもここに位置づけられた。次はこの「自分はダメ，いらない子」スキーマを検討することにした。

その後に実施したスキーマの検討で作成した新スキーマは以下の通りである。これらもツールに記入し1枚にまとめた。

・自分がダメだと思った時でも，家族や友人はそばにいてくれた。目の前からは見えない時があっても，実際に見捨てられはしなかった。
・必死に頑張ってきたことはダメではない。そもそも追い込みスキーマの完璧基準が高すぎたのだから，今考えればダメじゃなかったことがたくさんある。
・このスキーマがあるおかげで，謙虚になり，人があまり好まない仕

事でも引き受け，結果頼りにされ感謝され，人から受け入れられた。居場所を作ってもらえることもあった。悪いばかりでもない。
・何かできるからという理由で家族や友人を大切に思うわけではなく，その存在自体がかけがえないものなのだ。周りもそう思っているのではないか。
・ダメな人というのはいない。ダメな時があるのは人の常。よい時，できる時とダメな時いろいろあるのが人生だ。自分も例外ではない。長い目で，普通の時，よい時，できた時のこともちゃんと見よう。ダメに重きをおかず，自分に公平になろう。
・ダメな時こそ，周りの人がどんな人なのか，良くわかるチャンスだ。むしろ好機と思って，見極めればいい。そこで離れていく人は，本来自分と一緒にいなくてもよい人なのかもしれない。そのままの自分を受け入れてくれる人と大事につきあっていけばいい。
・もしダメだったとしても，またやりなおせばいい。卑屈にならずに，立ち上がればいい。立ち上がるのが難しければ，助けを求めればいい。
・今の世界なんて狭いものだ。いらない子だと思ってどんどん端にいけば，また戻ってきてしまうくらい小さな丸い地球にみんな住んでいる。同じ時代を生きている。その中に自分がいる。ちっぽけすぎて笑ってしまうくらいだけれど，だったらいるかいらないかなんて小さな話だ。地球の反対側に行けば，ダメと思っていたことが実は素晴らしいことだってあるかもしれない。
・自分に素直になって，自分自身を出しても，大丈夫。大切な人たちと一緒に，自分の人生を生きよう。

元のスキーマに対する現在の確信度：90%⇒10%

◇スキーマ分析の総まとめ

　スキーマ療法では，スキーマ分析の際にワークシートへの外在化を行い，そのうえでスキーマワークに入って新スキーマを作るという流れであることは先に述べたとおりである。しかし，本事例の場合，当初のスキーマ分析の段階ではスグルさんの感情抑制スキーマなどによって十分に彼のスキーマが同定できなかった。

　認知的ワークでの話し合いの中で新たに見えてきたスキーマがあり，スキーマの関連構造が明らかになったと思われたので，この段階で総まとめのようにして改めてワークシートへの外在化を行うことにした。そこで，筆者からスキーマ・信念同定ワークシートを使って整理することを提案した。スグルさんはスキーマの起源の記入時には時折少し怒ったり悲しそうな感情を交えつつ，どこかほっとしたような深みのある表情で，筆者とともにワークシートを記入していった。その間に端的ながらしみじみと「こういうこともありましたね」などと話しながら書かれていることを共有する時間となった。シートを作成してスグルさんは，「これで本当のまとめができた。これが自分だとはっきりわかるスキーマ全体図になった，整理されてすっきりした」と語った。筆者も，スグルさんの人生が凝縮された図だと思えた（図7.7）。

◇この期間のスグルさんの様子

　仕事のセーブを少しだけ元に戻すことにして，試行期間を設けているが，以前ほど疲れを溜めずにやれているとのことだった。何より気分が楽であることが嬉しいと話した。また，最近自分は落語が好きだと気づいた。バンドの時とは異なり，誰かに誘われてというわけではなく，1人の人間が自分の身体ひとつで表現する世界の広さに純粋に魅せられたのだという。通勤時や休日に聴いていたら自分でもやってみたくなり，やってみたら感情や話の流れの表現の奥深さを感じるようになったのだそうである。時々こっそりと練習している，と話してくれた。

288 第Ⅱ部 事例で学ぶスキーマ療法

スキーマ/信念同定ワークシート：自動思考のもとになっているスキーマ/信念を同定する

クライアントID：●●●

●●年●●月●●日（●曜日）　氏名：●●スグル様

ストレス状況
・活動をする時（仕事・趣味）
・人から何か依頼された時

自動思考とその他の反応

自動思考：「できないかも」「できてない」
「いらない子と思われないように」
人の先を読む、やれる事をできる限りやる

その他の反応：むなしさ、寂しさ、怖さ、焦り、不安、駆り立てられる感じ、楽しさ・やりがい隠れる
肩こり・極度の疲労で動けない

スキーマを埋め合わせるための対処
何事も必死で頑張る
自分を出さない
人の先を読む
体調や疲労を無視する
人に合わせる
人を信じない、距離とる

埋め合わせのための対処
例　何事にもラクをして頑張る、他人に弱さを見せない、他人を信用しない、何でも自分の要求に合わせる、他人に話せることは答え先から「お前じゃ話にならん」と言われたこと。

媒介信念（思いこみ）
（前提）何か良くないことは急に起きる（疾病と損害の脆弱性）、（欠陥・恥、失敗）
自分が完璧に成果出さないと価値がない（厳密な基準・過度の批判）
⇒だから)あらゆる可能性を追求しなくてはならない、常に人より先回りして物事を考えるべき、できる限りのことをすべて、ここでがんばらないと、人は人のために生きるのだ（自己犠牲、感情抑制、服従、厳密な基準・過度の批判）
⇒だから)完璧をきめると気分がよくなる、皆が気持ちをよく過ごすために努力を惜しまない、つらくても顔に出さないように、人に迷惑をかけてはいけない、自分は置いてよい。人のために役に立てなかったら、その場においての自分の存在意義がない（　　%）
い、邪魔と思われる。信条が満たされて初めて自分のことを気遣う。

中核信念（コアビリーフ）
「自分はダメ」「いらない子」「だから人から捨てられる」「自分は愛されない」（欠陥・恥、無能、依存、見捨てられ、不安定、情緒的剥奪、社会的孤立、不信・虐待）
⇒だから)自分のことは人にとってはどうせ理解されない、関係ない

スキーマの起源：家庭環境、幼少期の体験、生得的な特徴 など
父：しつけに厳しい、人生訓好き
母：ちゃっかりしている、人を使う
弟：軽度知的障害、小さい時は体弱く、成長してから体は暴れるおかしい

備考：
・最初の就職先で、心身弱っている時に答え先から「お前じゃ話にならん」と言われたこと。
・弟優先の生活。自分のことは二の次で対応せざるを得なかった。
・勉強で100点常に求められた。
・剣道のしごき。周りとの調整役求められた。

図7.7　スグルさんのスキーマ分析総まとめシート

copyright 洗足ストレスコーピング・サポートオフィス

この話で盛り上がり，話がひと段落ついたところで筆者が「さっきの話に戻ると……」とアジェンダの話題に話を戻すと，スグルさんは「あ，そうでした」と初めて気づいたようで照れ笑いを浮かべた。筆者はスグルさんが今まででであれば常に他者を優先し，アジェンダに厳密に従おうとする姿勢だったことを思い起こし，自己犠牲スキーマや，厳密な基準・過度の批判スキーマ・服従スキーマなどが緩んできているのをこの一件で確認した。

　面接前後では，相変わらずスマートな応対ではあるが，以前のような表情の硬さ，隙のなさはなくなっていた。面接までの待ち時間中にスグルさんが聞いていたイヤホンを外した際，落語が聞こえ，音に気づいて振り向いた受付スタッフにスグルさんが「今これにはまっているんですよ」と楽しそうに言ったとのことであった。

終結セッション（#35）
◇前回セッションからの橋渡しでスグルさんが話してくれたこと
- 整体で，身体の芯がほぐれてきたと言われた。仕事のスケジュールを詰めすぎないようにしている。上司にもこれでやっていくと宣言した。思い切って断っても，受け入れてもらえる。自分の断りの基準が人よりまだ厳しいのだろう。先日も本来客側の仕事をちゃっかりと押しつけてこられた。押しつけてこられたという考え自体新しい。そして腹が立つようになってきた。こんな気分になるとは昔は考えられなかった。イラッとしながらも仕事はうまく断ってスルーしている。
- 親に，以前の仕事の多忙さや体調，受診やカウンセリングについて正直に話したら，びっくりしていた。弟のことや自分たちを一番理解してくれていて頼りになるから，ちょっとしたことでもつい呼んでしまっていた，そこまで大変だったとは知らず申し訳なかったと言われた。母は涙ぐんでいた。体調を気遣われ，愛されていなかっ

たわけではなかったと思えた。ごく最近，ちょっとムッとする時もあった。以前ならそう感じる自分を過剰に責めていたが，そう思っても良いし，そう言ってもいいのだと思える。ぶつぶつ不平をいいつつ，本当にやりたいところをやればいい。無理と言うのも相手や自分に誠実に相対している証だと思える。
・ここ（当機関）に来るまで，自分を生きていなかった。のびのびとした気持ちでいられるのが本当にうれしい。

◇３つの新スキーマのなじみ具合の確認
・追い込みスキーマはまだあるが，駆り立てられる感じが以前とは比べ物にならないくらい減った。焦らなくてもいいと思えるようになってきた。生きる意味について，以前は人を基準として考えていたが，今は自分自身の欲求や思いに素直になっても，それには意味や意義があるのだと思える。実際，自分が人とまったく違う意見や価値観を持っている部分があることに改めて気づけるようになった。以前の自分は相当無理をしていたなと思う。
・自分をまあまあやれている，多少なりとも価値があると思え，疎外感を感じない。人に振り回されない自分のゆるぎなさが少しずつ出来てきた。生活にゆとりも多少出てきた。今は自分を生きていると思える。この感覚は新しいが，とても心地よく，安心できる。

◇スキーマワークについての話し合い
　一番根底にあるスキーマの検討が終わり，ここでの作業は終わりにしてもいいと思えるとのことで筆者とスグルさんの意見が一致。再発予防計画を立てることにした。今まで面接内外でやってきたスキーマワークを活用し続ける仕組みとして，コーピングシートを作成した（図7.8）。
　また，フォローアップの仕組み（当機関ではフォローアップとして，終結半年後にアンケートと心理テストを郵送している）について説明し

コーピング・ワークシート（再発予防計画）

予測される問題状況
- 仕事で失敗した時，仕事の重責が発生した時。
- 病気などで両親や弟の面倒を見ることになった時。

予測される自分の反応
自分はダメ，いらない子スキーマと追い込みスキーマが活性化される。むなしさ，寂しさや疎外感にさいなまれる。休養とれずに体力を使い果たす。体調崩す。
1人で抱え込む。

その時の自分になんと言ってあげるとよいか？
- またスキーマが活性化しているんじゃないか？ 自分や周りの状況をモニターしよう。
- 自分を大切にしよう，そのための行動をとろう。
- 認知再構成法をして，行動実験しよう。
- つらくなったら1人で抱え込むな。
- 家族や友達，同僚・上司，その時々で相談しよう。愚痴を聞いてもらおう。頼っていけば，助けてくれる。
- 早めに受診したって悪いことはない。早めのケアを心がけよう。

その時の自分は何をするとよいか？
- 悪循環やスキーマの活性化が起きているか，セルフモニタリングする。
- 精神的身体的休養をとる。活動調整する。
- 体調回復のための行動をする。整体，マッサージに行く。
- 認知再構成法をする。
- 今まで作成した資料を見直す。
- 周囲の友人知人や家族，社会資源を頼る。
- あまりにひどければ受診する。
- このシートの内容を手帳に記載しておく，会社の机に張り付ける。

図 7.8 スグルさんのコーピング・ワークシート（再発予防計画）

た。問題が生じた時必要なら面接予約を入れ，そうでなければ近況をフォローアップで報告することに決めた。この回が終結セッションとなった。

終結時の心理テスト結果は以下の通りである。

過去1年間に経験したストレス状況：3つの自由記述欄に記入あり。（　）内はストレス度（5段階）。

- 仕事の取引先からシビアな要求をされている（高い）
- 疲労がややたまっている（やや高い）

- 弟と両親の将来（高い）
- ストレス反応：GHQ28 3ポイント（軽度）BDI-II 4ポイント（極軽症）
- 疲労度が強い。身体症状中程度。緊張興奮・活動障害・悲観・抑うつは軽度。
- スキーマ・コアビリーフ：自己効力感，目標指向性，希望，現在の充実感は中程度。被受容感高い。被拒絶感軽度，甘えの断念中程度。
- ソーシャルサポート：家族，友人は多い。上司・同僚は中程度。
- コーピングスタイル：全ての項目で中〜多い。反すうは軽度で，内容結果は良い悪いどちらもあり，コントロールは容易にできる。

◇インテーク時の心理テストとの比較

ストレッサーは仕事と家族の将来が挙げられていることは変わりないが，他のプライベートに関するものが減っており，本来の余暇としての活動や休養ができていると思われる。

ストレス反応は GHQ28 12⇒3ポイント，BDI-II 21⇒4ポイントと改善。疲労度は不変だが，不安と不眠・緊張興奮，活動障害，悲観は緩和している。

スキーマ・コアビリーフは，自己効力感，目標指向性，希望，現在の充実感は変わらず中程度であるが，被受容感が低⇒高，被拒絶感・甘えの断念高⇒低と，他者に関するものがポジティブに変化した。

ソーシャルサポートは家族や友人，上司・同僚ともそれぞれ一段階多くなった。コーピングスタイルは保留や回避・他者のサポートを使用するコーピングが増加。バラエティ豊かになっている。反すうは頻度が減り，コントロールも良好に変化している。

もともとの能力の高さは維持されており，以前の対処とともに，新しく獲得したスキーマによって他者に関する認知やコーピングに変化が生じ，サポートを上手に受け取れるようになったのではないかと思われる。

7-5　フォローアップ

　面接予約が入ることはなく6カ月が過ぎ，フォローアップ資料を郵送したところ，心理テストとアンケートが返送されてきた。
　ストレッサーは終結時とあまり変わらず，ハードな仕事と家族（弟と両親）の将来があげられていた。
　ストレス反応やスキーマ・コアビリーフ，コーピング，サポートの全てでほぼ終結時のレベルが維持されていることが確認できた。
　アンケートには，スグルさんの近況が書かれていた。
　「カウンセリングでは大変お世話になりました。仕事は忙しく，その合間に弟と両親をサポートするため実家を訪ねる生活は変わりませんが，人は人，自分の分だけ苦労を引き受けられれば良いと思うようになりました。仕事もマイペースで進めるようにして，以前ほどなんでもかんでも仕事を押しつけられなくなってきました。疲労がたまったと感じたら有給休暇などでしのいでいます。たまに体調崩すこともありますが……。最近落語を覚えて実家で披露したら，下手でも両親が聞いてくれ，弟もわかっているのかいないのか穏やかに微笑んでいました。小さいながら幸せな時間だと思いました。先生もどうぞご自愛ください」。

7-6　本事例のスキーマ療法のプロセスを振り返って

　社会適応が良好ではあるが，生きづらさを抱えるクライアントに対するスキーマ療法の事例を紹介した。スグルさんの場合，学業成績優秀でそれなりの知名度があり収入の得られる職に就いている。特に困り事の話をするわけでもなく，人あたりがよく対人トラブルもないため，羨ましがられることはあっても本人が悩みを抱えていることに周囲の人々は気づかないでいることが多いと思われる。せいぜい，「そんなに頑張ら

なくてもいいのに」と不思議がられるか，便利な人と思われるぐらいであろう。

　スグルさんは，知的障害を持つ弟が家族におり，家族ともどもさまざまな苦労をしてきた。両親からは弟の面倒をみる期待をされ，またいずれ実際に面倒をみられるようなしつけや教育を受けた。もともとの能力の高さとしつけや教育の効果が相まって，カウンセリング開始当時のような過剰適応の悪循環パターンが形成され，その後のライフイベントで維持強化されたと考えられる。適応が良いがために，周囲からは本人の苦悩はさほど見えず，結果としてその悪循環パターンは変わらずに本人の中でつらさが持続していた。

　スグルさんのように過剰適応を起こしている人は，厳密な基準・過度の批判スキーマ，自己犠牲スキーマ，服従スキーマの強さが特徴であるように見受けられる。そのために，自分の本来の欲求や感情を抑え込むことが必要になり，感情抑制スキーマが形成されることもあるように思われる。感情抑制スキーマが強いと，クライアントが持っている欲求や，不当な仕打ちを他者から受けた時の怒りや悲しみの感情を処理できないため，発散されないまま維持・蓄積していく。また，本来の自分の感覚が薄れてしまう。これが（当時クライアント自身は把握していないが）生きづらさの感覚に直接関与する部分の一部だと考えられた。また，存在するスキーマを把握することにも支障が出るため，最初に体験的ワークによって感情抑制スキーマに介入する必要があった。

　スキーマ分析や体験的ワークによって，感情抑制スキーマを弱め，モニタリングを通じて，その後現在の生活に直接支障を与えているさまざまなスキーマにアクセスし明確化した。スグルさんはこのスキーマ群を追い込みスキーマと命名することによって，自身の中にあるものだと確信を持て，外在化を進めるのに役立った。

　スキーマの分析作業がかなり進んだ時点で，途中から並行して認知的ワークを行うことになった。このような進め方になったのには，第一に

スグルさんの機能の高さがあった。認知再構成法でスキーマを扱えるという説明を技法導入時にしており，検討方法としてはスキーマも同じで取り組みやすかったこと，第二に日常の活動に直接影響しているスキーマを早期に特定できたことが大きい。ただし，それらがなければ認知的ワークには入らず，スキーマのモニタリングを続け，スキーマを全て洗い出す作業を続けることになっただろう。あるいは，体験的ワークの用い方をもう少し工夫していれば，クリアできた課題だったかもしれない。起源のヒアリングや当初のスキーマ分析の作業中に感情抑制スキーマが十分減弱してスキーマが明らかになっていれば，分析を終えてスキーマの全体像を見通してから，ワークに入れるはずであった。その点では筆者の技量が足りず，混乱を招く可能性はあった。

　認知的ワークで扱ったスキーマは，クライアントの日常生活で生じていた支障に最も関連するスキーマである厳密な基準・過度の批判スキーマ（「完璧に成果を出さないと価値がない」，欠陥・恥スキーマも含まれている）を最初に取り上げた。次に，新しいスキーマの使用を阻害していた自己犠牲，服従スキーマ（「人は人のために生きるものだ」）を弱めていき，適応的かつ機能的なスキーマを一緒に作成し，根付かせた。ここまでがスキーマ療法前半のヤマであった。

　この段階で悪循環パターンの行動に表れていた，がむしゃらに活動する認知を生じさせるベースとなっていたスキーマに対抗する新しいスキーマがスグルさんに内在化された。そして，スグルさんが自力で適応的・機能的スキーマを案出するための検討を進めることができ，自ら行動を変化させることでさらに新スキーマが強化された。それまでもある程度は改善していたが，動けなくなるという顕在化していた問題は解消された。またこまめに自分を癒す手段を見つけ実行できるようになった。そして，自分を追い込むスキーマが，パフォーマンスの成果に寄与している部分があることにも気づけるようになってきた。なお，その時に扱っているスキーマだけでなく，別のスキーマも緩んでくることが

ある。例えば疾病と損害の脆弱性スキーマ（「何か悪いことは急に起きる」）は直接面接内では扱わなかったが，2つのスキーマを検討するうち，このスキーマに関連していると考えられる先回りの認知はあまり出てこなくなった。さらに，周囲も過剰にスグルさんに依頼をしてこなくなった。

　この時点で，感情抑制スキーマなどによってそれまで見えなかったスキーマが見え，各スキーマの関連が明確になり，根源的なスキーマが特定された。スグルさんの場合，見捨てられ・不安定スキーマが最も鍵となるように思われた。見捨てられ・不安定スキーマと直接つながるスキーマ（「自分はダメ，いらない子」無能・依存スキーマ，欠陥・恥スキーマ）を検討して代わりとなる適応的・機能的スキーマを獲得し，当初の主訴であったむなしさ，寂しさ，いつも足りない感じなどのつらい気分を抱えていることから解放された。

　スキーマ・信念同定ワークシートの作成を通じてスキーマ分析のまとめ作業を行うことで，過去の悪循環を起こしていた自分を外在化し，置きどころを持てるようになった。生きづらさの感覚が軽減し，スグルさん自身の欲求や思いや感情を大事にでき，また表せるようになり，本来の自分かつ新しい自分を生きている感覚を持てるようになっていった。スキーマ療法は面接内での作業としては終了するが，スグルさんに内在化され，自分らしく生きるための方策として持ち続けることにして，終結となった。

　インテーク面接から終結までの期間は35セッションで，2年3カ月を要した。通常の認知行動療法とさほど変わらない回数・期間でスキーマ療法が展開したことになる。これはCBTが短期間で進んだこと，その後認知的ワークを行っている最中から徐々にクライアント自身で行動を変容でき，面接内では実質，行動的技法を用いずに確認だけで済んだということが大きいと思われる。これも1つの特徴であろう。

　通常のCBTで顕在化している問題がある程度解消された後は終結の

選択肢もあったが，スキーマ療法を導入する決め手となったのは，スグルさんの生きづらさの感覚の強さと，現在の問題の成り立ちを含めた全体像を理解したいという希望であった。スグルさんのようにもともとの力があり適応が良くても，生きづらさの感覚が強く本来の自分を生きている感覚を持てていない場合や，問題の成り立ちを含めた自己理解を求めているケースには，スキーマ療法の導入が有効だと考えられる。

第8章

事例3：発達障害傾向のある女性とのスキーマ療法

（報告者：大泉久子）

本事例では，発達障害傾向のあるクライアントとのスキーマ療法の過程を紹介したい。そもそも社会適応は決して悪くなかったクライアントが夫の浮気疑惑に遭遇する中で，自分の生き方を考え直し，就業したものの職場不適応を起こし，認知行動療法（cognitive behavior therapy：以下 CBT）を求めて来談した。したがって開始時は CBT を行っていたが，スキーマの問題が顕在化し，スキーマ療法に展開したケースである。

8-1　クライアントと事例の経過概要

美紀さん，女性。インテーク時35歳。髪型はおかっぱ頭で，整えられてない感じで，ぼさぼさしているヘアスタイル。エスニック調のロングワンピースやロングスカートをはいており，目立たず地味な外見。化粧はしていないように見える。

事務職就業後結婚退社し，専業主婦として特段の支障もなく生活していた。ところが夫の浮気疑惑により，心身が不安定となり，精神科受診，若干の服薬治療となる。その中で自分自身の生き方を考え直す。昔からあこがれていた添乗員が頭に浮上し，その職を得るため，旅行の専門学校に入学した。卒業後，派遣添乗員として職を得るも，適応でき

ず，離職する。その後 CBT を希望して来談する。
　一時は夫との離婚も考えたが，結局現状維持のまま自分の人生を仕切りなおすことを決める。進路として，"マジシャン"への道が明確になると，活力がみなぎりはじめる。CBT ではスキーマの同定が生きづらさを解消していく鍵であることを感じはじめ，スキーマ療法の導入となる。スキーマ同定の中で，過去や生い立ちを振り返る。
　自分の目標に向かって悩みながらも進んでいく中で自信をつけていく。スキーマ療法は終結となった。
　本事例のスキーマ療法では当初は CBT を希望して来談しており，CBT からスタートしているためスキーマ療法導入前の CBT も紹介していく。前座である CBT についてはざっくりと示し，スキーマ療法の部分にボリュームを使うことにする。

　事例の経過概要は次のとおりである。
・インテーク面接　#0（X 年 11 月）
・CBT におけるアセスメント　#1〜15（X 年 11 月〜X+1 年 2 月）
・CBT における問題同定・目標設定・技法選定　#16〜20（X+1 年 2 月〜X+1 年 3 月）
・CBT における技法実践およびスキーマ療法実施の合意　#21〜29（X 年 3 月〜X+1 年 6 月）
・スキーマ療法におけるスキーマ分析のフェーズ　#30〜44（X+1 年 6 月〜X+1 年 10 月）
・スキーマ療法における新スキーマの実践のフェーズ
　　認知的ワークの実践　#45〜54（X+1 年 10 月〜X+2 年 3 月）
　　※ここまでは週 1 回の面接ペース
・スキーマ療法における新スキーマの実践のフェーズ
　　行動的ワークの実践　#55〜62（X+2 年 3 月〜X+2 年 5 月）
　　※ここまでは月 1 回から 2 カ月に 1 回の面接ペース

セッション数は合計62回，1年6カ月間であった。

8-2 インテーク面接と初回心理テスト

インテーク面接は当機関の所長が行い，担当者の筆者（大泉）に引き継いだ。また同時に行われた心理テストの結果も示す。

◇医療機関，他の相談機関への通院通所について

X－15年，大学3年時，発達障害専門の医療機関を自ら調べて初診。発達障害を疑っての相談で，自閉症スペクトラム障害と診断されるも，診断に納得いかず，中断。

X－3年時，夫の浮気疑惑をきっかけに専業主婦から就業を果たすも職場適応できず，抑うつとなり，近居の精神科受診。パロキセチン（パキシル），ロフラゼプ酸エチル（メイラックス）の処方を受ける。主治医から勧められ，CBTの自習本にて，認知再構成法を独学。当機関にてCBTを希望。主治医からの当機関への紹介状には，「抑うつ状態。服薬にて一定の改善みられるもなかなか寛解に至らず。大学3年時，他院にて診断されたという発達障害については，当院では主訴となっていないため，扱っていない」であった。

◇現在の生活状況
・会社員の夫（39歳）と2人暮らし。
・現在専業主婦。
・X－3年の夫の浮気疑惑以来，会話がないが，家事は今まで通り手を抜いていない。

◇職歴
・大卒後3年間，大手企業に事務職にて就労。その後，寿退職する。

- X-2年，添乗員職にて契約社員として就労。半年勤務し，自己都合にて契約更新せず，退職。

◇成育歴
- 幼少から凝り性だった。好きな物への探究心が人一倍強かった。
- 父親は帰宅が遅く，無口で印象がない。母親は真逆の性格で喜怒哀楽に富んでいた。家族全員個人プレイでお互いにあまり干渉しあわなかった。
- 集団内で「自分は他人と違う」と昔から感じていた。兄に影響された覚えはないが，男好みの趣味が多く，プロレス観戦，野球観戦，ライブ鑑賞など趣味が多く，人より突きつめてマニアックに没頭することに気づいた。
- 公務員の父，教室でピアノを教える母のもと，8歳上の兄，5歳上の兄の2同胞とともに成育。
- 家族それぞれが「我が道を歩み，干渉しない」とのこと。兄たちの性格は「わからない」。父は一方的に社会信念を押しつけてくる。母にはよく相談するが，言いたいことを理解してくれない。
- 母が近所の宗教団体の手伝いをしている関係で，そこでの友達がたくさんおり，よく遊んだ。
- 中高はエスカレータ式女子校。大人しく目立たなかったが，通知表には「突然人と同じことができなくなり，周囲のペースを乱すことがある」と書かれた。
- 昔から霊が人よりよく見えた。摩訶不思議なことが起こり，それを題材に小説を書くことに没頭した。クラスメイトからもっと書いてほしいと頼まれた。
- 中学から高校へエスカレータで進学することに違和感を持ち，母に相談したが，言いたいことが伝わらなかった。諦めて結局エスカレータで高校に進級した。

- 大学は受験した。英文学科。漠然とした不安感が慢性化し，本を読み漁った。発達障害を知り，自分に当てはまる気がし，発達障害専門の医療機関を受診。
- 卒業後大手企業に事務職にて就職し，3年勤務し，寿退職した。
- X－3年，夫の浮気疑惑。大学時代の友人の勧めで添乗員として職を得るため，専門学校へ1年間通う。
- X－2年，契約社員にて添乗員職。半年後自己都合により契約更新せず退職。

◇主訴
①これから人生をどう生きたらいいかわからない。
②仕事がうまくこなせない（②はセッション開始後に追加したため，この時点では詳細は不明）。

◇主訴の発生時期
①夫の浮気発覚時。自分が何をしたいのか，どう生きたらいいのか悩むようになった。就業してみたものの職場に適応できなかった。

◇主訴への対処
主治医から勧められた『いやな気分よ，さようなら』で自習したが，独学は難しかった。

◇ソーシャルサポート
一応主治医。宗教上の知人。

◇主訴への見通し
①自分のなすべきことがわかるようになれれば。納得した人生を送れるように，時間をかけてもいいので，結論を出したい。

◇クライアントによるインテーク面接のフィードバック
「1人ではCBTも考えることもどん詰まりだったので期待したい」

インテーカーの所見，感想
　夫の浮気疑惑をきっかけに人生の見直しを始められた。必要あれば詳細はヒアリングを。

　就業するも適応できなかったため，本人の中で問題がより顕在化し，CBT来談に至ったと思われる。

　ただしご本人が求めているものは職場の不適応の改善というような限定的なものではなく，そもそもの人生における変容や見直しであり，それをここで手伝って欲しいというしっかりとしたモチベーションがある。

　CBTにてどのような手伝い方をしたらよいのかご本人と早めに相談し，焦点化させないと漠然とした面接展開になってしまう可能性があるので注意したい。

インテーク時心理テスト
・ストレッサー：夫の浮気／仕事上の人間関係／今の状況を招いた自分や以前のように活動的になれず苦しむ負のスパイラル
・ストレス反応：
　　GHQ28　25ポイント（重症）
　　BDI-Ⅱ　28ポイント（中等症）
・気分調査：疲労感・抑うつ感，不安感が強い
・コーピング：少ないのは「あえて保留にする」「"なかったこと"にする」。多いのは「話をきいてもらう」「情報や助言を求める」。
・反すう：頻度は多い。嫌な内容が多く，考えた結果は良し悪し両方あり。かなりの努力でコントロール可。
・中核信念（スキーマ／コアビリーフ）：自己関連（自己効力感）・時

間的展望・他者関連，全て普通。「現在の充実感」のみ否定的。
・総合所見：夫の浮気疑惑や仕事の対人面でストレスを感じており，心身に中程度のストレス反応が出ている。それらに対するストレスコーピングは接近型＞回避型優位であり，考え続けることで心身が休まらず，ストレス反応が強まっていると思われる。自己，他者，時間（過去・現在・未来）に対するスキーマは普通であるので，現在が，より強いストレス状況に陥っているものと考えられる。

8-3　CBTにおけるアセスメント（# 1 〜 # 15）

　主訴「これから人生をどう生きたらいいかわからない」について，CBTのアセスメントを具体的にどのように進めていくのかを，早々に話し合うことにした。未来の生き方を模索するためにはまずは過去〜現在に至るまでにどのように生きてきたかを共有する必要があると筆者は考えて，その点におけるヒアリングを提案した。ところが美紀さんはそうしたヒアリングをすることには同意を示さなかった。筆者はこのヒアリングの目的を再度説明してみたが，美紀さんは「そういうのはちょっと……」というようにはっきり拒否はしないものの，結論的にはヒアリングを行いたくないことが見て取れた。そこで，どういった理由でそう思うのか，そうしたヒアリングによって何が困るのか，という点を聞いてみたものの，明確な回答は得られなかった。
　そこで筆者は視点を変え，主訴についての下位項目をお聞きしてみることにしたところ，こちらについては，ゆっくり考えながら答えようとしており，こうした切り口で話を進めていくことができた。そもそもCBTへの来談のタイミングが，適応できずに退職に至った添乗員職での問題であり，その点について扱いたいと美紀さんの考えがまとまっていった。したがって，主訴の具体項目として，「仕事がうまくこなせない」についてアセスメントすることになった。

こうしたやりとりの中で明らかになったクライアント－セラピスト間のコミュニケーションの特徴があったが，それは後にもセッション中に頻繁に発生した。具体的には，筆者が質問し，意向を尋ねる時，美紀さんの返答は途切れてしまうか，あるいは冗長かで，結局何が言いたいのかを筆者はうまくつかむことがスムーズにできなかったのである。例えば美紀さんが話した内容を筆者が端的にまとめて美紀さんに確認すると，しっくりこないらしく，「そうじゃなくて……」というように返答した。それを文章で記せば，語尾に「……」が付く感じであった。言い直そうとする美紀さんもまとめる言葉が思いつかないらしく，また話が振り出しに戻る，というものであった。コミュニケーションとしては，こうしたパターンであまりスムーズとは言えず，また両者が合意を得るまでに相当時間がかかるようなセッションであった。

　具体化された主訴に該当する添乗員職時代について大雑把なヒアリングを行うことになった。「これから人生をどう生きたらいいかわからない」という主訴を具体化する際にヒアリングを提案したが同意を得られなかった経緯があったため，ここでもヒアリングが受け入れられないのではないかという懸念が筆者にはあった。小手先な手段ではあったが"ヒアリング"という言い方を使わず，「過去の経過を共有させてもらいたい」という言い方で提案した。すると美紀さんは「いいですよ。ヒアリングですね」と答えた。筆者は前回，結局理由が不明であったヒアリングの拒否はどういった理由だったのか，丁度よい話題のタイミングだと思われたので，聞いてみたいと思った。しかし結局聞かずに留めることにした。もちろんここでそのことが明確になることで今後セッションを進めるうえで筆者には役立つであろうし，美紀さんの心のうちを両者が共有できることは信頼関係上もよいのではないかと思われた。しかし一方でこの話題を振ることにより，余分な時間がセッションを食ってしまうリスクが心配された。また筆者から見て，"美紀さんは答えたくないので答えない"というよりも，"答えたくても考えがまとまらない"

から答えない"というように感じられたからであった。

　ヒアリングで聴取できたことは，以下のようなものであった。そもそも専業主婦から働きに出ようと考えたのは，夫の浮気疑惑が浮上したからであった。離婚も視野に今までにないくらい悩み，自分なりに結論を出した。それは，離婚はしないこと。また，専業主婦は卒業し，自分がやりたい仕事をする，というものであった。美紀さんは大学の英文科時代に添乗員を夢としていたことがあった。大学時代の友人も海外旅行の添乗員をしており，その友人に相談する中で，観光の専門学校で学び直し，海外の添乗業務をしたいと考えていた。専門学校時代は，意欲的に課題をこなし，自らも観光について積極的に勉強をした。そうして手に入れた添乗員職であった。

　美紀さんは契約社員の添乗員として同期5名とともに入職した。初めは内勤的な事務仕事と，日帰りの名所観光の添乗を先輩添乗員とペアにて行った。仕事上パフォーマンスが劣るようなことはなかったが，やる気に満ちてスタートした添乗員業務に対して，気力がみるみる落ち，スタッフ同士の中でも針のむしろのような居心地の悪さを感じていくようになった。勤務は3カ月の契約で更新を行っていくのだが，半年で自己都合の退職をした。周囲からは，退職を慰留されたが，本人の決心は変わらなかった。

　このようなヒアリングの中で「仕事がうまくこなせない」という主訴の具体的なエピソードを絞っていき，2つのエピソードについてアセスメントを行うことで合意された。1つめは，「名所観光バスツアー添乗での問題」であった（図8.1）。きっかけは名所観光中のバスの中で，お客さんが先輩添乗員の名所説明を聞かずにランチの話をしているのを聞いたことである。2人で話をしていたお客さんの1人が「そんなのどうでもいいから昼のバイキングの説明をしてほしいのよね」ともう1人のお客さんに話していて，それを美紀さんは耳にした。それにより，美紀さん自身の添乗員におけるアイデンティティを不安定にさせる認知が

308　第Ⅱ部　事例で学ぶスキーマ療法

状　況
①次の観光地の移動途中のバス車内。先輩が名所の説明を乗客にする。客から「そんなのどうでもいいから昼のバイキングの説明をしてほしいよね」とのひそひそ声が聞こえる。

認　知
②「そもそも添乗員はなぜいるのか。その地域を知りたいという旅人のためにあるべきではないか」
　↓↑グルグル葛藤
③「添乗員なんてものは必要ないのか。存在しなくていいのではないか」

気分・感情
②③不安混乱。添乗員のアイデンティティが揺らぐ感じ。

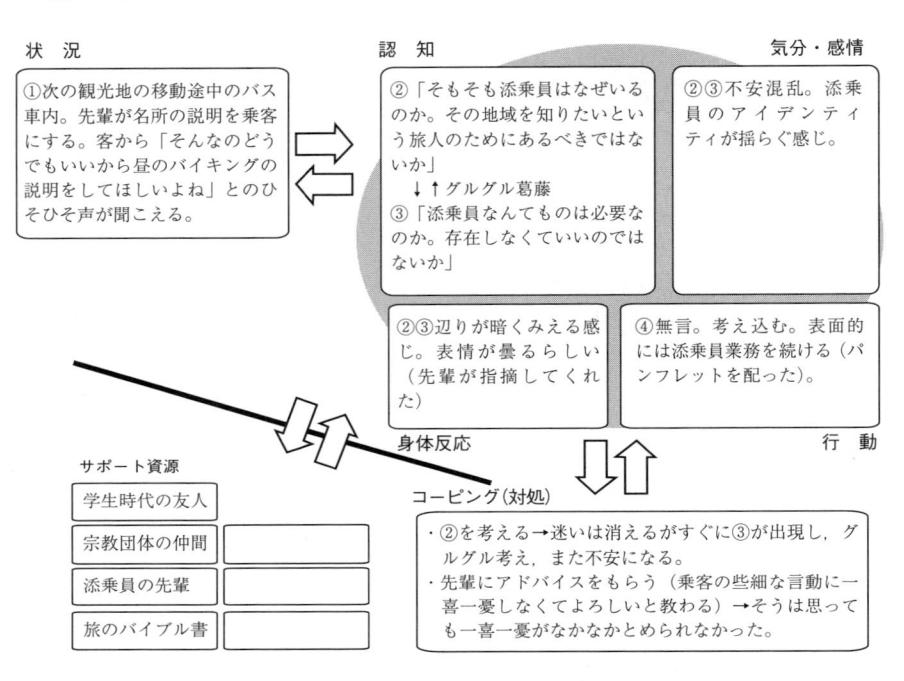

②③辺りが暗くみえる感じ。表情が曇るらしい（先輩が指摘してくれた）

④無言。考え込む。表面的には添乗員業務を続ける（パンフレットを配った）。

身体反応　　　　　　　　　行　動

サポート資源
| 学生時代の友人 |
| 宗教団体の仲間 |
| 添乗員の先輩 |
| 旅のバイブル書 |

コーピング（対処）
・②を考える→迷いは消えるがすぐに③が出現し、グルグル考え、また不安になる。
・先輩にアドバイスをもらう（乗客の些細な言動に一喜一憂しなくてよろしいと教わる）→そうは思っても一喜一憂がなかなかとめられなかった。

図8.1　「名所観光バスツアー添乗での問題」のアセスメント

始まる。実は美紀さんは人が旅をすることに美紀さんなりの強い思い入れがあるようだった。その思い入れによってその旅をエスコートする添乗員においてはさらなる強烈ともいうべき信念があるようだった（そうした信念の具体的な内容については筆者は詳しくは知らない）。その信念により「そもそも添乗員はなぜいるのか。その地域を知りたいという旅人のためにあるべきではないか」という自動思考が湧き上がる。一方で自分の信念に合致しない現状を目の当たりにして「添乗員なんてものは必要ないのか。存在しなくていいのではないか」との自動思考も湧き上がり、この2つの自動思考が頭の中をグルグルと駆け巡り、葛藤し、そして不安や混乱、添乗員としてのアイデンティティが揺らぐ感じという気分・感情反応が起こり、そして辺りが暗く見え、表情が暗くなるという身体反応を引き起こした。ただし添乗員の仕事のパフォーマンスを

低下させるには至っていない。これがアセスメントの循環であった。

　このアセスメント図を見ながら筆者が気づいたこととして，当のお客さんに対して向けられる感情，例えばイライラするといったものはないことであった。それを美紀さんに確認してみるが，面白いことに，お客さんへの反応は経験されていなかった。ここから先はこのアセスメント内には含まれていないが，先輩にこの件を報告すると，先輩はあまり気にするふうでもなく，それに対して，美紀さんは逆にびっくりしてしまったという。観光名所の説明をお客さんに伝えるという添乗員にとって重要な側面が機能していないことに対して，先輩はなぜ気にしないでいられるのだろう，と感じたと美紀さんはアセスメントシートを見ながら，思い出したように感想を述べた。

　次に2つめのアセスメントとして，「職場スタッフとの問題」を扱った（図8.2）。状況としては，昼休みに，添乗員経験のある40代の同期について，本人がいないところで，先輩たちが「扱いづらい人」と言っているのを聞くところがきっかけである。それに対して自己関連付けの認知が働き，美紀さんも陰で同じように悪口を言われているかもしれないと不安と食欲不振になる。表面的には先輩たちの発言に軽く相槌を打っているが，頭の中では考えているうちに，「私もいないところで悪口を言われているかも」という自己関連づけの自動思考が"可能性"ではなく，"事実"にすり替わってしまい，その"事実"を検証し，自己発言を後悔し，反すうが続いてしまい，不安と自己嫌悪へつながっていく。「結局私がだめなんでしょ」という認知とともに強烈な絶望感が沸く。さらに悪いことには，そうした認知や気分を引きずり，睡眠時にも反すう，不眠へと導いてしまった。これが2つめのアセスメントの循環であった。

◇このセッション期間の美紀さんの様子
　美紀さんはアセスメントで扱った職場は既に退職しており，専業主婦

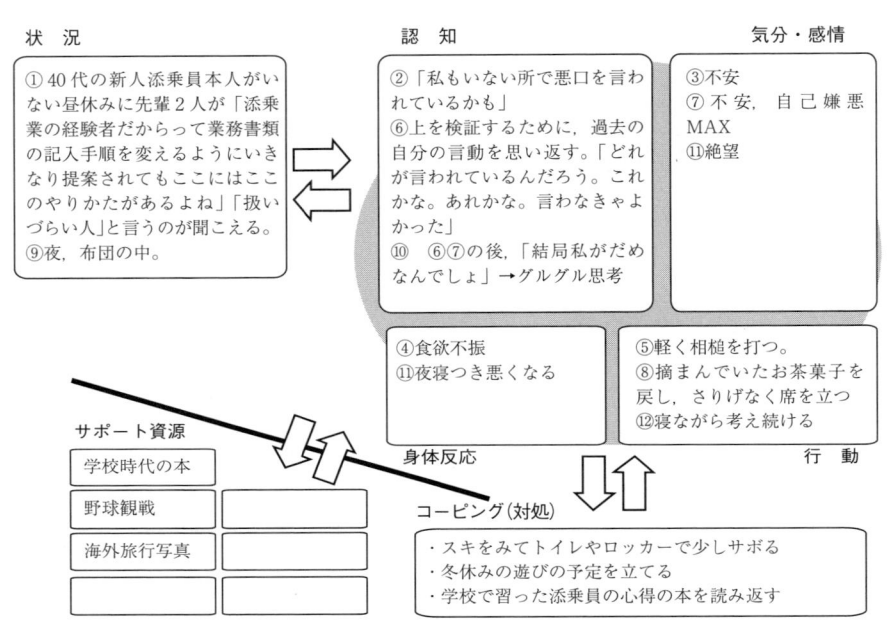

310　第Ⅱ部　事例で学ぶスキーマ療法

状　況
① 40代の新人添乗員本人がいない昼休みに先輩2人が「添乗業の経験者だからって業務書類の記入手順を変えるようにいきなり提案されてもここにはここのやりかたがあるよね」「扱いづらい人」と言うのが聞こえる。
⑨ 夜, 布団の中。

認　知
② 「私もいない所で悪口を言われているかも」
⑥ 上を検証するために, 過去の自分の言動を思い返す。「どれが言われているんだろう。これかな。あれかな。言わなきゃよかった」
⑩ ⑥⑦の後, 「結局私がだめなんでしょ」→グルグル思考

気分・感情
③ 不安
⑦ 不安, 自己嫌悪MAX
⑪ 絶望

身体反応
④ 食欲不振
⑪ 夜寝つき悪くなる

行　動
⑤ 軽く相槌を打つ。
⑧ 摘まんでいたお茶菓子を戻し, さりげなく席を立つ
⑫ 寝ながら考え続ける

サポート資源
学校時代の本	
野球観戦	
海外旅行写真	

コーピング(対処)
・スキをみてトイレやロッカーで少しサボる
・冬休みの遊びの予定を立てる
・学校で習った添乗員の心得の本を読み返す

図8.2　「職場スタッフとの問題」のアセスメント

に戻っていたが, 今までのように自宅にいるだけではなく, 幼少から関わっている宗教のコミュニティでボランティア活動に参加し始めた。そこでは青年の部があり, 年少の子どもたちの合宿活動やお祭りなどの行事の手伝いに継続的に参加した。コミュニティ内での評判が良く, 支部長に高く評価され, スタッフとして働かないかと誘われる。しかし美紀さんの中では周りに対していつも緊張しており, 周りが高く評価してくれるのとは逆に美紀さんの自己評価は低く, その不一致に対しての苦痛をセッションでは訴えていた。結局就業は断り, ボランティアを継続させてもらうことを決断した。

8-4 CBTにおける問題同定・目標設定・技法選定（#16〜#20）

　前述2つのアセスメントを元に，問題を同定し，リスト化した（表8.1）。美紀さんに意向を聞きながら，文言は筆者が主導でまとめていった。職場で問題化したパターンは，周りの刺激に対して自己関連付けの認知が働き，本来美紀さんの持っている，とことん考えるという"反すう"が非機能的に働き，ネガティブ気分や身体反応をもたらすというものであることが，理解された。美紀さんによると，こうしたパターンにいつもハマるわけではないが，時折ハマることがあることを思い出していた。一番近いところでは，大学時代に精神的に混乱し，発達障害という言葉にたどり着いて，初診した時期が，それに当てはまるということだった。筆者は夫の浮気疑惑の際もこのパターンに当てはまるのかもしれないと考えた。美紀さんはこの件については，水を向けてみた際も，話したがらなかったので，これを聞くこと自体が憚られたが，恐る恐る聞いてみることにした。すると浮気疑惑の具体的な内容については相変わらず触れなかったが，同意するそぶりを見せた。そこで「もしかして

表8.1　美紀さんの問題リスト

①添乗業務中，お客さんの言動に対してすぐに自分の添乗員アイデンティティに照らして考えてしまい，添乗員のアイデンティティが混乱し，そもそも添乗員でいる自分に不安を覚え，内的に混乱する。
②スタッフ間の会話に対して，ネガティブに自己関連づけして思考してしまい，さらにその思考が事実である前提で過去の検証をして，後悔・自己嫌悪し，さらには寝つけなくなる。
③自分に関連づけて思考し始めると，止めることも浮かばず，ひたすら反すうしてしまい，結果ますますネガティブな気分になり，心身が疲弊し，仕事が継続できない。

表 8.2　美紀さんの目標・技法

①お客さんの言動で添乗員アイデンティティ思考が始動したことに早めに気づき，お客さんの言動と添乗員アイデンティティ思考を切り離し，今やるべき行動に意識を向けるようにする。→（適合技法）マインドフルネス，認知再構成法，問題解決法
②スタッフ間の会話でネガティブに自己関連づけしていることに早めに気づく。気づいた時点でそれが事実である前提で過去を検証しようとする認知が出てくることを予想しつつ，客観的で多面的な考えに置き換えられるようにする。→（適合技法）マインドフルネス，認知再構成法
③自己関連の反すうに早めに気づき，その注意・注目を多方面に分散できるようにする。→（適合技法）マインドフルネス，注意分散法

自分自身のアイデンティティが揺らぐような危機的な状態に直面した時に，問題リストのようなパターンにはまってしまうのでしょうかね？」と質問した。美紀さんは「そういうわけではない。色々な状況があるし……」，と返事をしたが，筆者から見て何か腑に落ちた感覚を美紀さんが感じているように思えた。

　次に問題リストを見ながら目標を立て，適合する技法を選んだ。美紀さんに問題がどうなったらよいかとイメージを尋ねながら，筆者が主導で目標の文言をまとめた（**表 8.2**）。そして目標を達成するための技法を提示した。それらは，マインドフルネス，認知再構成法，問題解決法，注意分散法であった。

　これらの技法においてどのように実行していくのか，という実施計画を話し合った。まずマインドフルネスについてである。本来であればマインドフルネスについて心理教育したのち，レーズン・エクササイズなどを用いて，体験をしてもらう必要がある。しかし美紀さんについて考えてみた時，現時点でじっくりとマインドフルネスのエクササイズが必要なようには思われなかった。ただし美紀さんは添乗員アイデンティ

ティといったような"こうあるべき"との信念や理想像がアセスメントの中で見受けられ，それによって，美紀さんが感じる生の感覚をあるがままにキャッチすることを阻害しているようには思われた。そこでこの時点でのマインドフルネスの活かし方としては，認知再構成法や問題解決法，注意分散法を用いる際の初めの時点で行われるセルフモニタリングにマインドフルネスの構えで行うことを依頼した，ということである。つまりマインドフルネスは，これらの技法を実施する際，始めに行うセルフモニタリングにおける認知的な構えを補助する概念であることを美紀さんに伝えたということである。筆者の説明に対して美紀さんは，言葉の意味は理解できるが実感としてマインドフルネスが理解できないと述べた。セルフモニタリングをしていく中で，うまく進まないようであれば，マインドフルネスのエクササイズをする必要があるだろうと考えていたが，問題が生じることもなかったので，結局エクササイズは行わずに終わった。

　ところで認知再構成法は認知に働きかける技法であり，問題解決法は行動に働きかける技法であり，両技法が認知行動療法における2大技法と言ってもよい。両者を同時に習得するには負荷がかかるため，通常どちらか一方から取り組んでいる。美紀さんはすでに認知再構成法を独学で体験していた。コラム法の書式を使っており，使い心地を聞いてみると，「新しい考えがなかなか出てこない」「言い聞かせている感じでピンとこない」というものであった。しかし一方で考え方を柔軟にすることには美紀さんは興味を持っていたので，当機関の認知再構成法ツールにて認知再構成法に取り組むことになった。問題解決法については，実施しなかった。美紀さんのアセスメントからは行動の問題よりも，認知の問題が重要であることがわかっていたので，認知再構成法を優先に行っていくことは妥当であると考えた。その次に問題解決法を行うことも考えられたが，認知のコントロールが改善することで，行動面で大きな支障が認められなかった。美紀さんも必要性を感じていないこともあり，

結局セッションの中では問題解決法は使わなかった。

注意分散法は，心理教育し，必要に応じて実践してもらうことになった。

8-5　CBTにおける技法実践およびスキーマ療法実施の合意（#21〜#29）

　日常の中でストレスエピソードをマインドフルにモニターしてもらい，当機関の認知再構成法のツールを用いて練習をした。少なくとも4〜5回はシートに記入するように依頼した。ここでは夫とのエピソードを認知再構成したシートを示す（図8.3）。〇日夕刻，夫が美紀さんに頼んでいたクリーニングのスーツの引き取りをしてくれたか，と聞いてきた場面であった。その日の朝に夫から明日の出張に持っていくので，今日中にクリーニング店からスーツを引き取ってほしいと頼まれていた。美紀さんはすっかり忘れていて，夫に聞かれて初めて忘れていたことに気づいた。その際よぎった自動思考は，「こんなこともできないなんてみじめだ」というもので，気分は，みじめさ，不安，むなしさであった。これに対して別の考えを出すためにブレインストーミングを行い，適応的な認知を見つけて，先ほどの気分の強度を少し下げた。

　認知再構成法のシートが4〜5枚できあがったところで，振り返りをした。すると美紀さんが陥りやすいと思われる特定の思考が明確になってきた。図8.3の自動思考は「こんなこともできないなんてみじめだ」であるが，こうしたストレス状況における自動思考がたまると「沼の底から浮上してくる」と美紀さんが表現した自動思考があると気づいた。それは，「結局私がだめなんでしょ」というものであった。

　この気づきは，問題同定の際に美紀さんがハマるパターンについて話し合ったこととリンクするように感じられたので，再度その話も含めて話し合った。アイデンティティを揺るがすような問題場面やストレス

第8章 事例3：発達障害傾向のある女性とのスキーマ療法　315

クライアントID：●●●

思考の幅を広げるためのワークシート：より適応的な志向性を模索し、考案してみる

氏名：●●美紀様

●●年●月●日（●曜日）

1. 具体的側面

○日々刻、夫が、私に引取りを頼んでいたクリーニングの引取りをしてくれたか、聞いてきたが。私は引取りに行くのを忘れていた。

2. 気分・感情とその強度（％）

みじめ　75%
不安　60%
むなしさ　70%

3. 自動思考（考え・イメージ）とその確信度（％）

「こんなこともできないなんてみじめだ」80%

4. スキーマを検討するための質問集

☐ スキーマがその通りであるとの事実や根拠（理由）は？
☐ スキーマに反する事実や根拠（理由）は？
☐ スキーマを信じることのメリットは？
☐ スキーマを信じることのデメリットは？
☐ 最悪どんなことになる可能性があるか？
☐ 奇跡が起きたら、どんなすばらしいことになるか？
☐ 現実には、どんなことになりそうか？
☐ これまで、このスキーマに対して、どんな対処をした？
☐ 他の人なら、このスキーマに対してどういう対処をするだろうか？
☐ 今後このスキーマに対して、どういう対処ができそうか？
☐ もし○○（友人）だったら、何と言ってあげたい？
☐ 自分自身に対して、どんなことを言ってあげたい？

5. 新たな思考を考え出してみよう・確信度（％）

そのスキーマがなくても代替スーツで出張に行けるのだから大きな問題でもない　（80%）

よくよく考えれば別に夫も私を責めているわけでもない　（70%）

先行き不安な今の自分はこうしてなんでも過剰に悪く反応してしまっているんだ　（85%）

イチローだってミスはする　（85%）

これがいわゆる自分の能力への自己関連付けってやつなんでしょ　（60%）

（　　　　　　　　　％）

もとの自動思考に対する現在の確信度　⇒　（65%）
現在の気分とその強度　⇒みじめ　（65%）
　　　　　　　　　　　⇒不安　（50%）
　　　　　　　　　　　⇒むなしさ　（55%）

備考：

copyright 洗足ストレスコーピング・サポートオフィス

図8.3　「クリーニング引取り忘れ」の認知再構成

場面に直面し続け，方向性が見出せなくなった時，どうやらよぎってくる思考であるようだった。こうした思考はスキーマと考えるとよいのではないかと，美紀さんにお伝えした。美紀さんは，「まさにそれです。そのスキーマが私を苦しめていたかもしれない」と答えた。そこで筆者はスキーマ療法について心理教育を行った。CBTについては上澄みをすくっている感覚を持っていた美紀さんであったが，「そういう深い部分の心理を扱ってもらいたい」と述べた。こうしてスキーマ療法を実施することが合意された。

◇このセッション期間の美紀さんの様子
　宗教のコミュニティでボランティア活動を行う中で，世話をしている子どもたちが，美紀さんに対して，「何でもすぐ面白いものが作れるし，ユーモアセンスがある」と評価したエピソードが語られた。こうした評価は複数の子どもや大人からもされており，とても納得できる嬉しい評価だったという。このエピソードを踏まえて美紀さんは，「私，決めたんです。やっぱり人を楽しませるマジシャンになりたい！」と筆者に宣言した。筆者からすると唐突で，意外すぎる展開であった。セッション中にさまざまなシートを使用するが，美紀さんの持ち物は，折れていたり，汚れがついていた。また物の出し入れの様子ものんびりとしていて，どこかぎこちなく見えた。しゃべる様子も，途切れたり，詰まったりして，テンポよくしゃべる様子を見たことがなかった。それなので筆者からすると，マジシャンはあまりに唐突かつ意外であった。そこで「ここでお目にかかっている範疇しか知らない私からすると想定範囲外の職種に感じましたが……」とお伝えしたところ，美紀さんは，「ここでは私はクライアントですから」と涼しい顔で返事をされた。

8-6　スキーマ療法におけるスキーマ分析（#30〜#44）

はじめにスキーマ療法におけるスキーマ分析の進め方を話し合った。その結果，まずYoungのスキーマ質問紙と養育態度質問紙にてスキーマの当たりをつけ，次にスキーマの起源についてヒアリングを行い，最後にスキーマ同定シートにまとめることとした。

スキーマ質問紙と養育態度質問紙を元に美紀さんのスキーマの候補になりうるスキーマを選定したところ，次のスキーマが該当した。

・情緒的剥奪スキーマ（確信度90％）
・欠陥／恥スキーマ（確信度85％）
・厳密な基準／過度の批判スキーマ（確信度85％）
・否定／悲観スキーマ（確信度75％）

情緒的剥奪スキーマは最も確信度が高いスキーマであったが，筆者としては，ピンとこなかった。そこで情緒の剥奪経験を問うと，美紀さんは成育過程の中で両親などに自分が察してほしい感情（情緒）を察してもらえなかったという気持ちがあるとわかった。ここで示される情緒的剥奪とは若干ニュアンスや重みが異なるように感じられたが，美紀さんの自己申告を優先した。筆者としては「情緒が剥奪されたというより，情緒がすれ違った」と理解することにした。

スキーマ関連の質問紙が終わった後，美紀さんのスキーマの成り立ちに関係しそうな過去の経験をヒアリングした。ヒアリングの進め方は，時系列にこだわらず，ブレインストーミング形式に思い立ったことを美紀さんに語ってもらい，筆者がシートにそれをメモすることにした。時系列に沿った進め方よりもブレインストーミング形式は美紀さんが好む進め方であり，美紀さんの希望に沿って決定した。以下にブレインス

トーミングの一部を示す。ホームワークではスキーマの成り立ちに関係しそうな出来事を思い立った時にメモしてもらい，関係すると思われる写真や思い出の品を持参してもらい，共有した。写真は，美紀さんが幼少時にやっていた野球の試合の写真や，トルコ，ケニアに行った旅行写真であった。

◇スキーマの起源同定のためのブレインストーミング
・保育園で下駄箱に入っている靴の向きが園児ごとにばらばらだったのが気になり全員分を同じ方向に揃えていたら，お約束の時間に遅れて，先生にひどく怒られた。皆が帰りやすいように揃えたのに傷ついた。
・保育園の遠足で１人だけお昼の片づけに時間がかかり，写真を撮ってもらえなかった。悲しかった。
・幼少時から父との関わりがなかった。小学低学年時野球の大会に父が見に来るのが嫌だった。結果が出ないと，女の子らしいことに興味を持てないやつだ，と一方的に意見を押しつけられた。
・母は気分屋でいつも顔色を窺った。何を考えているかわからないと母が評することのほうが理解不能だった。
・幼少からこだわりが強かった。野球にはまり，とことん知りたいと追及。人が知らないことを知っていることに優越感を持った。
・中学時突然職員室に呼び出された。集団の輪を乱すことに対してどう感じるのか問われるが，何を言われているのか今ひとつ理解できず，先生に不信感を持った。
・甲高い声できゃあきゃあ喋っているクラスの女子たちになじめなかった。男性アイドルの話など話題についても興味もわかず，あほらしいと思う一方で，同じように楽しく感じられない自分にも不信感を持った。
・兄たちとほとんど話したことがない。両親も同じ。特に自分のこと

第 8 章　事例 3：発達障害傾向のある女性とのスキーマ療法　　319

　を話したいとも思わなかった。宗教団体の青年の部の集まりによく参加していたが，学校と違い，のびのびと仲間を作れた気がする。
・クラスで自分が話していると周りからにやにやした笑いが起きた。当時はよくわからなかったが，今考えるとオタクと思われていたのかも。
・幼少からの劣等感を，趣味を極めることで中和してきた。
・両親と話しても一般論しか言わず，本当の自分をわかってくれる気がしない経験をずっとしてきた。
・人と私が感じているものがあまりに違う。価値観や見えているものも違い，人からわかってもらっている感じがしない。
・夫の浮気疑惑の一件から人生を考え直し，もともと興味があった添乗員になった。しかし自分が目指してきた理想の旅と，担当したお客様が求めた旅のギャップに呆然自失。結局適応できず逃げて退職するしかなかった。

　こうしたヒアリングの中で，今まで美紀さんに確認したいと筆者が考えていたが，確認できかねていたライフイベントが外在化された。筆者としては正式にセッション内での話題として許されたのだろうと考え，詳細を質問した。すると今までの拒絶的態度とは様子が変わり，素直に質問に答えた。
　その 1 つは，大学 3 年時不安定になって発達障害を疑って受診したというライフイベントである。

・大学 3 年時，ゼミに所属することになった。修士の先輩の研究の手伝いがあり，被験者をそれぞれ 5 人ずつ集めてくるように言われた。苦労して指示通り集められたが，他の学生は 8 人以上集めており，「普通 5 人と言われたら何割増しか集めるでしょ」と先輩から言い放たれ，混乱し，ゼミから手を引いた（美紀さんの学年ではゼ

ミは強制参加ではなく，進級上の問題はなかった）。

　それ以来，社会が求めているものと自分の向かう方向がまったく違うのではないか，と不安や恐怖に駆られ，そのことを反すうするようになった。すると過去に似たような経験（周囲と自分の考えや趣味嗜好・行動が違ったこと）をしたことがよみがえり，今まで恥をさらして生きてきていたのではないか，私の主張は現実を見ないおかしな人間の主張だったのではないか，と自分の過去・現在・未来がわからなくなった。周囲から引き留められたがゼミを辞退した後，学校へも足が遠のき，自宅に引きこもって，昼夜が逆転し，眠れなくなり，ネット漬けになった。自分の状態を理解したいという一心で検索したところ，発達障害の症状に自分を重ねるようになり，診断をしてほしくて，ネットで調べた病院を受診することにした。

　膨大な量の事前アンケートが自分自身と養育者宛てに送られて来て，さらに受診まで数カ月かかることを途中から言われ，気持ちが萎えていた。それでも受診はし，そこで療育者へのアンケートは美紀さんが代筆した旨を伝えると，理由も聞かず一方的に怒られた。検査と称する過程もちゃんと説明を受けなかったので，混乱したまま受け，納得がいかなかった。最後に医師から広汎性発達障害だと告知されるも，全てに納得がいかず，以後受診しなかったし，診断も「なかったことにしよう」と考えた。

　もう1つのライフイベントは，美紀さんにとって今回の問題のきっかけとなったもの，夫の浮気疑惑についてであった。

・夫の浮気疑惑。夫の携帯を偶然見ると部下らしい女性へ送ったメールを何通か発見した。「あなたに感謝する気持ちをいつも持ち続けたい」というような抽象的な言い回しから，「もしも生まれ変われることを許されたらあなたを妻にしたい」という具体的なものまで

あった。即刻夫に問いただすと，「お前が考えているような不埒な関係じゃない」とか，「仕事上2人で食事をすることはあるが嫌ならこれからはしない」と一切謝罪もなく，浮気を認めようともしなかった。いろんな意味で自分の人生が根底から覆った感覚になった。

　詳細を語ってもらったものの時系列や客観的事実と主観的思いが今ひとつはっきりと理解しきれず，質問して明確化しようとしたが，それでも理解しきれなかった。美紀さんはもともと，時系列で物事を整理することが苦手であるようだったうえ，この問題は美紀さんにとって強烈なトラウマチックな体験であると考えられたので，時系列に整理できていないと思われた。そういう視点に立つと，時系列のヒアリングや整理を促すことがこの問題の整理や解決のうえでは意味のあることだと考えられた。しかしここでこの問題を主訴として扱っているわけではなく，また美紀さんもこの問題を扱いたくない様子が伝わってきていたので，スキーマを喚起した大きなライフイベントの1つとして筆者がある程度理解できればいいと考えて聴くに留めた。

　筆者が理解した範囲で内容をまとめると，体の関係があるような浮気かどうかは，美紀さん側からはわからないのが事実であった。もちろん"浮気"の定義により真偽は変わってくる。美紀さんは，浮気の定義をはっきり言語化できなかったので，美紀さんがどういった事象に対して，傷つき，憤っているのかは正確には図りかねたが，どうやら肉体的な浮気はもちろんのこと，美紀さんの定義する「精神的な浮気」において浮気と定めているようだった。また夫が謝罪すべきであるのに，謝罪しないことに対して，相当の怒りを抱えているようだった。この一件以来，地面に足が着いていないような不安定さを四六時中感じるようになり，体を休めようとしても眠れなくなり，やるべき日常の課題に集中できなくなった。そこで受診に至った。この経験から自分が信じていた「夫婦は添い遂げてなんぼ」とか「間違ったことをしたら心から反省す

べき」という価値観が根底から覆され，何を信じて生きていけばいいのかわからなくなった。ともすると自分の考えや今までの生き方が間違っていたのではないかという考えがよぎり，怖くてしかたなかったとのことだった。しかしながら，こうした点を夫と話し合う中で解決していこうという意思は，少なくとも現時点ではなく，かといって，離婚など離別する方向での解決も望んでいないようであった。そういう意味で夫とは単なる"同居人"という位置づけで美紀さんの中では落ち着いているように思われた。

　こうしたスキーマ同定に関するヒアリングを行う中で，美紀さんがよく口にしていたことばがあった。「蓋をあけちゃう感じの怖さがある」とか「話していると鼻の奥がプールで水を飲んじゃった時の，あのツンとする感じに似てる」というものであった。美紀さんの抱えているスキーマが実感をもって体験されているのだろうと感じられ，順調に進んでいることが共有された。美紀さんはヒアリングの項目がまだ足りていないのではないか，忘れていることがあるのではないか，と不安になる場面もあった。しかし途中から「重要なエピソードが後から出てきたら，また追加すればいいし」と割り切れる気持ちになってきたことが語られ，本ヒアリングの目的である，スキーマ同定シートにまとめることができるところまでたどり着けたと判断した。シートの記入に際しては，セッション中に筆者が記入し，それを元に美紀さんが追加・修正して完成することになった（図 8.4）。

　中核的なスキーマの文言は，「やっぱり私がおかしい」に決まった。これは美紀さんがストレス過多な状況で追い詰められた時にたまに出てくる自動思考レベルの文言であり，美紀さん自身がキャッチできた文言なので，美紀さんにとってとても馴染みがよいというものであった。図 8.4 の「スキーマ（中核信念，媒介信念）」の欄の下部にこの文言を書き込んだ。次に「スキーマの起源」の欄に，スキーマの起源同定のためのブレインストーミング（p.318 〜 321）からわかったことを抽象的に

まとめて箇条書きで記入した。それから上部の「ストレス状況」と「自動思考とその他の反応」の欄に，今までCBTのセッションで扱われた認知再構成法の中でわかったストレス場面やそれに対する自動思考などの美紀さんの典型的反応を，抽象度を上げた表現で記入した。

　このスキーマ同定シートをまとめ上げた時，筆者なりに美紀さんのスキーマの成り立ちとそれによる今までの生きづらさをイメージしてみた。美紀さんの発達障害傾向を鑑みると，幼少時代から，他者とは違う気質・認知・行動的特徴があったのだと思われる。それに対して，周りが理解を示さず，ネガティブに評価されることにより，美紀さんの中で，そうした他者との違いは，自分自身がおかしいとか，ダメなのだというネガティブな受け取り方をするようになったのだろう。それでも当初は，それを強く確信することはなかったのだろうし，「スキーマへの対処」に書かれているように勉強や趣味に没頭し，努力することで，打ち消してきたのだと思われる。ところがライフイベントに対して，似たようにネガティブに評価される機会が積み重なっていくにつけ，人と違う自分というのは，おかしいとか，やっぱりおかしいという確信が強まっていったようである。そうしてついには強固な「やっぱり私がおかしい」というスキーマができあがっていったようだった。こうした過程が筆者なりに美紀さんの痛みとともに伝わってきたように感じられた。

　美紀さんにスキーマ同定シートの感想を聞いてみた。筆者から見て，美紀さんは，過去の再体験をしながら，スキーマ同定シートが作り上げられた気がするが，どう感じたかと聞くと，「ここに書かれていることは，私がずっと前から自分で考え続けてきたことで，特段新しい発見はない」と理性的な様子で述べた。

　筆者は，できあがったスキーマ同定シートを元に，スーパービジョンを受けた。スーパーバイザーからのアドバイスは，「やっぱり私がおかしい」という今回導き出したネガティブなスキーマの成り立ちには，そもそも他人と美紀さんが違うという根っこがあり，それをスキーマとし

324　第Ⅱ部　事例で学ぶスキーマ療法

クライアントID: ●●●

スキーマ/信念同定ワークシート：自動思考のもとになっているスキーマ/信念を同定する

● 年 ● 月 ● 日（● 曜日）　　氏名：●● 美紀 様

ストレス状況
・人と私が違うことを見聞きした時。
・正しいと思ったことが間違っていた時。

自動思考とその他の反応

自動思考：「なんで私は道を踏み外したんだ」「私ってなんなんだ。どうやっていくべきなのか」

その他の反応：みじめ、不安、虚しさ
ネガティブグルグル思考
過去を後悔し、未来に虚無感

スキーマを埋め合わせるための対処
・勉強や趣味に没頭する
・何事にも必死にがんばる
・他者と比較して優位に立ち、私は優れていると思いこむ
・本読んで自己正当化する
（回避的対処はしない）

埋め合わせのための対処
例：何事にも必死で頑張る、他人に弱みを見せない、ラクをしない、他の要求に合わせる、他人を信用しない、何でも自分のせいにする、何でも他人のせいにする、自分の気持ちを無視する

例：夫の浮気疑惑により正しいことが受け入れられない現実の経験。
派乗員としての仕事を受け入れられず全うできなかった経験。

媒介信念（思いこみ）
・自分が正しいと思う道を進むべきだ。
・物事に手を抜いてはならない。完璧主義の認知
・他人はちょっとした隙に付けこんでくるものだ。
・何かを成し遂げられないとしたら、それは人よりも能力がないからだ。
・私は外れくじをひく運命にある。

例：「仕事がうまくいかなければ社会から脱落してしまう」「私の利いたことを受け入れないと、つまらない女だと見抜かれてしまう」

中核信念（コアビリーフ）
「やっぱり私がおかしい」（問題のスキーマ）
↑↓
「私は人と違う」（根っこのスキーマ）

例：「自分はダメ人間であるし自分は何一つちゃんとできない」「自分はつまらない人間だ」「誰に好かれなければならないし嫌われたらおしまいだ」

スキーマ

スキーマの起源：家庭環境、幼少期の体験、生得的な特徴 など
・周囲と異なる興味、嗜好、テンポがあった。
・熱中してのめり込む趣味を父に否定され、周りの評価を異常に気にしてしまった。

・家族が自分の情緒を理解することなく育った。
・自覚がないのに問題児扱いを受け、劣等感を持った。
・女子校で女子が好きな趣味を持てなかったことで自己肯定感を持てなかった。

備考：

図8.4　美紀さんのスキーマ同定シート

copyright 洗足ストレスコーピング・サポートオフィス

て表現してはどうかと，というものであった。確かに幼少時の美紀さんのスキーマはネガティブではなく，単に人と自分がどうやら色々な面で違うという気づきから出発していて，それは中性的で本質的なスキーマであった。これを今回のスキーマに盛り込むとよりおさまりが良く，しっくりくる感じがした。

　次のセッションで美紀さんに提案するにあたって，事前に筆者が考えたことがあった。そもそも人と自分が違うということは，美紀さんが診断を受けたという発達障害のベースとつなげて考えてみてはどうか，というものだった。美紀さんには発達のばらつきがあったため，周囲とはそもそも違っていた。その違い自体はまったくの中性的なものであり，それによるスキーマも中性的である。しかしその違いに対して周囲からネガティブな評価を受けたことで，美紀さんの中で違いがあることは，自分側がおかしいことなのだと認知してしまった。それがスキーマとなって固着してしまった，というものである。

　この仮説を採用する利点は，美紀さんがセッション中に常にとらわれて発言していたこと，「なんで私は人と考えていることが違うんだろう」「どっちが正解なんだろう」「なんで他の人は私みたいに考えないんだろう」という類の疑問の落としどころとして馴染むのではないかと思われた。

　一方で美紀さんと筆者の間では，美紀さんが発達障害があることが前提で話は進んでおらず，ましてや美紀さん自身は発達障害と診断されたことに対して，「なかったことにしよう」と考えていることが，スキーマ同定のヒアリングの中でわかっていた。そのため発達障害と関連づけてスキーマをまとめる流れを提案するのは，クライアント-セラピスト間の関係を悪化させる危険が考えられ，この点はデメリットとして考えられた。当オフィスのスーパービジョンでもこうした懸念を検討してもらった。結果としては，こうした懸念を含めて美紀さんに自己開示し，中核的スキーマの文言を詰めていってみようということで落ち着いた。

実際に美紀さんに話してみると，根っこのスキーマとして「私は人と違う」という中性的な文言のスキーマを設定することは，実感と合うという反応だった。本来中性的なスキーマが成長過程の中で，「私はおかしい」となり，さらにそうした経験が重なって，「やっぱり私がおかしい」という中核的スキーマへと固着していった流れがしっくりくるようだった。そこで，図 8.4 のスキーマ同定シートの「スキーマ（中核信念，媒介信念）」の下段の「やっぱり私がおかしい」のさらに下に「私は人と違う（根っこのスキーマ）」と中性的な表現のスキーマを追記した。発達障害と関連づけてスキーマを設定したことについては，美紀さんからのフィードバックははっきりとはなされなかった。筆者も繰り返し確認することは避けてそのままにしておいた。

そして次のセッション時，本来の文脈とは関係ないタイミングで突然，「発達障害だってことは，普通は周囲に言うんですかね。発達障害のことがわかる本とかありますか」と美紀さんが述べた。筆者は美紀さんが自身の発達障害に対してどう受け止めたか，あるいはスキーマ同定の中ではどう位置づけたいと思っているのか，ということは，結局合意して理解しあえなかったのだが，美紀さんなりに発達障害を自分の一部に取り込んで，今回のスキーマ療法を進めていきたいのだろう，と理解することにした。

こうしてスキーマ同定シートが完成され，なおかつそれは美紀さんにとって実感を伴ったものであることが美紀さんから表明されたので，ここまでで，スキーマ分析のフェーズは終了することにした。

◇このセッション期間の美紀さんの様子

マジックに興味を持つ人たちが集う研究会に参加し始めた。筆者はマジシャンと聞くと男性というイメージが強かったが，女性も相応に実在すると美紀さんが教えてくれた。しかし美紀さんはそうした女性集団の研究会には所属せず，男性や年配の人の多い研究会に参加した。感性に

照らしてピンと来た研究会に所属したのだという。研究会ではマジックの実演練習だけでなく，哲学，歴史，エンターテインメントなどさまざまな分野について勉強をし，有名マジシャンの公演の手伝いも行うものだった。ある時公演の裏方で手伝いをした美紀さんは，「尋常でない集中力が降臨してきた」と意気揚々と述べた。一度は女性アシスタントとして舞台に登壇するよう依頼されたことを報告し，その際身に着けたというレオタードの映像を筆者に見せてくれた。普段身に着けているエスニック調の服装はタイトなスタイルではないため，筆者からすると衝撃的な映像だった。スポットライトに照らされて，舞台用の目立つメイクをし，レオタードと網タイツで上半身と脚を露出し，微笑んでいる美紀さんが華々しく映し出されていたからである。

8-7　スキーマ療法における新スキーマの実践
（#45〜#62）

　今までの経験上，スキーマ同定がきっちり実感をもって行われると，次のスキーマの実践を行わなくても，実生活の中で，クライアントは生き方が変わり，精神的に安定して過ごせると実感できるようになることがある。そうした場合，スキーマの実践のフェーズを行わないこともある。美紀さんは実生活でマジシャンという新しい方向性を見出し，それに向かって歩き始めているように，筆者には見えた。そうした実生活とスキーマの関係を振り返りながら，このスキーマ療法の中では引き続き，スキーマの実践のフェーズを進めていくのかどうかについて，話し合う必要があった。

　美紀さんは，スキーマを同定するための作業と，実生活でマジシャンとして歩みたいと決めたことは，関連があるのかわからないし，何を道しるべに日々を生きていっていいのかわからない不安があると述べた。そこにはいるのだが，根なし草のように，安定感がなく，ふわふわして

いて，落としどころがわからない，と言うことだった。美紀さんが今後の生き方の道しるべを手に入れるためにも，新スキーマを作り上げていくことが大事であることが合意でき，スキーマの実践のフェーズを進めていくことになった。

新スキーマの認知的ワーク

このフェーズでは，まず認知的ワークとして，徹底的にブレインストーミングをして，今まで身につけてきた「やっぱり私がおかしい」というスキーマに代わる新しいスキーマを作り上げていくことになった。そしてその新スキーマを指針にして，マジシャンへの道のりを歩んでいくことが，行動的ワークとして機能しそうだと見通しを立てた。

新スキーマを作り上げるプロセスとして，当機関ではCBTの際に使用した認知再構成法のためのブレインストーミング用質問ボックスがある。これを使用し，新スキーマのブレインストーミングをすることが一案であったが，美紀さんはこの書式を好まなかったので，思いついたままに箇条書きにしていく形式でブレインストーミングを進めることになった。ブレインストーミングされた内容は，美紀さんが新しく買ってきた大学ノートに書きだしていくことになった。その一部を以下に示した。その表紙には，「新しい私探し」というタイトルが美紀さんの字で書かれていた。

このブレインストーミングは，数カ月にわたって続けられ，美紀さんがもう十分出し切ったと感じられた時，終了することに決めた。筆者はこの作業の間，美紀さんが記入してきたブレインストーミングの項目に対して，詳細化する質問をして，内容を共有した。筆者から提案したブレインストーミングの項目が採用されることはなかったが，ブレインストーミングの作業の終盤に差し掛かった時，美紀さんが「そちらから見て，私ってどう見えますか」と言った。基本的に美紀さんが自分自身について，筆者に客観的・個人的意見を求めてくることはなかったので，

とても驚いた。急に聞かれてじっくり考える間もなく，「今までいろいろ感じたところはありますけど，一言でいえば，"超個性的"って言葉が浮かびます」と答えた。すると美紀さんは，「個性的ってたまに人に言われるんです。最近も通っている研究会で言われて。はっきり言ってムカつくんです，相手には言いませんでしたけどね」と言うので，今もムカついているのか尋ねてみた。すると，ムカついておらず，「そっか，個性的なんだ」とすんなり受け止めたと述べた。美紀さんの反応が違うことの理由を聞くと，一般人と専門家の違いなのだと言う。同じ表現でも一般人に言われると，悪く言われていると感じるが，専門家ではそうではないということであった。そして珍しく筆者が発した言葉がブレインストーミングの1つに採用され，美紀さんの手によって，このノートに記入された。

◇新スキーマのためのブレインストーミング（「新しい私探し」）
・自分が生きやすい場所を探すべきなのではないか。
・女子校自体が世の中の半分の性しか含まれていない。その中で起きることは世の中の半分以下しか表していない。私という人間がそこにハマらなくても責めを負うことはない。
・人よりも深く物事を考える自分の特徴は周囲のペースからすると輪を乱すのかもしれないが，時間をかけてよりよいものを生み出せる。大器晩成という言葉もある。
・自力でできること，他力に任せねばならないことを知り，物事がうまく運べなくても劣等感にひたる必要はない。
・何が正しいかというものさしに捉われすぎると行動が制限され，不安を感じすぎる元になる。何が正しいかよりも何がやりたいかだ。
・そもそもまったく違う人間同士を比較することなんてできるのか。できたとしても何の意味もない。
・昔から自分の思った通りに考えた時に自分自身が心地よかった。

- 宗教団体の知人たちが私のことを面白い，テンポが軽快だ，見ていて飽きない，と言ってくれている。
- 私の今までの人生が父親の意向を汲んだ人生だった。ウケの良い大企業に就職し，そこで普通の寿退社をし，専業主婦として家を守っていた。でもそれが私の人生なのか。自分で自分の人生を決めてもよいのではないか。
- 公務員というのは世間一般の王道を歩まねば成り立たない。父の考えはそういう意味で王道かもしれないが，正しいかはわからない。
- イチローのことば：子どものような気持ちで取り組むということがすごく重要だ。
- イチローのことば：目覚めてから毎日同じように考え，同じものを食べ，同じように行動する。人と同じである必要はない。
- イチローの本質を知りたいという探究心が，一般のイチローファンと私とでは本質的に違う。
- 「何のために生きるか」について突き詰めて考えるという私にとっては普通の思考が周囲には理解されない。誰と話しても表面的理解に留まっている気がして，深く話を詰めていこうとするが，皆には理解不能のようだ。こういう思考の突き詰め方自体が相当個性的だとカウンセラーが指摘していた。
- 夫が夫としてやるべきことをやらなかったのは夫の責任だ。夫も弱い人間だったのかもしれない。
- 「旅すること」に並々ならぬ思いを込めて添乗員をした私は現実の添乗員の仕事とはずれていたかもしれない。人はお金を稼ぎ，生きていかなければならない。
- 私はまだ本当の自分を見つけられていないだけなのかもしれない。
- 人は人それぞれにその人のタイミングがあるにちがいない。年相応にそのタイミングが訪れるとは限らない。
- 私が生きていく場所は今いるところではないのかもしれない。

- 主治医が「なんでなかなかうつが寛解しないんだろうね。何かボタンをかけちがえちゃってるのかな」と言っていた。ここに居ても掛け違えたままなのかもしれない。
- 卒業後勤めた会社で取り組んだプロジェクトチームの先輩から、「俺たちは会社では異端児だよ。いいじゃん、上等じゃん。皆が考え付かない企画を出そうよ」と言っていた。

　十分ブレインストーミングが行われたと感じられた時、最後のまとめの作業に入った。今まで行ってきたブレインストーミングの項目を再度読み返し、その中から、新スキーマの文言として使用したいものを選び、選んだものを自分の内言として言いやすい表現で文章化してもらった。完成したものが図8.5である。新たなスキーマを見ながら、美紀さんに新しいスキーマへの想いや感想を聞いた。美紀さんは今まで人とは違う自分の思考や行動を実感した時、表面的には肯定的に捉えようとしていたが、本心では自分で自分におかしいというレッテルを貼り、他の誰でもない自分を卑下・否定してきた。でも今回の認知的ワークの作業の中で、"個性"とか"異端児"という言葉を自分の肯定的な一部として意識するようになったと述べた。自分の中に軸がなく、だから人に言われる言葉を取り込んで、それに合わせて自分を作ろうとしてしまった。人の意見を聞くのは大切だと思うけど、このままだと一生根なし草のように浮遊していつも生きづらさを感じ続けることになる。そんな人生から自分作りの一歩を始めたい。ただ一方で新スキーマが決まってもどうやってそれを達成したらいいのか、見当もつかずに、不安になる。これが美紀さんの感想であった。

　筆者から見ると、マジシャンへの道を歩み始めた美紀さんはその一歩を歩み始めているように感じられたが、美紀さんは新スキーマと現在の行動は一致している感覚がないとのことだった。そこで新スキーマの行動的ワークとして、新スキーマを意識して行動し、新スキーマを美紀さ

332　第Ⅱ部　事例で学ぶスキーマ療法

新たなスキーマを案出するためのワークシート

クライアントID: ●●●

X+●年 ●月 ●日 (●曜日)　　氏名: ●●美紀 様

スキーマとその確信度 (%)

「やっぱり私がおかしい」

(85 %)

スキーマを検討するための質問集

☐ スキーマがその通りであるとの事実や根拠 (理由) は？
☐ スキーマに反する事実や根拠 (理由) は？
☐ スキーマを信じることのメリットは？
☐ スキーマを信じることのデメリットは？
☐ 最悪どんなことになる可能性があるか？
☐ 奇跡が起きたら、どんなすばらしいことになるか？
☐ 現実には、どんなことになるだろうか？
☐ これまで、このスキーマに対して、どんな対処をした？
☐ 他の人なら、このスキーマに対してどういう対処をするだろうか？
☐ 今後このスキーマに対して、どういう対処ができそうか？
☐ もし＿＿＿＿ (友人) だったら、何と言ってあげたい？
☐ 自分自身に対して、どんなことを言ってあげたい？

新たなスキーマを考え出してみよう・確信度 (%)

多くの人が歩む道が私が歩むべき道なのか。誰が私の歩む道を決めるのか。それはほかでもない私自身ではないか。私は人とは異なる思考や価値観を持ってきた。それは何も劣っているとかおかしいということではなく、それこそが私自身が認めるべき私の個性なのではないか。その個性を確立するためには今後過酷な道のりが待っているだろう。とことん悩み、誰にもわかってもらえない不安と闘わなくてはならない。それは孤立を意味するのではなく、周りを鏡として自分を映して客観視したらいい。無理に王道を歩まなくても、異端でいいじゃないか。そんな自分を認め、私が生きやすい場所を探すほうが、より豊かに人生を感じることができる。

(70 %)

もとのスキーマに対する現在の確信度 ⇒ (20 %)

copyright 洗足ストレスコーピング・サポートオフィス

備考:

図8.5 美紀さんの新スキーマ同定シート

ん自身になじませていくことを筆者は提案した。

　セッションの進め方としては次のように設定した。まずホームワークで，新スキーマ（図8.5）を毎日読むことで新スキーマを意識化し，新スキーマに沿うように行動する。そうした一連の実践報告をセッション内で行い，2人で振り返るというものである。そして，セッションの頻度は，週1回から，月1回にすることも決まった。

　◇このセッション期間の美紀さんの様子
　夫が急に転勤することになった。美紀さん宅は分譲マンションでローンを払っている最中だった。夫の会社の関係でそのマンションに今後住まう可能性は低く，経済的にもそのマンションを売り払う必要が出てきた。美紀さんは現実的・経済的に転勤先についていかざるを得ないが，現在の住まいからマジシャンの研究会や活動を行っていたため，心を決めかねていた。夫は単身赴任をしても構わないと言っているようだが，経済面で2人が別宅で暮らす余裕はなかった。美紀さんは引越しを決め，現在のマジシャン関係の活動やここで行っているスキーマ療法は，通いで続けることにし，費用捻出のためにアルバイトを始めることにした。以前スタッフになるように勧められた宗教団体の施設のアルバイトスタッフを始めた。そのほかにも深夜のコンビニでアルバイトも始めた。医療機関の通院については，服薬が途切れることの心配が強く，転勤先の地域への転院が検討された。考えている中で服薬中断の心配よりも新しい主治医と関係が作れるかどうかという心配のほうが大きいことがわかった。現在の主治医と相談を続け，少なくとも当面は転院しないで様子を見ることが決まった。こうして，週の半分は宗教団体の施設とコンビニを宿泊先にして，残りの半分は夫の転勤先に戻り，主婦業をこなした。生活環境も週の半々で変わり，深夜の勤務や宿泊含みの勤務形態により，生活・睡眠など基本生活が物理的に不安定になった。筆者は美紀さんがうつの再発や生活の不適応をきたすことも想定されると考え

ていたが，予想に反して，着実に日課をこなしている様子が報告された。もちろん全て順調だったわけではなく，要所要所で今の生活が続けられるのかとか，この道が合っているのかと不安になり，反すうを続けて，心身の調子が落ちてしまうことはあったが，「一歩一歩階段を進んでいるんだ，焦って不安になってるぞ」とか，「今考えても仕方ないから，今日は寝よう」とネガティブな状態を引きずらずにほどほどに生活できていることがわかった。

夫の転勤というライフイベントに遭遇したのは，丁度新スキーマの認知的ワークとして，ブレインストーミングをアジェンダとしてセッションを進めていた時であった。セッション内でも，夫と一緒に転居すべきなのか，夫と別居して転居しないのか，どうしたらいいのかわからないと述べ，そのことがセッション中も美紀さんの頭の中心にあるようで，決められたアジェンダ（認知的ワークとして，ブレインストーミングをすること）が進まないことがあった。

スキーマ療法では，スキーマ療法のセッションを進めている最中にクライアントが日常生活上で不安定・不適応をきたすことがあれば，まずはその問題を優先的に扱う。つまり，スキーマ療法を一旦休止し，CBTレベルの対処療法的なセッションを行い，その問題の解決を手伝うということである。スキーマは根源的な問題であり，日常生活上の問題を抱えながら，スキーマを扱うことは当事者にとって負担が高すぎてしまうのである。こうした原則を美紀さんに説明し，セッションのアジェンダを再検討することを提案した。すると美紀さんは「面接頻度が月1回しかないうえに，スキーマ療法がストップしてしまったら，ちっとも進まなくなって不全感が残るし，でも転居するか否かが決められないし，そのことで頭が一杯だし……ここで何をやったらいいか……」とか「でも結局普通の人とは違うマジシャンという活動にこの年で目指そうとしている私が変なんですよね。周りからも言われるんです。自分だって時々無理があるなとは思うし。でも生まれもって人とは違ったと

ころがあるから仕方ないと思うし，でもそうやって自分に言い訳つけて，やるべきことをやらないだけかもしれないし。どこまでが人とは違っているから仕方なくて，どこからは言い訳して自分から逃げているってことなんですか，その線引きがわからない」と混乱した様子で述べた。

筆者はまさに今まで美紀さんが陥ってきた古いスキーマの「やっぱり私がおかしい」というモードになっているのではないか，と感じた。それについて美紀さんに確認してみたが，筆者がスキーマの文脈で言わんとしていることを伝えきることができなかった。「今までこんな出来事は起きたことがないんです。だから今までのことと比べることができません。スキーマがどうって話を聴いても意味がわかりません」と美紀さんは答えた。般化すること自体も困難であるし，今の不安定な精神状態では話を進めることも困難であろうと筆者は考えてこれ以上この確認をねばるのは控えた。再度スキーマ療法の進め方である，スキーマよりも日常適応が優先，ということを伝え，まずは転居か否かという大きな決断をするために，それに付随する懸念事項をブレインストーミングしてメモし，日常の親しい人たちに意見を求めるように依頼した。そうしたことは現在進めている新スキーマのブレインストーミングとも，のちのちは関係してくることかもしれない，と考えて進めてみてはどうかと伝えた。

その1カ月後のセッションでは，スキーマ療法のセッションは棚上げし，日常問題にシフトしたアジェンダを設定したほうがいいだろうと筆者は考えていたが，美紀さんから前述のように方向性が決まったことが報告され，結局セッションでは，スキーマをアジェンダとして扱うことで続けられた。

新スキーマの行動的ワーク

新スキーマの行動的ワークの中でのセッションの構造は，月1回の

セッションで，ホームワークの実践を報告してもらうというアジェンダを進めることになった。このホームワークとは，新スキーマを毎日読み，新スキーマを持った人になったふりをして行動し，それを筆者に報告できるようにするというものだった。アルバイトやマジシャンの研究会の中のストレスを感じる場面に対して，すぐに合っているか間違っているかとか，良いか悪いかといった認知に引きずられすぎて，ハマることはほとんど起きなかった。今までは社会的には・世間はという視点が美紀さんの主語になってしまい，「それだから私がおかしい」とハマっていたが，現在，まず"自分の個性"という視点が美紀さんの認知の中に入ってきて，それによってストレス反応は起きるものの，過剰な様相は示さずに済むようになっていた。具体的な例を挙げると，深夜のコンビニのアルバイト先で，20歳くらいのお客さんのカップルの男性が女性に「結婚したらお前は俺の子どもを育てるのに忙しくて疲れるんだから深夜にコンビニにも来れなくなるな」と言っているのを見聞きした。そこで美紀さんの自動思考は，「30過ぎた主婦がこんな時間に仕事をしているなんて人生終わっている」であり，絶望感と不安感が出てきた。お客さんが帰って暇になった後，しばらく自動思考が渦巻き，反すうが続いた。しかしそこで，「私は新スキーマ実践中の身だし，個性を作り上げている最中なんだ」と考えたという。こう考えて過剰な反すうに巻き込まれ続けずにいられ，帰宅後も若干自動思考が蘇るが，睡眠を取ることができた。このようにストレスの対処がほどほどにできていることがわかった。

　転勤のひと騒動が去った後，美紀さんの所属している研究会に大きな動きがあった。その研究会が関係していた上部組織である，マジシャンのプロモーション団体があり，その団体の実利的組織としてその研究会が運営されていくという方針が打ち出されたのであった。具体的には，マジシャンの養成，派遣，公演の企画運営を担うというものだった。現在研究会で活動をしているメンバーと外部からもメンバーを募り，組織

としての事務所立ち上げのスタッフ採用，マジシャン候補生としての研究生の選抜を行うことになった。美紀さんはマジシャン候補生を目指して，組織が主催する講習会やオーディションに参加することにした。

　マジシャンの講習会が始まると，美紀さんはさらに忙しくなった。同期生とペアを組み，エンターテインメントプランを作り，講師たちの前で発表するという一連のサイクルを数週間に一度こなさなければならなくなり，シナリオづくり，実演練習に明け暮れた。こうした美紀さんを取り巻くストレスの中の1つに，ペアを組んだ相手の女性とのストレスがあり，筆者との面接内でもよく話題として登場した。その女性は，打ち合わせの約束をしてもドタキャンしたり，やっと会えても，考えてこようと決めた課題をやってこなかったりと，美紀さんがイライラすることが多かったという。美紀さんは，なるべく多くの練習時間を取って完成度の高い物を作りたい気持ちがあり，そのことをその女性に伝えた。しかしその女性からは，「だいたい決めているのに，何でこれ以上こだわるの？　おかしいよ。正直あなたといると疲れる」と言われたそうだ。こうしたストレス状況に対しても，日中にその場面がイメージされてそれに乗っかって反すうすることはあったが，早い時点で，切り替えられるようだった。しかし彼女との付き合いの中では，何度か似たようなストレス場面があり，美紀さんの中で，「私がこだわっているのか，彼女がいい加減なのか」という認知が大きくなり，さらに「発達障害が原因のこだわりなのか。もしそうならどこまでがこだわりでどこまでが個性なのか，線引きがわかれば悩むこともない。どうやって決めるのか」と悩むことがあるとセッションで訴えることもあった。

　今回の継続したセッションで，美紀さんと筆者の間では，発達障害という共通認識は持っておらず，したがって主訴もそれに伴う問題としての理解をしていなかった。その点で，美紀さんからの発達障害を前提とした訴えは，筆者としては，扱い方に悩ましさを感じるものであった。当機関のスーパービジョンにおいても，この点について何度か相談し，

指導を受けた。考え方としては2つの方向性が考えられた。1つは，医療上の診断という視点で，主治医に相談をすること。過去に受診した病院で発達障害と言われたという経過はあったが，美紀さん自身が納得しているものではなく，また現主治医ともその点について，再検討していないためである。もう1つは，医療上の診断は横に置き，美紀さんにとって発達障害という"個性"の導入が現在のスキーマ療法を進めるうえで有意義と考えて，便宜的に用いるというものであった。

　この点について，美紀さんと話し合った。美紀さんが発達障害を前提にして，日常の問題を話しているようなので，発達障害についてこのセッションの中でどう扱ったらよいかという相談として，美紀さんに話を持ちかけた。ところが美紀さんは自分が発達障害前提で話をしていることに対して認識がないことが，話している中でわかってきた。以前，スキーマ同定のヒアリングをした際，当時の医師が下した発達障害の診断を「なかったことにした」という美紀さんの意向を思い浮かべた時，筆者の考えとしては，発達障害か否かとか，発達障害前提でそれが現在の問題にどう関わっているのかということを詰めていくことはあまり意味がない，と考えた。美紀さんとはこれ以上この件は詰めていかず，そのままにしておくことにした。ただし美紀さんが興味を持っていたので，発達障害をカミングアウトしている当事者が書いた本を何冊か紹介した。

　セッションを重ねる中で筆者が感じたことは，美紀さんは不安定な環境に身を置きながら，精神的に安定して過ごせていることだった。美紀さんはマジシャン候補生として講習を受けていたが，その養成組織自体がとん挫することになった。系統的に学んで活躍していく窓口が失われたのである。こうした大きなライフイベントに対しても，美紀さんは大きく精神面を崩すことなく，自分の進むべき方向を見出していった。新スキーマについて言うと，今回作り上げた新スキーマは人生のゴールを示すというよりは，ゴールを目指していく過程をどう考えて乗り切るか

という点で指針となるようなスキーマであった。そうした過程を美紀さんが着実に歩んでいることがセラピストとして感じられた。筆者は美紀さんの話を聴いて，「本当に頼もしい」という自動思考が出てきたので，美紀さんにもそのままフィードバックした。美紀さん自身も自分の安定した状態に対して，かすかながら自信を持っていったようだった。

　セッション間隔は月1回であったが，途中，金銭的な問題と，アルバイトの都合によって，2カ月に1回になった。面接間隔が空いても，大きな問題が起きることはなく，安定して生活している様子が報告された。美紀さんから，今後のスキーマ療法の流れを確認されたので，卒業に向けての今後の流れを話し合った。まず現在行っている新スキーマの行動的ワークは，自分の生活の指針となって定着していることが語られ，美紀さん1人で進めていけそうであることが確認された。そこで，ここで行うスキーマ療法を卒業していくこともできること，あるいはフォローアップと称して，セッションの頻度をさらに空けて安定していることを確認し，もし問題が発生した場合，対処を話し合うような枠組みで続けることも可能であることを説明した。美紀さんはあまり悩むこともなく，「卒業してもいいと思う。もし何かあったら半年後のフォローアップアンケートで報告する」と述べた。当機関では，フォローアップアンケートと称して，カウンセリング卒業半年後，書面にて，現状確認のアンケートと心理テストを郵送してもらうことになっており，美紀さんはそのことを述べたのである。筆者から見ても，美紀さんが卒業することはよいのではないかと思えた。両者の合意の下，あと1回セッションを行い，そこで卒業することになった。

　最後のセッションでは，所属していたマジシャンの研究会が，内部分裂をして，2つの団体に分かれたことが語られた。美紀さんは，そのどちらにも所属せず，そこで知り合った数人の仲間と，その組織を脱退し，独自にボランティアの興行を行うことにした。その仲間の中に，商店主がいて，その商店街のお祭りで，公演を企画・運営した。今までプ

ロの興行をアシスタントしていた時と比べると、とても小規模で、舞台道具もお金を掛けられず、子どもだましなものだったが、それでも地域の子どもたちやお年寄りが喜んでくれて、成功を収めることができたと感じたと述べた。そんな話を聴きながら、このカウンセリングを終結することで合意された。以下が終結時の心理テスト結果である。

終結時心理テスト

- ストレッサー：イベントの運営が予定通り進まなかったこと／体調を崩しボランティアで本領発揮できなかったこと
- ストレス反応：
  GHQ28　5ポイント（軽症）（初回 25）
  BDI-Ⅱ　6ポイント（極軽症）（初回 28）
- 気分調査：疲労感、不安感が強い（初回：疲労感・抑うつ感、不安感が強い）
- コーピング："少ない"はなし。"多い"は「気分転換する」「解決策を検討する」（初回："少ない"のは「あえて保留にする」「"なかったこと"にする」。"多い"のは「情報や助言を求める」）
- 反すう：頻度は普通。内容・結果は良し悪し両方あり。多少の努力でコントロール可（初回：頻度は多い。嫌な内容が多く、考えた結果は良し悪し両方あり。かなりの努力でコントロール可）
- 中核信念（スキーマ／コアビリーフ）：自己関連・時間的展望・他者関連ともに、普通〔初回：自己関連（自己効力感）・時間的展望・他者関連、全て普通。「現在の充実感」のみ否定的〕
- 総合所見："フリーのマジシャン見習い"という不安定な環境に身を置きながら、心身の安定を維持している。コーピングは全体にバランスが良く、また反すうも必要に応じて適度にコントロールできており、ストレス耐性が相当良くなっていると考えられる。特に回避的コーピングの獲得により、問題を保留できるようになったこと

も特記できる点である。テストの結果からは，新スキーマが自己関連の中核信念にポジティブに影響を示すまでには至ってないが，日常のストレスマネジメントができており，積み重なっていくことにより，変化してくることが考えられる。

　終結半年後，フォローアップアンケートへの返信が美紀さんから送られてきた。自由記述のコメント欄に近況が次のように書かれていた。
　「はじめに目指していた，収入を見込めるマジシャンになることは，なかなか難しく，未だ見通しは得られていませんが，マジシャンの活動は続けています。先日，ずっと話をしていた宗教団体の全国集会の青年会で，私が企画したマジックイベントが多くの方に好評を得ました。子どもたち対象に開いたマジック教室で楽しんでもらえたからです。そこで興味を持ってもらえる方たちとネットワークができ，高齢者施設などでも，展開していく話も出ています。これからどう形になるかわかりませんが，何かできそうな気がします。楽しみにしていてください。それから受診は一応続けています。維持療法と言われて，少量ですが服薬を続けています。でも今はよく飲み忘れます（笑）」。

8-8　本ケースの考察

　本ケースは，CBTでスタートし，スキーマの問題が顕在化したことにより，スキーマ療法に展開していったケースであった。CBTとスキーマ療法のセッションを合わせて，全62回，1年6カ月の期間が費やされ，終結した。クライアントは，発達障害傾向のある女性であった。
　発達障害がある場合の面接において，セラピストとして心がけているのは，面接の構造化をいかに早い段階でクライアントと合意できるように注力するか，ということである。しかしこのように意識していても，個々のケースに合わせてそれを要領よく行うことは現実困難を感じてお

り，現在も試行錯誤中である。

　筆者のような構造化に問題意識のあるセラピストにとって，CBT の枠組みは相当に援助的であることを実感している。スキーマ療法はそれよりもさらに強力な切り札のように感じながら，日々の臨床で試行錯誤している。

　本ケースでは，3点にポイントを絞って考察を行ってみたい。それは，「クライアント－セラピスト間のコミュニケーション」であり，「発達障害傾向のクライアントとのスキーマ療法」であり，「本ケースにおいてモードワークを用いなかった点」である。

クライアント－セラピスト間のコミュニケーション

　このケースを振り返った時，まず頭をよぎるのがクライアント－セラピスト間のコミュニケーションの困難さである。美紀さんは決して話好きではなく，自ら発話するよりも筆者の質問にぼそぼそと答えるタイプであった。そうした場合，セラピスト主導でスムーズに進行できるケースも多いのだが，本ケースではそうではなかった。美紀さんの特徴としては，YES－NO クエスチョンに対して，そのまま答えず，その決断に至る経過や枝葉など詳細を冗長に話すのであった。話しながら結局何に対して話していたのかわからなくなることもあった。したがって，面接内での意思決定において，YES－NO が決められず，時間がかかってしまった。もちろん全ての意思決定時に対してこうしたことが起きていたわけではないので，こうした現象の意味としては，美紀さんがその問題をはっきりさせたくないとか，セラピストを信頼できていないとか，いくつかの可能性が考えられた。しかし多くの場合，筆者から見てだが，そのことを話したくないとか，話をそらしているという感じではなく，考えているのだが，考えているうちにわからなくなる，という感じがした。こうした事態に陥った時，筆者も美紀さんの話を切って，筆者が主導的に話を戻すことも考えられた。しかし筆者もなかなか美紀さんの思

考の枠組みを理解することができないという思いがあり，美紀さんの話を長く聴くことで少しでも美紀さんへの理解を深めたい気持ちがあった。そのため面接内でこうした現象に陥った時のメタコミュニケーションについて，取り決めを話し合わずに進めてしまった。

　こうした現象によって，面接をスムーズに進めるうえで言語での意思決定に困難さを抱えたと考えている。

　2つめとして感じたことは，筆者から見て，"美紀さんとつながっている感じ"がなかったことがあげられる。セラピーを行う中で，クライアントから信頼されているな，とか，クライアントの心の痛みが感じられるなという感覚に多かれ少なかれなる。しかしそうした感覚はあまり湧いてこなかった（通常のセラピー時よりもその感覚が少ないという感じである）。キャッチボールに例えると，投げるごとに相手のいるところと違う方向に投げ，相手がそれを取りに行き，相手はそれを同じように違う方向に投げるということをお互いに繰り返している徒労感があった（美紀さん側に同じような徒労感があったかは不明であるが，筆者の予想では美紀さんにはそれはなかったのではないかと踏んでいる）。面接終了後には，筆者は相当疲れているようで，スタッフからぐったりしているとよく指摘を受けていた。

　3つめとして挙げられるのは，美紀さんは出来事や体験に対しての般化が困難であったことで，筆者からの心理教育が美紀さんに浸透しきれなかったことである。以前に起きた問題状況と，今起きている問題状況が同じことであることが，早期に美紀さんに理解されれば，今起きている問題への客観視や対処への取り組みがスムーズになると考えられる。そのため，そうした点をポイントに説明を行うのだが，「今と過去の出来事は状況が違う」という理解となっていた。

　こうしたコミュニケーションの困難さを抱えながら，筆者にとって対処となったことを挙げてみると，まず認知的対処として，「クライアントのことを全て理解できなくても，大枠を踏み外さなければ，それでよ

しとしよう。クライアント独自の認知的枠組みを壊さないことも大切だ」と考えていたことである。ほかにも「理解のための質問を繰り返しても筆者が理解できなければ，感情的に理解することは諦めて，客観的理解に留めることをよしとしよう」とも考えた。行動的対処としては，やはりスーパービジョンが筆者の現実的・精神的支えになった。コミュニケーションがうまくいかなかったという思いとともに，筆者の「セラピストとして役に立たない自分」スキーマが刺激されていたであろう状況で，スーパーバイザーである所長やスタッフからもらえる多角的かつ"温かい"コメントは随分と次の面接への活力になった。

発達障害傾向のクライアントとのスキーマ療法

　はじめに総括して言ってしまうと，スキーマ療法という枠組みが，発達障害傾向のあるクライアントとセラピーを行う際，セラピスト側にとってどれだけ援助的かを感じたケースであった。前述のように，発達障害傾向のクライアントとのセラピーはコミュニケーションが難しく，いかにセラピーを構造化できるかが，重要と考える。構造化できるか，というのは，両者が合意できる枠組みを言語的手段にて共有すること，と考えている。もしも構造があまりなく，傾聴的に話を聴いたとすると，セラピストがクライアントを理解できるのに相当な時間を要すると思われるし，また認知的な枠組みが違うと考えると，1つの言葉でも両者の理解に齟齬が出てくることも考えられる。そういったことを考えた時，スキーマ療法という枠組みで進めることは，クライアントも納得しやすく，セラピストも安心してセラピーを進めることができるのではないかと感じた。

　筆者の過去の経験によると，発達障害傾向のクライアントにスキーマについて説明すると，大変食いつきが良いという印象がある（当機関の複数のセラピストも同じ感想を持っていた）。幼少から感じている他者との違いや社会の中での生きづらさとスキーマが関連するという感覚を

持つためだと思われる。この点もスキーマ療法が発達障害傾向のクライアントに受け入れられやすいのではないかと思われる。またセラピストからしたら，こうした枠組みで進められるためセラピーがやりやすくなるのではないかと感じた。

　次に細部についてケースを振り返りたい。1つめは，情緒的剥奪スキーマの扱いについてである。美紀さんにとっては情緒的剥奪スキーマの確信度が最も高かったが，筆者からみて情緒的に剥奪されたという成育経験が顕著にあるようには感じられなかった。美紀さんに情緒的剥奪にあたる経験を聞いてみると，自分がわかってほしい気持ちを両親が理解してくれなかったことと，近しい友人や知り合いなどからも美紀さんが本当に感じているものを言い当てられなかったことを挙げた。筆者から見ると，例えば境界性パーソナリティ障害（borderline personality disorder：以下 BPD）のクライアントのように，そうした体験によって傷ついている感じがなく，美紀さんの情緒的剥奪はピンとこないものであった。美紀さんは社会適応がそれほど悪くなく，社会の中で他者との情緒的交流をさほどせずに自分の位置を見出して生活ができたと考えると「情緒が剥奪されたと考えるより情緒がすれ違った」と考えることが妥当ではないかと筆者は考えた。

　同じく発達障害傾向のあるクライアントでも，社会的に不適応度が高い状況であれば，本人が経験するであろう傷つきも変わってくるかもしれない（つまり発達障害のある人が情緒的剥奪スキーマを持たないとは必ずしもいえない）。

　2つめは，"幼少からの人との違い"をスキーマに取り込むことについてである。発達障害傾向のクライアントは大なり小なり幼少から他者との違いを感じているようである。したがってその違いをスキーマとして取り込むことは，クライアントにとって馴染みがあり，ピンとくるようである。本ケースではクライアント－セラピスト間で美紀さんが発達障害である前提ではなかったため，"幼少からの人との違い"に関する

スキーマと発達障害を関連させて理解しなかったが，発達障害が前提にある状況であればそういう理解は援助的であろうかと思われる。人との違い自体はポジティブでもネガティブでもない中性的なものであるが，それが成育過程でネガティブな経験と結びついて，ネガティブなスキーマとして形成された，という理解ができるからである。本ケースにおいてもこうしたスキーマの形成過程は美紀さんにとってフィット感がよいものであった。

本ケースにおいてモードワークを用いなかった点

現在スキーマ療法において，モードワークを強調するテキスト（Arntz & Jacob, 2012）が出版されるなど，モードワークに重点をおいた流れがある。当のヤングも2011年，第11回日本認知療法学会に来日した際，モードワークを強調しており，その関心の高さが窺われた。

本ケースでは，モードワークは用いなかったので，その理由について記しておきたい。当初ヤングはモードワークの優先活用をBPDなどパーソナリティ障害に想定していた。そのため用いなかったというのが，大きな理由である。

もう1つ筆者側の理由を言えば，このケースを担当していた当時は，モードワークをうまく面接で導入させるスキルがなかったからである。もしも現在このケースを担当したとしたら，モードワークを使ってみることも積極的に検討できたのではないかと思う。美紀さんは感情抑制的ではなかったので，スキーマ分析時点でモードワークが必要とは思われないが，新スキーマ実践の際，何らかの活用が考えられたかもしれない。

●文　献

Arntz, A., & Jacob, G.: Schema Therapy in Practice: An Introductory Guide to the Schema Mode Approach. Wiley-Blackwell, 2012.

Young, J.E., Brown, G.: Young Schema Questionnaire. Cognitive Therapy Center of New York, New York, 1990.

Young, J.E.: Young Parenting Inventory. Cognitive Therapy Center of New York, New York, 1994.

Young, J.E.: Cognitive therapy for personality Disorders: A schema-focused approach（rev. ed.）. Professional Resources Press, Sarasota, FL, 1999.［福井至，貝谷久宣，不安・抑うつ臨床研究会（監訳）：パーソナリティ障害の認知療法：スキーマ・フォーカスト・アプローチ．金剛出版，2009.］［1999年版の翻訳＋5つの尺度（スキーマ，養育，回避，過剰補償，モード）の日本語版が記載されている］

Young, J.E., Klosko, J.S., & Weishaar, M.E.: Schema Therapy: A practitioner's guide. Guilford Press., New York, 2003.［伊藤絵美（監訳）：スキーマ療法：パーソナリティ障害に対する統合的認知行動療法アプローチ．金剛出版，2008.］

第9章
陪席者から見たスキーマ療法

(報告者：森本雅理)

　筆者は，本著の筆頭著者である伊藤が所長を務めるカウンセリング機関に勤務している。この機関は，認知行動療法に特化した民間のカウンセリング機関であると同時に，教育・研究機関でもある。ここでの筆者の主な業務内容は，受付，事務，カウンセリング業務であるが，大変ありがたいことに，所長が実施するさまざまなクライアントとのカウンセリングに陪席をさせていただく機会もある。陪席中は，できるだけ気配を消すように心がけながら，主にセラピストの観察学習を行い，気づいたことや勉強になったと思うこと，疑問点などをメモする。セッション終了後には，原則，全てのケースについて，シェアやスーパービジョンが行われるので，メモを元にセラピストに質問したり，感想を話し合ったりして，それらの記録をつけるようにしている。一方，陪席以外では受付業務を行っているので，陪席をさせていただいているクライアントとも，予約や会計，ちょっとした世間話などのやりとりをすることがある。その中で，セッションの前後，セッション内外のクライアントの様子に変化を感じることも多い。

　本章は，スキーマ療法を含むカウンセリングセッションの陪席，その後のシェア，セッション内外でのクライアントの様子を通して，筆者が抱いた数年分の感想や記録をまとめたものである。まず最初に，スキーマ療法のプロセスを通して，「スキーマ」や「スキーマ療法そのもの」

について、感じたことをまとめる。次に、陪席中に観察し、心に留めておきたいと感じた「セラピストの態度やあり方」について述べる。最後に、さまざまなクライアントのセッション内外の様子や変化について述べる。当初は、筆者自身がスキーマやスキーマ療法についての知識がほとんどない状態で陪席させていただいていた。そのため、この章の内容は、これからスキーマ療法を勉強される方が実際のセッションに陪席された時に抱かれるであろう感想と近いものなのではないかと考える。本章が、スキーマ療法を具体的にイメージする際のお役に立てれば幸いである。

9-1 スキーマ・スキーマ療法そのものについて

ここでは、スキーマ療法のさまざまな段階や全体のプロセスの中で、筆者が繰り返し「重要だ」と感じていたことや、「心得ておきたい」と考えていたことについて述べる。

スキーマの厄介なところ

どのクライアントも認知行動療法（cognitive behavior therapy：以下 CBT）を開始した時点ではまだスキーマ療法が必要かどうかはわかっていない。インテーク時点での主訴に対して CBT を開始し、個々の現実的な問題に取り組むにつれて、それぞれの問題への対処やセルフケアの力がクライアントに備わっていく。それでも対処しきれないほどクライアントを揺さぶり、苦しめる困り事が繰り返し報告される場合、そこに不適応的なスキーマの存在が窺える。

振り返ってみれば、スキーマ療法が導入されたクライアントは、当初の CBT で取り組んで来た個々の問題に何らかの不適応的なスキーマが介在していたことがわかる。スキーマ療法導入前に CBT で取り組んでいた主訴も、スキーマ分析が一段落した頃に、実はスキーマが作用して

出て来ていた問題だったのかと気づかされ，それぞれ別個に見えた問題がスキーマを軸に繋がっていたと改めてわかることがある。しかし，スキーマ療法のプロセスが進み，それまでは「目には見えなかった」スキーマが外在化された後だとしても，日常生活の中で再び壁にぶち当たった時，「これはスキーマが活性化したからだ」とクライアント自身が気づくことは初めのうちは難しいようである。クライアントにとってスキーマは，これまで生きてきた中で自分を守るために作られ，何度も検証・修正されながらできてきた，なじみ深い「世界」そのものなのである。「それ以外には考えられない」「当たり前」で「あえて取り上げるまでもない」ものである。クライアントの中でスキーマがはっきりと意識できるほど「剥がれて」いなければ，スキーマによって調子が不安定になったり，過度に傷ついたりしても，それがスキーマによるものと本人が気づくことはとても難しいようである。この「当たり前すぎる」というところがスキーマの厄介なところである。プロセスが進み，クライアントが自分のスキーマとのつき合い方をかなりの程度で掴んだ後でも，スキーマは「いつの間にか」クライアントに張りついていたり，クライアントが「ついうっかり」スキーマをめぐる悪循環にはまってしまったりすることが繰り返される。やはりその落とし穴は「当たり前さ」にあるのだと考える。だからこそ分析されたスキーマは外在化しておき，その都度セラピストが共感的直面化を行うことがクライアントの助けとなるのであろう。

スキーマ療法導入前にCBTを行う意味

　陪席をする中で，スキーマ療法が導入される前のCBTセッションがいかに重要であるか気づかされることが多かった。ある程度の問題をクライアント自身が解決する力はもちろんだが，治療同盟・治療関係の構築やセッションの構造がクライアントの中に内在化されることもまた，スキーマ療法を進めるにあたり不可欠なものであると感じる。

◇クライアントのセルフケア能力

　スキーマ療法はクライアントの最もデリケートな部分を刺激するものであり，その作業には大きな痛みを伴う。不適応的なスキーマを見つけ，検討したり修復したりしていく作業とは，そのクライアントがこれまで傷ついてきた歴史を繰り返し掘り下げていく作業なのである。「あんな思いはもう二度としたくない」という体験を心の奥の箱にしまってなんとか生きてきた，その箱を探して一緒に開けて整理していく作業である。その作業が数カ月から数年かけて行われるので，その間には傷ついたスキーマが活性化しやすくなり，一時的に日常生活が崩れ，ストレスの感じやすさが増し，インテーク時のような不安定な状態になってしまう場合もある。だから，日常的な問題を自己解決していく構えやある程度の対処力をクライアントが獲得していない場合，痛みを伴う作業であるスキーマ療法を行うのは危険であると感じる。不適応的スキーマから派生した個々の問題を日常生活で可能な限り自己解決しつつ（もちろんセッションでもフォローする），セッションの本題では根本のスキーマに取り組んでいくほうがより安全で，効率が良いように思われる。

　また，クライアントのセルフケア能力は，セラピストにとってもスキーマ療法を安全に行うための拠りどころになるのではないかと考える。クライアントにとってのセッションは生活のほんの一部にしか過ぎない。セラピストがクライアントに対して「このクライアントは日常生活で少々不安定になったとしても自分で自分の問題に対処できる」という信頼感を持てれば，セラピストも安心してスキーマ療法に重点を置けるのではないかと思う（図9.1）。

◇治療同盟・治療関係の構築

　スキーマ療法の治療関係には，「共感的直面化」と「治療的再養育法」という2つの重要な要素が深く関わっている。深い信頼関係なくしては，共感的直面化は成り立たないどころか場合によってはクライアン

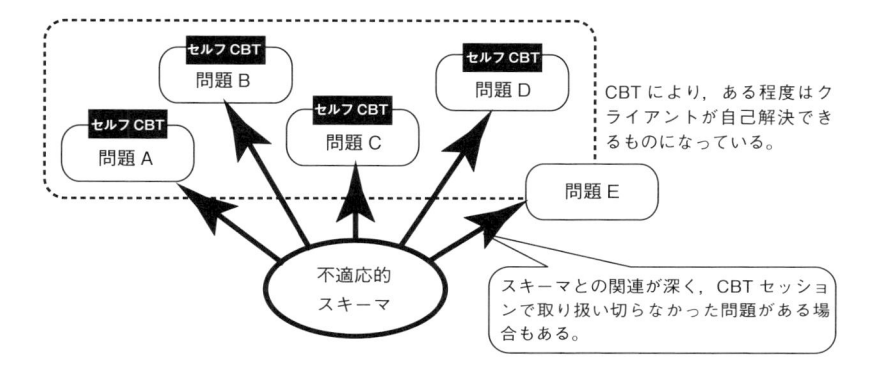

図9.1　スキーマ療法で扱う本題とクライアントが自己解決する範囲

もとの問題がスキーマ療法導入により一時的に増大する可能性が高いが，あらかじめセルフケアできる力が身に付いていれば，ある程度はクライアント自身で対処できる。セッションではそれらの問題についてフォローしつつ，スキーマ療法に取り組むことができる。

トを傷つけることになり得るし，治療的再養育のアプローチも容易に受け入れ難いものであろう。当然のことながら，深い治療関係は短期間で構築できるものではない。特に早期不適応的スキーマに長い間苦しんで来たクライアントは，対人関係において重大な問題を抱えていることが多いので，治療関係を安定したものにするには時間がかかると考えられる。

　CBT では，治療同盟の下に作業を進め，そのプロセスを通して治療関係ができていく。スキーマ療法の治療関係と比べて，セラピスト－クライアント間にはやや距離があり，また両者の関係は対等である。セラピストは現実的・理性的な態度でクライアントに接する。「クライアント＝悩む人，セラピスト＝解決する人」ではなく，協同的実証主義的な観点で一緒に問題を研究し，話し合いながら取り組んでいく。クライアントには「自分で自分の問題に取り組む」という構えができ，セラピストは「一緒に考え手助けする人」になっていく。このようなプロセスを通して，治療同盟や基本的な信頼関係といった「関係性の枠組み」とも

いうべきものがクライアントの中に徐々に構築されていくのであろう。CBT でクライアントの中に培われた治療同盟の感覚やセラピストとの信頼関係は，スキーマ療法での治療関係のベースとなり，スキーマ療法が導入された後もそのまま生き続ける。クライアントを苦しめるスキーマは，当たり前だがクライアントの中にある。セッションでスキーマを扱うためにはクライアントが主体的に自己探索し，それを言語化してセラピストに伝えなければならない。また，スキーマが活性化し，セッション内でクライアントが揺さぶられたりして，セッションの構造が危うくなったような場合でも，クライアントがそれをセラピストに伝え，一緒に検討できなければ，スキーマ療法の進行を阻むことになる。「主役は自分」という感覚がクライアントの中にあれば，クライアントが自分のためにセッションに向き合い，その都度必要な工夫を一緒に話し合いながら進めていくことができるはずである。このような基本的な関係性の枠組みがあるからこそ「共感的直面化」や「治療的再養育」はクライアントにとって受け入れやすいものになるのであろう。

◇セッションの構造

　スキーマ療法の治療関係のベースが CBT の治療関係にあるように，CBT のセッションの構造もまた，スキーマ療法では重要な役割を果たすように見える。基本的なセッションの構造は CBT とあまり変わらない。橋渡しをし，ホームワーク（CBT で獲得したコーピング・技法の実施も含む）をチェックし，アジェンダを設定し，メインアジェンダとなるスキーマ療法に取り組み，ホームワークを決め，フィードバックをいただく。セッション外の構造に関しては，当機関の場合は，原則，セッションの時間外にクライアントがセラピストと連絡をとることはできない。たとえクライアントから繰り返し電話やメールがあったとしても，受付はあくまで事務的に対応することになっており，連絡があったということをセラピストに伝えるのみである。セッション外でのこの構

造がセッションそのものの構造を守る仕組みとなっている。これらのルールや構造が，セラピスト任せとなるのではなく，クライアントの中にしっかりと内在化されていることが，スキーマ療法のセッションでは重要であると感じる。

　スキーマ療法により，日常生活のみならず，セッションの構造も崩れやすくなる。セッションでは，過去の傷ついた体験について思い返したり語ったりすることにより，スキーマが再び刺激され，クライアントの感情が高ぶったり爆発したりする（激しく泣く，大声で怒鳴る）ような場面が多々ある。日常生活でもスキーマに触れる出来事が起こると，そうでない出来事に比べて，ネガティブな感情は長引き，セッションで話し合ううちに時間が足りなくなることがある。しかし，セッションの構造をしっかりと内在化できているクライアントは，セッションの限られた時間と空間の中で，その感情を自分でなんとか収めることができる。さゆりさんの例（第6章）にあるように，まとめの時間が確保されている場合は，まとめの時間が来るギリギリまでは自分自身の反応に向き合い，終了時間までには気持ちを切り替えて面接室を後にすることができる。もちろんそこにはどんな時にも動じずに受け止め続けるセラピストの態度も大きく関係するが，激しく高ぶった感情をなんとか収めて日常生活に戻っていくには，クライアントにもそれなりのスキルが必要なのだと思う。セッション内で起こったことをセッション内で閉じ，できるだけ安全にスキーマ療法を行うためには，クライアントにセッションの構造（くだけた言い方をすれば「ここはそういう場所」という認識）が内在化されていることが非常に重要であり，そこにCBTで培われた構造が生きてくるように思う。

スキーマ療法の導入

　スキーマに絡んだ問題を多く抱えるクライアントにとって，スキーマ療法がもたらす効果は大きいが，そこに至るプロセスには大きな痛みが

伴い，また長い時間が必要となる。スキーマ療法の導入に関しては，例えば強迫性障害（obsessive-compulsive disorder: OCD）を抱えるクライアントに曝露反応妨害の導入を提案する，というのとは訳が違う。セラピストは，スキーマ療法を紹介し，クライアントが始めるか否かを選択できるよう，そのメリットとデメリットについて丁寧に説明する。時間をかけて話し合い，クライアントが自分の意思でスキーマ療法を選択する決意ができて初めて導入となる。複数回のセッションを使って話し合われることもある。もちろん話し合い，よく考えたうえで選択しないという決断をするクライアントもいる。現在の生活でそれほど大きな困り事がなくなったのであれば，わざわざ時間とお金をかけて痛い作業に向き合う必要はないだろう。向き合い続けなければならないのはクライアントなのだ。セラピストがいくらそのクライアントにスキーマ療法が向いていると感じていたとしても，セラピストが導入を方向づけることはあってはならないと考える。

　また，スキーマ療法が導入されると，治療関係の質が変わり，クライアントとの距離が近くなり，セラピストもより「生身」に近い状態でクライアントと向き合っていくことになる。セラピスト自身のスキーマが刺激されることも増えるのではないかと考えられる。導入の際には，セラピストにもある程度の覚悟が必要なはずである。

スキーマ療法と時間

　スキーマ療法は，クライアントにとって「絶対的」で，わざわざ言語化する必要もないほどになじみ深いスキーマをあえて取り出し，外在化する作業から始まる。この作業では，これまでの人生の全てを振り返り，語り尽くしていく「スキーマ分析のためのヒアリング」や，「Youngスキーマ質問票」「Youngペアレント養育目録」といった尺度を用いて，気づかれなかったスキーマの洗い出しをしていく。そして，出てきたものを丁寧に吟味し，日常生活でクライアントが新たに気づいたり，

[見えない] ⇒ [見たくない] ⇒ [つらいが見ようとする] ⇒ [見ることができる] ⇒ [検討できるようになる] ⇒ [触れるようになる]

→ スキーマが剝がれていく

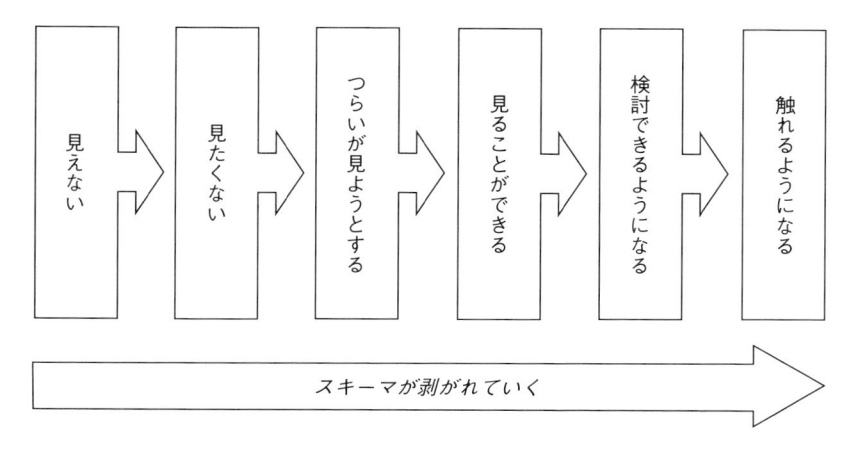

図 9.2　スキーマが剝がれていくプロセス

思い出したりしたものを付け加えて整理しながら進んでいく。まさに雲をつかむかのような作業に思われるが，このプロセスこそがスキーマ療法全体のベースとなるのであり，最も重要なパートであると考える。この分析のフェーズには長い時間がかかるが，できるだけ短い時間でスキーマを明らかにしようとするのではなく，時間を「かけて」じっくりと丁寧に進めていくことにこそ意味があるように感じる。そのため，セラピストとクライアントとの間で，お互いが焦らずにじっくり進めていくことの必要性を認識しておくことは非常に重要であると感じる。

スキーマとの距離

スキーマ療法のプロセスを通して，それまで「当たり前」だったスキーマとクライアントとの間に徐々に距離が出てくるように感じられる。それは，ぴったりとクライアントに密着し，クライアントの一部というよりも「クライアント自身」であったスキーマが，あたかもクライアントから剝がれていくようである（図 9.2）。

初めは，クライアントが日常で傷ついた出来事があっても，それは「誰もが傷ついて当たり前の出来事」というように体験されており，

「なぜそれほど傷ついたのか」について，あえて想いを巡らせたりはしない。スキーマが刺激されたり，活性化されたりしているのかもしれないが，スキーマの存在はクライアントからはまだ「**見えない**」。やがて，スキーマ分析の中で，クライアントは徐々にスキーマの存在を感じるようになるが，スキーマを刺激されると痛いので，「**認めたくない**」「**見たくない**」という感覚になるようである。さらにプロセスが進むと，「そんなスキーマが自分の中にあるなんて認めたくないけど，確かにある」と認めるが，それでもまだ痛い。「痛いけど，この痛みをもたらしているスキーマはどれなんだろう」と，「**つらいが見ようとする**」段階になる。その後，スキーマが分析され，外在化されたスキーマを眺めたり，セッションの中でセラピストにより共感的直面化が行われたりするのを繰り返していくうちに，さらにスキーマが剥がれていく。やがてクライアントがより自主的に，自分のスキーマを「**見ることができる**」ようになる。さらに進むと，クライアントはそのスキーマに対して客観的に見ることができるようになり，「今までこうに違いないと思っていたけど，本当にそうなんだろうか」というようにスキーマを「**検討できるようになる**」。そして，最終的には，スキーマが刺激されたり，活性化されたりした時に，クライアントが自らそれに気づき，より適応的なスキーマに置き換えたり，工夫したりできるようになったりと，「**触れるようになる**」。

　このように，少しずつスキーマとの間に距離ができていき，日常生活の中で大きく揺さぶられるような出来事があった時でも，なぜ揺さぶられたのかが自分で検討できるようになり，手当てができるようになっていく。そして，ダメージを受けている時間や回復までの時間が短くなり，徐々に傷つきにくくなっていく。

9-2　セラピストについて

　スキーマ療法で最も重要と感じるのは，何と言ってもその治療関係である。どれほどスキーマ療法の理論が頭に入っていようとも，また，どれほど技法を巧みに使いこなせようとも，深い信頼関係なくしては進めることはできないであろう。逆に，しっかりした関係が築けてさえいれば，それだけでスキーマ療法はかなりの程度，進んでいくのではないかと思われる。ここでは，陪席する中で感じたセラピスト（伊藤）の態度やあり方について，可能な限り具体的に，実際に陪席したセッションの様子を交えながら述べる。

セラピストに必要なものとその役割
◇何が起こっても「動じない」という態度

　スキーマ療法には，クライアントが自分のトラウマティックな体験にあえて向き合い，折り合いをつけたり乗り越えたりしていく作業がある。クライアントは思い出したくもないほど恥ずかしく感じられるような痛々しい体験をさらけ出していかなければならない。このような作業を進める中で，セラピストはクライアントにとって，いつも安心できる存在であり，戻ってこられる場所でなければならないと考える。

　あるヒアリングのセッションで，クライアントの当時の感情が揺さぶられて溢れ出し，聴いているだけで圧倒されて苦しくなるような場面があった。陪席者である私（筆者）は，クライアントと一緒になって傷ついたような気持ちになり，その痛々しさに思わず顔を歪めながら聴いていたのだが，「セラピストはこのような時，どのように対応するのだろうか」と伊藤のほうを見てみると，伊藤は全く動じずに淡々と受け止めている様子で，大変落ち着いた態度であった。表情は真顔に近く，黙って頷きながらクライアントから出てくるものを待っている感じである。

この様子を見て、私は「伊藤さんはなぜそんなに落ち着いているのだろう」と不思議に思っていた。セラピストとしての伊藤が、その時どのような気持ちで話を聴いているのかを、全く感じられなかったのである。しかしケースシェアの時間に、「あんなことが起こるなんてあり得ないですよね！」「いやぁ、話を聴いて、私は本当に驚いてしまって……」と実は伊藤の感情もかなり揺り動かされていたり、大きな驚きがあったりしていたことがわかった。セッション中にはそんな様子は微塵も感じられず、ただただ「どーん」と構えているようにしか見えなかったが、実際は自身の感情の動きを自覚しながらもそれは出さずに、クライアントのために「聴く」に徹していたのである。伊藤曰く、「あの作業では、出てきたものを受け止めてもらいながら、自分の中にあるものを吐き出すことが必要で、クライアントさんと一緒になってセラピストの感情を自己開示しても、クライアントさんの役には立たない」とのことであった。

　これは何もスキーマ療法に限ったことではないが、セラピスト自身の反応をセッションで出すのか、気づいていながら出さないのかを戦略的に判断し、常に「クライアントにとって役に立つかどうか」という視点を持ち続けることは重要である。ある場面ではクライアントは共感されることを必要とするが、ただ淡々と受け止められることを必要とする場合もある。「どんな話をしても大丈夫」「何を話しても支えてもらえる」という信頼感をクライアントが持てなければ、つらい作業を進めていくことはできない。苦しい作業の間でも、セラピストが動じることなく一貫してどっしりと落ち着いた態度でいてくれるからこそ、それがアンカー（碇）となって、クライアントも「安心して痛み尽くす」ことができるのであろう。

　◇客観的な視点を保ち続けること
　スキーマはクライアントの中ではとてもなじみ深く、もっともな理由

があってできあがってきたものである。クライアントは，それが誰にでも共通する絶対的な考えであるかのように話すので，陪席で聴いているとこちらもうっかり違和感なく受け入れてしまい，それがスキーマであることにさえ気づかないようなことがあった（もしかしたら，それはクライアントの持つスキーマが私のスキーマと類似していたからかもしれない）。クライアントはセラピストから問いかけられて初めてその考えが「当たり前でない」可能性に気づくことができる。だから，客観的な視点を保ったセラピストからの問いかけは非常に重要である。

　セラピストは，いかにそれが「当たり前」かのように話されていたとしても，「本当に当たり前なのかどうか」を同時進行で検討し続け，「セラピスト自身がどこまで語られる内容を理解できているのか」について，自分に問いかけながらセラピーを進めていく必要があると考える。セラピスト自身のスキーマとクライアントのスキーマが異なる場合は，セラピストが自然と客観的になり，クライアントに問いかけやすいと思われるが，類似している場合にはその「当たり前さ」に気づきにくい分，特に注意が必要であり，セラピストは常に客観性を保つよう意識しておかなければならないと考える。

◇高度なコミュニケーション力（言語力，理解力，表現力）

　スキーマ療法では，存在はしているが意識できず，どんな形なのか見えなかったスキーマを，手に取れるような形にしていく。そのためには，セラピストが高いコミュニケーション力を持っていることが必要である。クライアントが言葉にならない想いをなんとか言語化した時に，セラピストはクライアントが伝えたいことをできるだけ正確に理解しようとする。セラピストが「なんとなくわかったような感じ」になるのではなく「しっかりと腑に落ちる」まで，質問をしたり，言い方を変えたりしながらやりとりをし，2人で一番しっくりくる表現を探していく。そして，それをさまざまな表現方法を用いて外在化する。

伊藤の場合，理解したことをクライアントに伝える時には，言葉だけではなく，図やイメージも用いることが多い。外在化する際には，探し当てた文言と共に図も書き入れてシートを作る。クライアントによってできあがる「スキーマ同定シート」は，それぞれが非常にオリジナルなものであり，実に多種多様である。大切なのは，セラピストが持つ言語力，理解力，表現力をとにかく駆使して，クライアントにぴったりくるスキーマを表現し，一緒に形にしていくことであると感じる。

◇油断せず，慎重であり続けること
　CBT から始まり，スキーマ療法が一応の終了に至るまでの間，クライアントの状態は良くなったり，悪くなったりと揺れ動くようである。例を挙げると，あるクライアントは，これまで日常生活もままならない状態であったが，CBT が一段落した時，比較的安定した生活を送れるようになっていた。その後，スキーマ療法が導入され，スキーマ分析が始まると，一時的に元の不安定な状態に戻ってしまったように見えた。それでもなんとか対処しながらスキーマ分析を進めるうちに，徐々に安定した時期が長く保たれるようになった。「もうこの方は大丈夫だろうな」と思っていたが，スキーマワークに入ると，再びやや不安定な状態になってしまった。
　このようなプロセスを振り返ってみると，一見「もう大丈夫」と思えるほどクライアントが健康的に日常生活に適応できるようになったとしても，セラピストは決して油断してはならないと感じる。あらかじめ，クライアントの状態が不安定になる可能性を頭の片隅に留めておき，予測可能であれば事前に対応策の検討を提案し，話し合っておくべきである。予期せず状態が崩れてしまった時には，その都度，クライアントと話し合い，作戦を立てる必要がある。例えば，スキーマ療法を導入するかどうかについては，非常に慎重に話し合われるし，スキーマ分析のためのヒアリングにこれから入る時には，その「お膳立て」に数セッショ

ンがかけられることもある。ヒアリングの目的やその作業で得られる効果などについて伝え，共有するだけではなく，どれほど苦しい作業になりそうなのか，作業するにあたってホームワークも使いながら進めるのか，セッションだけで進めるのかなど，さまざまな観点から徹底的に話し合われる。また，ヒアリングのセッション前後に心構えや何らかの工夫が必要かどうか，必要であれば何を準備しておくべきなのかについても検討されていた。本題に入る前にしっかり話し合い，入念に準備をしていても，何が起こるかは始めてみないとわからないものである。「もう大丈夫だろう」と思われていたクライアントの状態が，ある日突然やりとりもままならないほど崩れてしまうようなこともあれば，安定していると思われた治療関係が急激に危うくなりかけることもある。どのようなことも起こりうるということをウェルカムに心に留めながら，慎重に対応し続けることが重要であると考える。

◇セラピストの中にしっかりとした「柱」（作業の指針）があること

　スキーマは個々のクライアントにとって異なり，非常にオリジナルで複雑な様相を呈している。どのようなスキーマがあり，それぞれのスキーマがどのような形をしているのか，またどのような関係になっているのかなどは実にさまざまである。スキーマの全体像を分析していく作業は何セッションもかけてゆっくりと展開されていく。スキーマの世界は複雑に入り組んでおり，過去と現在を行き来しながら，どこまでも広がって行くように感じられる。陪席しながら，「今話されているのは何についてなんだろう」「今はどのプロセスにいるのだろう」「この後どうなっていくのだろう」と，何度も迷子状態になることがあった。もちろん作業の節目ごとに，「これから何のために何をする」といった話し合いはされているのだが，作業に入るとそれに集中するため，初めに話し合われていたことを忘れてしまうのである。

　だから，「今何をしているのか」「何のための作業なのか」「これまで

何を積み上げ，どこに向けていくのか」といった作業の指針をセラピストが常に意識しておく必要がある。そしてそのためには，スキーマ療法の理論や流れをセラピストがしっかりと理解していることが大前提となる。セラピストの中にしっかりとした「柱」があれば，スキーマの世界で迷子になったとしても，きちんと戻ることができ，次のプロセスに進めていくことができると考える。

共感的直面化と治療的再養育法
◇共感的直面化

スキーマ分析がひとまず終わり，スキーマがシートに外在化されると，共感的直面化は頻繁に行われるようになる。共感的直面化は，クライアントからスキーマを剥がしていくのに，かなり強力に働き，非常に大きな役割を果たすと感じる。激しく感情が動いた出来事や日常生活の崩れなどがクライアントから報告された時，セラピストはスキーマが外在化されたシートを示して「それはどのスキーマが活性化したからだと思いますか？」「それってこのスキーマでしょうかね？」というふうにクライアントに問いかける。最初の頃のクライアントは，その出来事にスキーマが絡んでいることは想いもしない様子で話しているので，共感的直面化が行われても，あまりピンと来ていないように見える。しかし，このようなやりとりを繰り返すうちに，徐々に，どのスキーマが刺激されてどんな問題が起こり，それがどのように収束したのかについて，自分から報告できるようになっていく。

あるクライアントのスキーマ療法のセッションで，初めてこの共感的直面化の場面を見た時，実は私は一瞬「ギョッ」とした。クライアントの経過報告がとても感情的になっており，重く激しい空気が立ちこめる中で，セラピストが落ち着いた様子で淡々と「それはこのスキーマでしょうか？」とシートを取り出したのである。その時のクライアントはちょっと不服そうに顔を歪め，空気がピリッと緊張し，セラピストの問

いかけが宙に浮いたように私には感じられた。陪席していたその時の私の自動思考は「それを今取り出すのは場違いではないか」「こんなに苦しそうな時にスキーマを持ち出したら，一言で片付けられてしまったように感じてクライアントさんが傷つくのではないか」というものであった。しかし，クライアントはしばらくそのシートを眺めて何かを考えた後に，「なるほど，確かにそうかもしれません」と言った。そして2人で，どのスキーマがどのように働いて苦しくなったのかを分析し始め，最終的には「やっぱりこのスキーマは手強いですね」と確認し，感情的だったクライアントが落ち着きを取り戻したのであった。

共感的直面化を行うには，やはりセラピストとクライアントがお互いに信頼し合っていることが前提となる。苦しい過去を共有し，セラピストがクライアントのスキーマをきちんと理解していることがクライアントに伝わっていなければ，共感的直面化が行われてもクライアントは傷ついたり，反感をおぼえたりすることになるだろう。また，セラピストにとっても初めの頃の共感的直面化は勇気のいるアプローチなのではないかと思う。上記に示した私の自動思考のようなものが浮かんだとしても，スキーマにクライアントが気づくチャンスがあり，それがクライアントの役に立つのであれば，いつでも共感的直面化は行われるべきであると考える。

◇治療的再養育法

スキーマ療法での治療関係とCBTでの治療関係は，その質や深みといった点で異なる。CBTでの治療関係はあくまで「セラピストとクライアント」という認識の下に成り立っているが，スキーマ療法では，「セラピストとクライアント」に「身内感」のようなものが加わる。セッション内で，セラピストはヘルシーアダルトな「親」になり，クライアントは「子ども」のように甘えることができるようになる。治療関係が深まり，例えばセラピストに対してふてくされた態度をとるクライ

アントからは，子どものような可愛らしさが感じられ，セラピストはそれを見守る親のようになる。しかし，CBTからスキーマ療法に移行したからといって，突然やりとりの仕方がガラリと変わるわけではない。言葉遣いが友達と話すようなくだけた口調になるわけでもないし，急に身体的な接触が始まるわけでもない。また，セラピストの自己開示がやたらと増えるわけでもない。私の場合は，「治療的再養育的アプローチ」という概念を知る前に，スキーマ療法のケースに陪席し始めたのだが，スキーマ療法が導入される前後で，やりとりの質の差を感じることはほとんどなく，単に「このクライアントさんと伊藤さんは長い付き合いだから親密なのだ」くらいに感じていた。もしかしたら，スキーマ療法が導入されるケースは，CBTの段階で多くのケアを必要とすることが多いので，導入前から自然と治療的再養育的アプローチが始まっており，変化が感じられにくいのかもしれない。

「治療的再養育がどのように行われるのか」という視点で，陪席したケースを振り返り，CBTのみのケースとスキーマ療法のケースとを比較してみると，外から見て感じ取れるセラピストの関わり方の違いは，実にわずかであると感じる。私の主観的な感覚で表現するならば，スキーマ療法でのやりとりは，「CBTでの通常のやりとり＋数％のケア」という感じである。

「＋数％のケア」は，例えば次のようなものである。

・共感を示す言葉掛け（頷き）が数％多い。
・ヘルシーアダルトな声かけが数％多い。
・セラピストが主観的に感じたことを共有する機会が数％多い。
・セラピストの自己開示の範囲が数％広い（セラピストのプライベートなエピソードや個人的な意見も開示される）。
・セラピストの言葉遣いが柔らかくなる頻度が数％多い（例えば，「そうですよね」と言うところが「そうよね」と言うなど）。

ほんの「数％」の違いではあるが，クライアントとセラピストとを包む雰囲気は大きく違う。おそらく「＋数％」の背景となるのは，セラピストの中の「クライアント観」ではないかと考える。

CBTにおいて，セラピストの中のクライアントは，あくまで「クライアント」であるが，スキーマ療法では，クライアントは治療的枠組みの中で「子ども」「妹」「弟」のような存在になる。第6章の「さゆりさん」で例えるならば，セラピストは「さゆりさん」を心の中で「さっちゃん（の部分のあるさゆりさん）」と思いながら関わっていることがある（もちろん「さっちゃん」と呼びかけることはしない）。例えクライアントがセラピストより年上であっても同じである。セラピストの中での「クライアント観」の変化は，外側から見てもわからないが，この感覚をセラピストが持つことにより，関わり方の見えない部分が変化し，治療的再養育的なアプローチとなっていくのではないかと考える。

以上，陪席で観察したセラピストについて述べた。いずれにしても，セッション中のセラピストは自分の内外に起こるさまざまな反応について自覚していなければならず，かなりの程度自己理解を深めておく必要がある。これはスキーマ療法に限ったことではないが，セラピストの感情も揺さぶられやすくなるスキーマ療法では特に重要なことであり，クライアントにスキーマ療法を提供する前にセラピスト自身が自分のスキーマとうまく付き合い，ヘルシーアダルトな部分を十分に育てておかなければならないと考える。

9-3 クライアントの変化について

スキーマ療法の導入前と後でのクライアントの印象は大きく異なる場合が多い。ここでは，主に第6章のさゆりさんを例として，陪席者として観察したセッション内のクライアントの様子と，受付で見られたクラ

イアントの様子（セッション外）がどのように変化したのかについて述べる。

セッション外（受付）での様子の変化

導入前
- 調子が良い時と悪い時で，受ける印象は大きく異なった。ネガティブな出来事があった時には，入って来られた瞬間から明らかに調子が悪そうであり，表情は硬く，暗く，ぐったりした様子だった。受付をしているだけで，「何かあったらしい」ということが予測できるほどだった。
- 服装やメイクが過度に派手（例えば，胸元が大きく開いた服，極端に短いショートパンツ，メイクが濃いなど）になることもあれば，極端に地味（例えば，上下スウェットのような服，ノーメイク，ぼさぼさの髪など）になることもあり，その差が大きかった。
- 少し「怖い」と感じることがあった。

導入後
- 調子が良くても悪くても，こちらが受ける印象が安定してきた。
- 服装やメイクに違和感が感じられないようになり，調子の良し悪しで差を感じることがほとんどなくなった。
- 受付での世間話が増えた。

過剰適応傾向のあるクライアントの場合では，受付での様子は若干異なる。参考までに挙げておく。

導入前
- いつもニコニコされていて「非常に感じの良い方」という印象だった。しかし感じの良さに少し「やり過ぎ感」があった。ニコニコとされてはいるが，どこかピリピリしていて息苦しい雰囲気があり，

緊張されていることが伝わって来た。
・受付から用事があって話しかけると，ビクッと体を震わせ，一瞬，怯えたような表情になった。
・必要以上のやりとりはせず，用件が済むと，一点を見つめ，表情が硬いままじっと座られていることが多かった。

導入後
・特に感じが良いというわけではなく，時には無愛想と感じることも増えた。しかし感じが悪いというわけではなく，ごく自然な感じであった。
・用件以外のやりとり（世間話）が増えた。
・待っている間も，色々なところに目をやっているようで，ふとした時に目が合うことも増えた。

セッション内の様子の変化
◇報告される内容・質
導入前
・報告される自動思考や日常での出来事はドラマティックなものが多く，刺激的に感じられる。陪席で聴いているだけで苦しくなるようなことが多かった。
・報告される内容には，ある種の偏りのようなものが感じられる。クライアントの視野は狭く，苦しい出来事があっても，そこから抜け出すことはほとんど不可能かのように語られる。
・つらい内容は本当に苦しそうに語られる。明るい内容はあまりない。

導入後
・語られる内容はある程度平凡になり，日常で起こった普通の出来事を単に報告しているような感じになる。（不謹慎な言い方になってしまうが）陪席で聴いていて，つまらなく感じる。
・大きな出来事があった時には，それなりに苦しい内容となるが，そ

こからある程度抜け出し，クライアントなりの解決が見えた形となって報告される。
・明るい内容の報告を，生き生きとした表情で語られることが増えた。

◇回復の早さ
導入前
・クライアントにとってショックな出来事があった時，そこから抜け出すのにかなり長い時間がかかっていた。数回のセッション（数週間）をまたいでもなかなか回復しないということも多かった。
・回復の仕方としては，クライアントが一生懸命もがいてはいるものの，結局は周囲の状況の変化がきっかけとなることが多かった。

導入後
・ある程度の手当のためのスキルをクライアントが身につけ，活用することができるようになっていたこともあり，かなりの短期間（数日）で回復されるようになった。
・クライアント自身が主体的に問題を解決していくという姿勢に変わった。状況依存的に解決の糸口が見つかるというよりも，クライアントが積極的に糸口をつかみ，解決していくようになった。

◇傷つきやすさ
導入前
・ある出来事をきっかけとした落ち込み方が激しく，日常生活を普通に送れなくなるほどの状態になっていた（例えば，風呂に入れない，自分で着替えられない，食生活が乱れるなど）。
・落ち込みを長く引きずってしまうため，そこから派生した二次的な落ち込みが発生することもあった（例えば「普通の生活もできない自分は生きていても迷惑なだけだ」など）。

導入後
- 出来事を柔軟にとらえられたり，上手に諦められたりするようになり，傷つきやすさが緩和してきた。落ち込み方が小さくなり，日常生活が崩れるほど落ち込むことが減ってきた。
- 多少落ち込みを引きずることはあっても，その都度何らかの手当てを試されるようになり，二次的な落ち込みが発生する前に回復されることが多くなった。

　以上，クライアントの変化についてさまざまな視点からまとめた。スキーマ療法を始めたクライアントは，最初のうちは「少し変わった人」であったり「怖い感じのする人」であったりと，不自然な印象を受けることが多いが，どのクライアントも徐々に「普通の人」になっていき，周囲と溶け込んで，良い意味で「存在感が薄く」なっていく。受付で接して「普通の人」と思っていたクライアントが，もともとは重度のBPDを持っており，長い間スキーマ療法を受けていたことを知った時，以前のクライアントが全く想像できずに本当に驚いたこともある。セラピスト以外の人がクライアントに接した時に受ける印象が「普通」に変わってきたら，それは回復の目安になると言えるかもしれない。

あとがき

　第7章でご紹介した事例は，2010年の第10回日本認知療法学会自主企画シンポジウムおよび洗足ストレスコーピング・サポートオフィス主催事例検討ワークショップの「社会適応は良好だが生きづらさを抱えるクライアントとのスキーマ療法」の原稿にかなりの改変を加え，新たな事例としてまとめたものです。

　Young博士の『スキーマ療法』の分担翻訳の一担当の機会をいただいて初めてスキーマ療法に触れて以来，スーパーバイズを受けながら学び実践し，自分自身のスキーマとも向き合う作業を続けてきました。そこから少しずつわかってきたことのひとつは，例えば見捨てられ／不安定スキーマなど，同じ分類に当てはまるスキーマを持っていても，言葉としての表現は千差万別であり，スキーマ分析やスキーマワークを通じてその人がつむいでいく「人生の物語」は唯一無二のものとなることです。ゆえに，この事例と同じ分類のスキーマを持っている人からすると，どこか自分と同じように感じ，そしてまたやっぱり違うことを認識するのではないかと思います。

　また，この事例で取り上げているスキーマは，Young博士が指摘している，治療に際して問題となり誤りに陥りやすいセラピスト側のスキーマ（例：厳密な基準スキーマなど）とも重なる部分があります（私自身，自分の持つスキーマによって誤りに陥りそうになったり，実際陥り反省することもあります）。セラピストが自分自身のスキーマに向き合う際にも多少ともご参考になれば幸いです。

　最後に，事例検討ワークショップや学会に参加された皆様からは貴重なご示唆をいただき，ワークショップ準備や運営など支えてくれた洗足ストレスコーピング・サポートオフィスのスタッフの皆さんとは様々な

意見や感想を語りあうことができました。ありがとうございます。そして，認知行動療法（CBT）に始まりスキーマ療法についても基礎から丁寧にご指導くださり，ワークショップや学会での発表や執筆の機会を与えてくださった伊藤絵美先生に心より感謝いたします。臨床家や当事者の方々がスキーマ療法への扉を開き，理解を深め，生きづらさの解消や生きていくうえでの拠り所となる新しいスキーマの獲得のために，本書が一助となることを願っております。

津髙京子

◇

　私（大泉）の担当した第8章の事例について，私のバックグラウンドを交えながら，若干説明をさせていただきます。私は日頃，医療機関，教育機関，民間と複数の臨床領域でカウンセリングをさせていただいています。そこで出会うクライアントさんの中に，「診断はされていないが，発達障害傾向があり，そういう側面も相まって，問題を抱えている」と私が考えている方々がいらっしゃいます。

　総じていうと，彼らの発達障害的な"個性"は，集団の中ではネガティブに機能してしまい，結果当人にとってネガティブな体験として位置付けられ，自己否定的なスキーマや他者否定的スキーマとなっていくように感じています。しかし一方でそうした彼らと話をさせてもらうと，独特な世界観や強烈な個性を感じられ，純粋にとてもわくわくしてしまいます。私自身，彼らの圧倒的な個性に魅了されている一人といっていいでしょう！

　日々の臨床の中で出会う発達障害傾向のあるクライアントさんが自分自身の"個性"をネガティブな経験ではなく，ポジティブな経験，つまり"強み"に変えていくにはどうしたらいいのか。日々そうした問いを持ちながら臨床を続けてきています。

そのひとつの答えになるのが、スキーマ療法ではないかと考えています。本文にも書きましたが、スキーマの話をすると、クライアントさんたちは本当にびっくりするくらい食いつきがよく、それだけに今まで抱えてきた問題の深さを感じざるを得ません。

こうした過程で問題意識を持っていた私に伊藤絵美先生が発達障害へのスキーマ療法の事例を書く機会を与えてくださいました。この事例は診断はされていないが相当な"生きづらさ"を抱えて生きている発達障害傾向のクライアントさんが少しでも自分を肯定して生きやすくなることに役立てられたなら幸いです。またそうしたクライアントさんを支えるセラピストの役に立てればと願っています。

末筆になりましたが、こうした執筆の機会を与えてくださった伊藤絵美先生に御礼を申し上げます。ありがとうございました。

大泉久子

◇

臨床家が他の臨床家のセッションに陪席する機会に恵まれることは、非常に珍しいことだと思います。多くの方が、本やワークショップなどで勉強したり、スーパービジョンを受けたりしながら、自分の技術や知識、経験を積んでいくのではないでしょうか。洗足ストレスコーピング・サポートオフィスは教育機関でもあるため、インテークの時点でクライアントさんに陪席について説明し、スタッフの勉強のために陪席させていただくことにご了承いただいています。スキーマ療法のセッションでは、セラピストとクライアントとの関係が濃密であるため、クライアントさんにとって、陪席者はおそらく「異物」のような存在なのではないかと思います。それにもかかわらず陪席の機会を与えてくださるクライアントさん方には大変感謝しております。

生で見るベテラン臨床家（伊藤絵美先生）のセッションからは、学ぶ

ことが非常に多く，独学では補えない実践の具体的技術やセラピストのあり方などについて「肌で」感じることができます。第9章は，このようにして私が肌で感じたさまざまなことを読者の方々にも感じていただけるよう意識して執筆しました。距離をとった視点から見たセッションが，これからスキーマ療法を学ばれ，実践される方のご参考になれば嬉しく思います。

　最後に，本書が初執筆となる私が「無能スキーマ」に苛まれた時にも温かく励まし，支えてくださった洗足ストレスコーピング・サポートオフィスのスタッフの皆様に御礼を申し上げます。そして，伊藤絵美先生にはいつも大変お世話になっており，今回もこのような貴重な機会をいただきました。心より感謝いたします。ありがとうございました。

森本雅理

索　引

【人　名】

ベック，アーロン　3, 21, 111
ベック，ジュディス　5, 80, 111
Gaus　89
ヤング，ジェフリー　3, 21

【英　語】

acceptance and commitment
　　therapy（ACT）　96
　　→アクセプタンス＆コミット
　　　メント・セラピー
automatic thought　23
　　→自動思考
behavioral pattern breaking　93
borderline personality disorder
　　（BPD）　3, 44, 62, 122,
　　132
　　→境界性パーソナリティ障害
cognitive behavior therapy
　　（CBT）　3, 21
　　→認知行動療法
　　――の基本モデル　24
　　――の理念　10
　　オーダーメイド系――　127
　　カスタマイズ――　8, 127
　　認知療法系――　111
　　パッケージ――　8
　　標準的な――　53, 60, 62,
　　91, 110
Challenging Problems　6
core emotional need　32
dialectical behavior therapy
　　（DBT）　5, 62, 123
　　→弁証法的行動療法
early maladaptive schema　29
group schema therapy
　　（GST）　60
　　→グループスキーマ療法
KJ法　190
limited reparenting　10, 52
narcissiscti personality disordor
　　（NPD）　127
　　→自己愛性パーソナリティ障害
posttraumatic stress disorder
　　（PTSD）　126
　　→外傷後ストレス障害
QOL　11, 122, 126
randomized controlled trial
　　（RCT）　122
　　→無作為割付比較試験
schema　22
　　→スキーマ
schema domains　33
　　――mode　44
　　――therapy　3
　　→スキーマ療法
social skills training（SST）　90
　　→社会的スキル訓練
Temperament and Character
　　Inventory　31
Young Parenting Inventory　38
Young-Rygh回避目録　38, 78
Young Schema Questionnaire
　　38
Young過剰補償目録　38, 78
Youngスキーマ質問票　38, 78

Youngペアレント養育目録　38, 78

【日本語】

あ

アイデンティティ　40
アクセプタンス＆コミットメント・セラピー　96
　　→acceptance and commitment therapy（ACT）
アサーション訓練　90
アスペルガー症候群　89, 133
アセスメント　163
　──と教育のフェーズ　73
アタッチメント　3, 32
新たなスキーマの案出シート　221, 223
安全な場　74
生きづらさ　127, 133, 241, 265
痛み　67
今・ここ　45, 91, 98
イメージ　169
　──療法　169
インテーク面接　135
ウェルカムの精神　147
受付　133, 146, 349, 368
埋め合わせのための対処　80
エクスポージャー　91
エンプティチェア　93, 116
応援団　236
応急処置　149, 156
おできと体質の比喩　67
オランダ　122, 124, 125
オリジナルモデル　44

か

外在化　13, 82, 189, 222, 351
外傷後ストレス障害　126
　　→posttraumatic stress disorder（PTSD）
階層的認知モデル　27
回復の過程　233
解離　139
カウンセリングのスキル　113
過剰警戒と抑制　34
カスタマイズモデル　7
家族関係　235
価値　96
関係づくり　145
観察学習　349
感情的気質　30
疑似親　52
疑似家族機能　128
基礎心理学　95
気分の波　163
教育分析　115
境界性パーソナリティ障害　3, 44, 122, 132
　　→borderline personality disorder（BPD）
共感的直面化　50, 51, 88, 351, 364
協同的実証主義　50, 88
協同的問題解決　50
クライアントと共に学ぶ　118
クライアントの意思決定　70
クライアントの「食いつき」　68
クラスターCのパーソナリティ障害　126
グループカウンセリング　116
グループスキーマ療法　60, 128
　　→group schema therapy（GST）
グループ療法　127
クロニンジャーのパーソナリティ理論　31
系統的レビュー　126
ケースフォーミュレーション　7, 166
ゲシュタルト療法　3
健康な大人の自我状態　101
研修会　117
効果量　122, 126

構成主義　3
構造化　145
行動的技法　49, 90
行動パターンの変容　90, 93, 229
コーピング　41, 151, 163, 167
　　——シート　153, 156
　　——スタイル　41
　　——反応　41
　　行動的——　154
　　認知的——　153
呼吸コントロール　168
個人療法　127
コンサルテーション・セッション　139, 143, 144

さ

再体験　74
サバイバー　171
三者関係　149
シェア　349
自我違和化　82, 83, 193
時間外電話対応　125
自己愛性パーソナリティ障害　127
　　→narcissiscti personarity disordor（NPD）
自殺企図　151
自殺念慮　151
自傷行為　150
質問紙　78
自動思考　5, 23, 91
　　→automatic thought
　　——とスキーマの関係　27, 67
社会的スキル訓練　90
　　→social skills training（SST）
終結　103
主治医　149
自律性と行動の損傷　33
人生の棚卸し　75
信念　5
心理教育　65, 104

心理テスト　141
スイッチが入る　100
スーパービジョン　17, 109, 115, 119, 349
スキーマ　4, 5, 22, 23, 95, 350
　　——君　229
　　——検討シート　200
　　——の回避　41, 42
　　——の作用　39
　　——の持続　39, 40
　　——の修復　39, 41
　　——のモニタリング　82
　　——分析　73, 87, 266
　　——分析のための尺度の実施　186
　　——分析のためのヒアリング　74, 76, 173, 184
　　——への過剰補償　41, 43
　　——への服従　41, 42
　　——モード　44, 97
　　——用語　16, 55
　　——領域　33
　　——療法　3, 7, 28, 55, 59, 66, 122, 350
　　——療法のウェブサイト　38
　　——療法のエビデンス　121
　　——療法のお膳立て　60, 145
　　——療法の事例　132
　　——レベルでのセルフモニタリング　82
　　——ワーク　73, 90, 196
　　依存／無能——　35
　　感情抑制——　37, 84
　　機能的——　89
　　欠陥／恥——　35, 86
　　厳密な基準／過度の批判——　37
　　権利要求／尊大——　38
　　自己犠牲——　36
　　自制と自律の欠如——　38
　　失敗——　36
　　社会的孤立／疎外——　35
　　情緒的剥奪——　35, 345

信号—— 25
　早期不適応的—— 29, 34, 66
　損害や疾病に対する脆弱性——
　　　36
　適応的—— 14, 17, 75, 89
　罰—— 37
　ハッピー—— 14, 17, 75, 89,
　　　95, 196, 219, 221
　否定／悲観—— 37
　評価と承認の希求—— 37
　服従—— 36
　不信／虐待—— 35, 86
　待ち合わせ—— 25
　巻き込まれ／未発達の自己——
　　　36
　見捨てられ／不安定—— 35
　問題解決—— 95
精神分析 3
　——的心理療法 122
生得的気質 30, 31
制約の欠如 34
セッションの構造 354
セラピスト 359
　——の自己開示 69
　——のスキーマ 12
セルフケア 10, 352
セルフスキーマ療法 10, 13,
　　116
セルフストレスマネジメント
　　10
セルフヘルプ 10
　——本 106
早期不適応的スキーマの起源
　　30

た

体験的（感情的）技法 49, 90,
　　93, 113, 225
対象関係論 3
対処反応 41
他者への追従 34
脱中心化 95

脱落率 123, 124
断絶と拒絶 33
担当者 139
チャイルドモード 46, 97
　怒れる—— 46, 98
　幸せな—— 46, 98
　衝動的・非自律的—— 46,
　　98
　脆弱な—— 46, 97
中核信念 6, 80
中核的感情欲求 32, 47, 52
長期フォローアップ 103, 231
治療関係の活用 49, 90, 93, 224
治療戦略 49
治療的再養育法 10, 50, 52, 70,
　　88, 128, 149, 218, 227, 365
治療同盟 352
治療プロトコル 8
治療マニュアル 8
壺イメージ療法 169
転移焦点化療法 122
統合的アプローチ 3, 28
統合的認知再構成法 196, 200
導入 65
トラウマ 77

な

内在化 222
二者関係 149
認知構造 22, 23
認知行動療法 3, 21
　→cognitive behavior therapy
　　(CBT)
認知再構成法 90, 112, 167, 197,
　　263, 314
認知心理学 4, 22, 95
認知的技法 49
認知療法 3, 21
脳内対話 116

は

パーソナリティ 22

媒介信念　6, 80
陪席　133, 349
　——者　143
曝露（エクスポージャー）　154
パッケージモデル　7
発達障害　89, 299, 320, 341, 344
発達心理学　22, 95
ピア　116
　——カウンセリング　116
　——スーパービジョン　119
ヒアリング　157
費用対効果　123
フォーミュレーション　80, 192, 195
フォローアップ　103
物質乱用　126
不適応的なコーピングスタイル　41
ブレインストーミング　200, 218
変化のフェーズ　73, 90
勉強会　117
弁証法的行動療法　5, 62, 123
　→dialectical behavior therapy (DBT)
ホットな自動思考　112
本物のお母さん　227

ま

マインドフルネス　64, 85, 167, 312
まとめの時間　146
マネージドケア　121
万引き行為　152
ムーミンパパ　102
ムーミンママ　102, 228
無作為割付比較試験　122
　→randomized controlled trial (RCT)

メンタルヘルスの問題　11
モード　226
　——アプローチ　97, 105, 127
　——モデル　44
　——ワーク　85, 90, 97, 117, 218, 225, 346
過剰補償——　47, 98
遮断・防衛——　46, 84, 98
従順・服従——　46, 98
懲罰的ペアレント——　47, 98
非機能的コーピング——　46, 98
非機能的ペアレント——　47, 98
不適応的コーピング——　46
ヘルシーアダルト——　47, 48, 52, 98, 101, 228
要求的ペアレント——　47, 98
目標リスト　167
モチベーション　12, 194
モニター　195
モニタリング　167, 189
問題解決法　90, 168
問題リスト　166

や〜わ

夢　84
　——のモニタリング　85
養育者　32
来談者中心療法　113
リストカット　136
ワークショップ　117
ワークブック　106

著者略歴

伊藤絵美（いとう　えみ）

社会学博士，臨床心理士，精神保健福祉士。慶應義塾大学文学部人間関係学科心理学専攻卒業。慶應義塾大学大学院社会学研究科博士課程修了。現在，洗足ストレスコーピング・サポートオフィス所長。千葉大学子どものこころの発達教育研究センター特任准教授。主な著書：『認知療法実践ガイド・基礎から応用まで—ジュディス・ベックの認知療法テキスト』（ジュディス・S・ベック著，共訳，星和書店，2004），『認知療法・認知行動療法カウンセリング 初級ワークショップ』（星和書店，2005）『認知療法・認知行動療法 面接の実際』（星和書店，2006 年），『認知行動療法，べてる式。』（共著，医学書院，2007），『認知療法・認知行動療法事例検討ワークショップ (1)(2)』（共著，星和書店，2007），『事例で学ぶ認知行動療法』（誠信書房，2008），『スキーマ療法』（ジェフリー・E・ヤングほか著，監訳，金剛出版，2008），『成人アスペルガー症候群の認知行動療法』（ヴァレリー・L・ガウス著，監訳，星和書店，2012）など多数。

津髙京子（つだか　きょうこ）

心理学修士，臨床心理士。立教大学文学部日本文学科，放送大学教養学部発達と教育専攻卒業。立教大学大学院文学研究科支輪学専攻臨床心理学領域博士課程前期課程修了。現在，洗足ストレスコーピング・サポートオフィスシニア CBT セラピスト。代々木病院心理士。目白ジュンクリニック CBT カウンセラー。主な著書：『認知行動療法，べてる式。』（分担執筆，医学書院，2007），『スキーマ療法』（ジェフリー・E・ヤングほか著，分担翻訳，金剛出版，2008），『認知行動療法における事例定式化と治療デザインの作成』（アーサー・M・ネズほか著，分担翻訳，星和書店，2008）

大泉久子（おおいずみ　ひさこ）

心理学修士，臨床心理士。川村学園女子大学大学院人文科学研究科心理学専攻（修士課程）修了。現在，洗足ストレスコーピング・サポートオフィスシニア CBT セラピスト。代々木病院心理士。主な著書：『認知療法・認知行動療法 事例検討ワークショップ (1)』（分担執筆，星和書店，2008），『こころの科学 実践心理アセスメント』（分担執筆，日本評論社，2008），『月刊生徒指導 2009 年 1 月増刊 変化の時代を支える学校教育相談』（分担執筆，学事出版，2009）

森本雅理（もりもと　まり）

心理学修士，臨床心理士。東京成徳大学大学院心理学研究科臨床心理学専攻修士課程修了。現在，洗足ストレスコーピング・サポートオフィス CBT セラピスト。目白ジュンクリニック CBT カウンセラー。

スキーマ療法入門
―理論と事例で学ぶスキーマ療法の基礎と応用―

2013年 8月23日　初版第1刷発行
2020年12月15日　初版第3刷発行

著　　者　伊藤絵美，津髙京子，大泉久子，森本雅理
発 行 者　石澤雄司
発 行 所　㈱星 和 書 店
　　　　　〒168-0074　東京都杉並区上高井戸1-2-5
　　　　　電話　03（3329）0031（営業部）／03（3329）0033（編集部）
　　　　　FAX　03（5374）7186（営業部）／03（5374）7185（編集部）
　　　　　http://www.seiwa-pb.co.jp
印　　刷　双葉工業印刷株式会社
製　　本　鶴亀製本株式会社

©2013　伊藤絵美／星和書店　Printed in Japan　ISBN978-4-7911-0854-1

・本書に掲載する著作物の複製権・翻訳権・上映権・譲渡権・公衆送信権（送信可能化権を含む）は㈱星和書店が保有します。
・JCOPY　〈(社)出版者著作権管理機構 委託出版物〉
本書の無断複製は著作権法上での例外を除き禁じられています。複製される場合は、そのつど事前に(社)出版者著作権管理機構（電話 03-5244-5088，FAX 03-5244-5089，e-mail：info@jcopy.or.jp）の許諾を得てください。

自分でできる
スキーマ療法ワークブック
Book 1

生きづらさを理解し、こころの回復力を取り戻そう

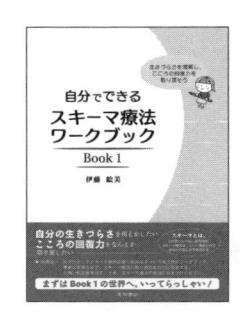

伊藤絵美 著

B5判　240p　定価：本体2,600円＋税

スキーマ療法とは、認知行動療法では効果の出ない深いレベルの苦しみを解消するために米国の心理学者ヤングが考案した心理療法である。認知行動療法では、頭に浮かぶ考えやイメージのことを認知と呼ぶ。浅いレベルの認知を自動思考と呼び、深いレベルの認知をスキーマと呼ぶ。スキーマ療法は、心の深い部分の傷つきやずっと抱えてきた生きづらさなど深いレベルの認知に働きかけ、認知行動療法の限界を超えて、大きな効果をもたらす。

本書は、治療者やセラピストがいなくても、自分ひとりでスキーマ療法に取り組めるように作成されたワークブックである。本書でスキーマ療法に取り組むことにより、自らの生きづらさを理解し、こころの回復力を取り戻すことが出来る。

発行：星和書店　http://www.seiwa-pb.co.jp

自分でできる
スキーマ療法ワークブック
Book 2

生きづらさを理解し、こころの回復力を取り戻そう

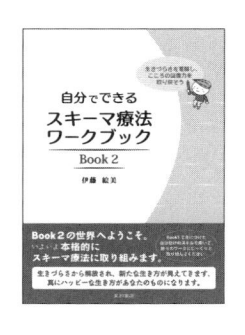

伊藤絵美 著

B5判　272p　定価：本体 2,800円＋税

スキーマ療法とは、認知行動療法では効果の出ない深いレベルの苦しみを解消するために米国の心理学者ヤングが考案した心理療法である。認知行動療法では、頭に浮かぶ考えやイメージのことを認知と呼ぶ。浅いレベルの認知を自動思考と呼び、深いレベルの認知をスキーマと呼ぶ。スキーマ療法は、心の深い部分の傷つきやずっと抱えてきた生きづらさなど深いレベルの認知に働きかけ、認知行動療法の限界を超えて、大きな効果をもたらす。

本書は、治療者やセラピストがいなくても、自分ひとりでスキーマ療法に取り組めるように作成されたワークブックである。本書でスキーマ療法に取り組むことにより、自らの生きづらさを理解し、こころの回復力を取り戻すことが出来る。

発行：星和書店　http://www.seiwa-pb.co.jp

認知行動療法実践ガイド：
基礎から応用まで 第2版
ジュディス・ベックの認知行動療法テキスト

ジュディス・S・ベック 著　伊藤絵美，神村栄一，藤澤大介 訳
A5判　552p　定価：本体4,500円＋税

世界各国語に翻訳され、認知療法を実践する治療者が必ず読むべきテキストとして高く評価されている「認知療法実践ガイド：基礎から応用まで」が、大幅に改訂され、第2版が出版。本書はその全訳である。

認知療法全技法ガイド
対話とツールによる臨床実践のために

ロバート・L・リーヒィ 著　伊藤絵美，佐藤美奈子 訳
A5判　616p　定価：本体4,400円＋税

伝統的なものから最新のものまで、認知療法の数多くの技法を一挙紹介。わかりやすく解説、例示される技法とツールは、日常の治療場面ですぐに役に立つ。待望の認知療法のアイディア集。

成人アスペルガー症候群の
認知行動療法

ヴァレリー・L・ガウス 著
伊藤絵美 監訳　吉村由未，荒井まゆみ 訳
A5判　456p　定価：本体3,800円＋税

アスペルガー症候群が知られる以前に成長し成人となり、アスペルガー症候群やそれによる二次障害で苦しんでいる当事者に、認知行動療法を中心とする援助を提供するための包括的なガイド。

発行：星和書店　http://www.seiwa-pb.co.jp